"十三五"国家重点图书出版规划项目
天津市重点出版扶持项目

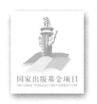

U0324759

"癌症知多少"
新媒体健康科普丛书

肿瘤康复

丛书主编　樊代明　郝希山

主　　编　张宏艳

天津出版传媒集团

天津科技翻译出版有限公司

图书在版编目(CIP)数据

肿瘤康复 / 张宏艳主编. —天津：天津科技翻译
出版有限公司, 2022.3
ISBN 978-7-5433-3878-4

("癌症知多少"新媒体健康科普丛书/樊代明，
郝希山主编)

Ⅰ.①肿… Ⅱ.①张… Ⅲ.①肿瘤-康复 Ⅳ.
①R730.9

中国版本图书馆 CIP 数据核字(2018)第 188966 号

肿瘤康复
ZHONGLIU KANGFU

出　　版：天津科技翻译出版有限公司
出 版 人：刘子媛
地　　址：天津市南开区白堤路 244 号
邮政编码：300192
电　　话：(022)87894896
传　　真：(022)87893237
网　　址：www.tsttpc.com
印　　刷：天津海顺印业包装有限公司分公司
发　　行：全国新华书店
版本记录：710mm×1000mm　16 开本　30.5 印张　425 千字
　　　　　2022 年 3 月第 1 版　2022 年 3 月第 1 次印刷
　　　　　定价：98.00 元

丛书编委会

丛书主编

樊代明　　郝希山

丛书副主编

詹启敏　　于金明　　张岂凡　　季加孚　　王红阳　　赫　捷

李　强　　郭小毛　　徐瑞华　　朴浩哲　　吴永忠　　王　瑛

执行主编

王　瑛

执行副主编

支修益　　赵　勇　　田艳涛　　秦　茵　　陈小兵

插　画

张梓贤

编　者（按姓氏汉语拼音排序）

艾星浩	巴　一	白　冰	包　旭	卜　庆	步召德
蔡清清	曹　振	曹伟新	曹旭晨	陈　璐	陈　平
陈　伟	陈　妍	陈　艳	陈　燕	陈　宇	陈翔翔
陈昌贤	陈点点	陈公琰	陈金良	陈警之	陈凯琳
陈可欣	陈茂艳	陈倩倩	陈田子	陈婷婷	陈小兵
陈晓锋	陈晓燕	陈永顺	陈育红	陈昱丞	陈治宇
陈子华	陈祖锦	程　熠	程亚楠	迟志宏	丛明华
崔云龙	崔兆磊	戴　东	丁　超	董　丽	董阿茹汗

董恒磊	杜娟	杜强	杜玉娟	段峰	段振东
范彪	范志松	方小洁	房锋	封磊	冯莉
冯敏	冯梦晗	冯梦宇	付强	高婕	高劲
高明	高申	高炜	高秀	高岩	高伟健
弓晓媛	宫本法	关海霞	关莎莎	郭志	郭婧瑶
郭姗琦	韩晶	何朗	何流	何毅	何帮顺
何江弘	何亚琳	和芳	贺斌	洪雷	侯秀坤
胡海涛	胡耐博	胡筱蓉	黄河	黄鼎智	黄慧强
黄金超	黄梅梅	黄敏娜	黄诗雄	黄文倩	黄育北
季科	季鑫	季加孚	季耘含	贾佳	贾晓燕
贾英杰	贾子豫	姜文奇	姜志超	蒋微琴	金辉
金希	金鑫	荆丽	井艳华	阚艳艳	康文哲
孔学	孔大陆	孔凡铭	孔雨佳	雷海科	黎军和
李方	李洁	李静	李力	李玲	李凌
李宁	李圆	李倩	李荣	李薇	李艳
李洋	李盈	李勇	李春波	李大鹏	李冬云
李昉璇	李国强	李海鹏	李虹义	李虎子	李慧锴
李慧莉	李家合	李嘉临	李建丽	李利娟	李萌辉
李姝颖	李维坤	李文桦	李文杰	李文涛	李小江
李小梅	李晓东	李勇强	李志领	李志铭	李治中
力超	梁峰	梁菁	梁金晓	梁晓峰	廖书恒
廖正凯	林宁	林源	林立森	林贤东	林晓琳
林仲秋	凌小婷	刘晨	刘昊	刘洁	刘珊
刘巍	刘妍	刘昭	刘兵城	刘博文	刘长富
刘东伯	刘东明	刘冬妍	刘端祺	刘合利	刘红利
刘宏根	刘慧龙	刘家成	刘嘉寅	刘俊田	刘凌翔
刘盼盼	刘荣凤	刘潇濛	刘晓园	刘筱迪	刘彦芳

刘艳霞	刘云鹤	刘云涛	刘志敏	卢仁泉	卢小玲
卢致辉	鲁苗苗	陆舜	陆苏	吕强	罗迪贤
马虎	马帅	马薇	马翻过	马福海	马蔚蔚
孟晓敏	牟睿宇	穆瀚	聂蔓	宁晓红	牛文博
潘杰	齐立强	齐文婷	秦磊	秦健勇	邱红
邱录贵	曲秀娟	瞿慧敏	饶群仙	任越	荣维淇
汝涛	单玉洁	邵欣欣	邵志敏	佘彬	申鹏
沈琦	沈倩	沈文斌	施咏梅	石晶	石燕
石汉平	司同国	思志强	宋晨歌	宋春花	宋天强
宋亦军	苏畅	孙婧	孙鹏	孙颖	孙彬翃
孙凌宇	孙现军	谭先杰	汤东	唐凤	唐丽丽
田艳涛	汪艳	王峰	王杰	王洁	王科
王莉	王龙	王飒	王潇	王欣	王鑫
王迎	王宇	王钊	王勐	王安强	王炳智
王丹鹤	王风华	王建祥	王建正	王晶晶	王景文
王军轶	王丽娟	王楠娅	王书奎	王舒朗	王晰程
王夏妮	王潇潇	王晓群	王园园	隗汶校	魏凯
魏立强	魏丽娟	魏述宁	魏松锋	闻淑娟	邬明歆
吴楠	吴琼	吴尘轩	吴航宇	吴小华	吴晓江
吴延升	吴胤瑛	伍晓汀	武强	夏奕	向阳
肖健	肖莉	肖书萍	谢玲玲	信文	邢金良
邢晓静	熊斌	熊青青	徐泉	徐彦	徐慧婷
徐瑞华	徐晓琴	许红霞	闫东	严颖	颜兵
杨波	杨丹	杨航	杨敏	杨合利	杨隽钧
杨李思瑞	杨佩颖	杨伟伟	杨子鑫	姚剑峰	叶枫
易丹	易峰涛	易树华	尹玉	尹如铁	尤俊
于歌	于海鹏	于仁文	于晓宇	虞永峰	袁航

运新伟	翟晓慧	战淑珺	张 斌	张 帆	张 红
张 寰	张 慧	张 霁	张 娇	张 晶	张 龙
张 蕊	张 倜	张 伟	张 欣	张 雪	张 瑶
张广吉	张国辉	张海波	张宏艳	张建军	张丽丽
张凌云	张梦迪	张青向	张汝鹏	张师前	张炜浩
张潇潇	张小田	张玄烨	张雪娜	张瑶瑶	张一楠
张玉敏	张跃伟	张蕴超	张梓贤	赵 静	赵 峻
赵 坤	赵 群	赵 婷	赵 玮	赵 勇	赵洪猛
赵敬柱	赵林林	赵志丽	郑 莹	郑传胜	郑华川
郑向前	支修益	只璟泰	周 晨	周 晶	周 岚
周 琦	周洪渊	朱津丽	朱晓黎	朱晓琳	朱颖杰
庄则豪	邹冬玲	邹燕梅	邹征云	左 静	

《肿瘤康复》编委会

主　编

张宏艳

副主编

刘慧龙　　秦健勇　　于仁文

审　校

刘端祺　　张宏艳　　刘慧龙

秘　书

刘彦芳

编　者（按姓氏汉语拼音排序）

陈点点	陈小兵	封　磊	高伟健	何江弘	胡筱蓉
贾　佳	李　洁	李　倩	梁　峰	刘　刚	刘　涛
刘慧龙	刘彦芳	刘耀升	路　娜	秦健勇	任大江
谭　健	王　飞	王　莉	魏振军	吴月奎	杨　敏
于仁文	战淑珺	张国辉	张宏艳	赵　坤	赵　雯
郑爱民	朱　玲				

丛书前言一

匠心精品，科普为民

人类认识癌症的历史源远流长。无论是古希腊时期的希波克拉底，还是中国古代的《黄帝内经》等早期医学文献，都曾系统描述过癌症。20世纪下半叶以来，世界癌症发病人数与死亡人数均呈快速上升趋势，尤其是20世纪70年代以后，癌症发病率以年均3%～5%的速度递增。癌症已成为当前危害人类健康的重大疾病。

我国自改革开放以来，经济、社会、环境及人们的生活方式都发生了变化，目前正快速步入老龄化社会，这导致我国在肿瘤患者人数快速增长的同时，癌谱也发生了较大变化。在我国，发达国家高发的肺癌、乳腺癌、结直肠癌的发病率迅速上升，发展中国家高发的胃癌、肝癌、食管癌等的发病率亦居高不下，形成发达国家与发展中国家癌谱交融的局面，这给我国的肿瘤防治工作带来了较大挑战。

为了推动肿瘤科普精品创作，为公众和广大患者提供一套权威、科学、实用、生动的科普丛书，在中国科学技术协会的大力支持下，中国抗癌协会组织数百位国内肿瘤专家，集体编写了本套丛书。

丛书的作者都是活跃在我国肿瘤科普领域的专家，通过讲座、访谈、文章等多种形式为广大群众特别是肿瘤患者及其家属答疑解惑，消除癌症认知误区，推进癌症的早诊早治。他们的经验积累和全心投入是本套丛书得以出版的基础。

本套丛书满足了两方面的需求：

一是大众的需求。中国抗癌协会通过各地肿瘤医院、肿瘤康复网站、康复会、患友会等组织问卷调研，汇总常见问题，以保证专家回答的问题是读者最关心和最渴望知道答案的问题。

二是医生的需求。在日常工作中，临床医生要用很大一部分时间来回答患者一些重复率非常高的问题。如果能把这些问题汇总，统一进行细致深入的解答，以图书的形式提供给患者及其家属，不仅能为临床医生节省很多时间，同时也能大大提高诊疗的效率。

丛书的出版不是终点，而是一个起点。本套丛书将配合中国抗癌协会每年的世界癌症日、全国肿瘤防治宣传周等品牌活动，以及肺癌、乳腺癌关注月等各类单病种的宣传活动，通过讲座与公益发放相结合的形式，传播防癌抗癌新知识，帮助患者树立战胜癌症的信心，普及科学合理的规范化治疗方法，全面落实癌症三级预防的总体战略。

本套丛书是集体智慧的结晶。衷心感谢中国科学技术协会对丛书的鼎力支持，感谢百忙之中为丛书的编写投入巨大精力的各位专家，感谢为丛书出版做了大量细致工作的出版社编辑，也感谢所有参与丛书筹备组稿工作的中国抗癌协会秘书处的工作人员。

希望本套丛书的出版能为国家癌症防治事业做一份贡献，为大众健康谋一份福祉。

郝希山

中国工程院院士

丛书前言二

肿瘤防治,科普先行

一、肿瘤防治,科普先行

1.健康科普,国家之需求

2016 年,习近平总书记在"科技三会"上指出,"科技创新、科学普及是实现创新发展的两翼,要把科学普及放在与科技创新同等重要的位置。"这是中央领导从国家发展战略高度对新的历史时期科普工作和科普产业发展的新部署和新要求。2017 年,"健康中国"作为国家基本发展战略被写进十九大报告,报告明确提出"健康中国行动"的主要任务就是实施健康知识普及行动。

2.肿瘤科普,卫生事业之需求

恶性肿瘤的病因预防为一级预防;通过筛查而早期诊断,以提高肿瘤疗效为二级预防。世界卫生组织(WHO)认为,40%以上的癌症可以预防。恶性肿瘤的发生是机体与环境因素长期相互作用的结果,因此,肿瘤预防应贯穿于日常生活中并长期坚持。肿瘤预防在于降低发病率和死亡率,从而减少国家医疗资源的消耗,减轻恶性肿瘤对国民健康的危害和社会、家庭的经济负担。

3.肿瘤科普,公众之需求

大数据表明,在中国,健康与医疗科普相关词条占总搜索量的57%。2017 年国人关注度最高的 10 种疾病中,"肿瘤"的搜索量超过 36 亿次,跃居十大疾病之首,之后连续数年蝉联关注榜首位。这一方面说明公众对肿瘤科普有巨大需求,同时也反映了公众对癌症的恐慌情绪。一次次名人患癌事件、一段段网络泛滥的癌症谣言，时时处处诱发公众"谈癌色变"的心理。因此，消除癌症误区、建立正确的防癌观念是当前公民健康领域最重要的科普任务，肿瘤医学工作者责无旁贷。

4.肿瘤科普，患者之需求

恶性肿瘤严重威胁人类健康和社会发展。随着肿瘤发病率持续上升、患者生存期延长、个体对自身疾病的关注增加、患者参与诊疗决策的意愿不断增强，肿瘤科普已经成为刚性需求，涉及预防、诊疗、康复、护理、心理、营养等诸多领域。

5.肿瘤科普，大健康产业之需求

随着科普产业的进步和成熟，一批像果壳网、知乎、今日头条等科普资讯平台迅速发展壮大，成为国家发展科普产业的骨干力量。今天的科普产业正在走出科普场馆建设与运营、科普图书出版与发行、科普影视制作与传播、科普展教器具制作与展示等传统形式，迈向经济建设与社会发展更为广阔的前沿领域。科普的产业形态呈多元化发展，科普出版、科普影视、科普动漫与游戏、科普网站、科普旅游、科普会展、科普教育、科普创意设计服务等实体平台百花齐放。随着人口老龄化的加剧，肿瘤科普产业的规模正在不断扩大，这必将催生高水平多元化的科普产品。肿瘤防治，科普先行，利国利民。

二、科普先行，路在脚下

中国抗癌协会作为我国肿瘤学领域最重要的国家一级协会，在成立之日起，就把"科普宣传"和"学术交流"放在同等重要的位置，30多年来，在肿瘤科普工作中耕耘不辍，秉持公心，通过调动行业资源和专家资源，面向公众和患者广泛开展了内容丰富、形式多样的抗癌科普宣传。通过长期实践，协会独创出"八位一体"的科普组织体系（团队－活动－基地－指南－作品－培训－奖项－媒体），为我国肿瘤防治科普事业的模式创新和路径探索做出了重要贡献。

中国抗癌协会自1995年创建"全国肿瘤防治宣传周"活动，经过近30年的洗练，已成为肿瘤领域历史最悠久、规模和影响力最大、社会效益最好的品牌科普活动。养成良好的生活方式、早诊早治、保证有效治疗、提高患者生存质量等防癌抗癌理念逐步深入人心。从2018年开始，中国抗癌协会倡议将每年的4月15日设为"中国抗癌日"，并组织全国性的肿瘤科普宣传活动。

科普精品是科普宣传的最重要武器。中国抗癌协会的几代学者，传承接力，倾心致力于权威科普作品的创作，为公众和患者奉献了数量众多的科普精品。2012年至今10年时间里，中国抗癌协会本着工匠精神，组织数百名专家编写了本套丛书（共20个分册），采用问答的形式，集中回答了公众及患者在癌症预防、诊疗中的常见疑问。目前本套丛书已入选"国家出版基金项目""'十三五'国家重点图书出版规划项目""天津市重点出版扶持项目"等多个项目，取得了良好的社会效益。

随着近年来临床新进展不断涌现，新技术、新方法、新药物不断应用于临床，协会牵头组织广大专家，将防癌抗癌领域的最新知识奉献给广大读者朋友，帮助公众消除癌症误区，科学理性地防癌抗癌，提升公众的科学素养，为肿瘤防治事业贡献力量。

书之为用，传道解惑。科普创作有四重境界，即权威、科学、实用、生动。我们只为一个目标：让癌症可防可控。

肿瘤防治，科普先行；科普先行，路在脚下。

中国抗癌协会理事长
中国工程院院士

前　言

　　恶性肿瘤虽然是影响全民健康的重大疾病，但随着科技的日新月异，新药不断的研发问世，恶性肿瘤的生存期明显得到延长，即便是晚期肿瘤也已经不再是绝症的代名词。自 2005 年世界卫生组织（WHO）将恶性肿瘤定义为慢性疾病，提出"癌症生存者"（cancer survivor）的概念以来，国外癌症研究机构对癌症生存者展开了深入研究，癌症支持治疗（supportive care）能够延长生存期这一观点已经得到了广泛认可。

　　在我国，每年新发恶性肿瘤患者人数超过 400 万，癌症生存者数量已达数千万。肿瘤不仅对患者的身心健康造成伤害，也给家庭带来创伤，患者在接受各种抗肿瘤治疗的过程中以及完成治疗后，均可能会出现不适症状和不良反应，不可避免地影响患者及其家属的生存质量。无论是临床医生，还是患者及其家属，均已意识到肿瘤康复的重要性。何时康复、怎样康复、如何科学地康复、康复需要注意哪些重要事项，已经是摆在我们面前的重要课题。恶性肿瘤不同于急性创伤性疾病，也不同于高血压、心脏病等其他慢性疾病，因此，在恶性肿瘤患者康复过程中，需要随时警惕肿瘤复发和转移的风险，需要警惕第二原发肿瘤的发生，需要重视各种伴随症状的管理、心理状态的调适，预防各种慢性疾病带来的死亡风险，还包括对家属的关心和引导等。国外自 20 世纪 90 年代开启了对癌症生存者的研究，在肿瘤康复和癌症长期生存方面已形成多个共识和指南。肿瘤康复需要肿瘤学、康复医学、心理学、整形外科学、职业康复等多个学科共同努力，如何将这些新知识、新观点、新进展以科普的形式传递和介绍给患者和家属，帮助他们在恰当的时期选择科学的康复方案，是我们临床医生应该承担的责任。

中国抗癌协会作为国内最权威的癌症研究学术组织，组织编写了本套丛书，本书是其中一册，对肿瘤患者在康复过程中普遍关心的问题，以问答的形式呈现给读者。全书共包括六章，将近1000个问题。第一章介绍了肿瘤康复的概念和范畴；第二章讲解包括营养康复、心理康复、运动康复、器具辅助康复在内的肿瘤康复方法；第三章对不同治疗手段以后的肿瘤康复进行了梳理；第四章主要介绍常见肿瘤的康复方法；第五章是关于肿瘤常见伴随症状的治疗和缓解方法；第六章为癌症生存者的自我管理，主要包括共患的其他慢性疾病的管理、带瘤生存的注意事项、第二原发肿瘤的预防，以及疾病进展和死亡的应对。本书编者均为长期工作在临床一线的肿瘤治疗相关学科的高年资医生，文中所涉及的问题均为这些医生在临床中经常遇到、患者及其家属经常询问，以及癌症生存者应该了解的问题。希望通过对这些问题的解答，能够消除患者与肿瘤病魔抗争过程中的疑惑，找到自我康复的方法。本书同样适合于对肿瘤康复感兴趣的临床医生参考。

诚然，由于肿瘤康复理论仍在不断发展，本书的一些新观点、新内容多参考国外文献，加之作者水平有限，书中难免有疏漏之处，欢迎读者不吝指正。

2022 年 1 月

目　录

第一章　肿瘤康复的概念和范畴

第二章　肿瘤康复方法

营养康复 …………………… 15　运动康复 …………………… 81
心理康复 …………………… 62　肿瘤患者的康复辅助具 ………… 113

第三章　肿瘤康复的时机

术后康复 …………………… 133　介入治疗后康复 …………… 157
化疗患者的康复 …………… 141　分子靶向与免疫治疗后康复 ……… 167
放疗后康复 ………………… 153

第四章　各系统肿瘤的康复

乳腺癌的康复 ……………… 183　血液系统肿瘤的康复 ……… 278
消化系统肿瘤的康复 ……… 199　神经系统肿瘤的康复 ……… 293
呼吸系统肿瘤的康复 ……… 220　头颈部肿瘤的康复 ………… 314
泌尿生殖系统肿瘤的康复 … 226　骨转移肿瘤的康复 ………… 332
妇科肿瘤的康复 …………… 244

第五章　肿瘤常见伴随症状的康复

癌痛 ………………………… 353　便秘和腹泻 ………………… 377
疲乏 ………………………… 362　化疗脱发和周围神经炎 …… 387
恶心、呕吐 ………………… 371　骨健康 ……………………… 389

第六章　癌症生存者的自我管理

共病管理 …………………………… 397

第二原发癌的预防 ………………… 411

带瘤生存 …………………………… 419

治疗失败和疾病进展 ……………… 461

死亡的应对 ………………………… 463

第一章

肿瘤康复的概念和范畴

▶▶ 肿瘤与我们常说的癌症是一回事吗？

肿瘤是指机体在各种致瘤因素的共同作用下，身体的局部组织细胞不正常地生长，分裂失控，异常细胞生长数量庞大，形成与周围组织形态不同的"疙瘩"，医学术语叫新生物（neoplasm），或者叫肿瘤（tumor），也就是我们平常说的"瘤子"。肿瘤分为良性肿瘤和恶性肿瘤，还有少数介于良恶性之间的"交界性肿瘤"。良性肿瘤是指边界与正常组织界限清楚，生长缓慢，不容易转移扩散的肿瘤。良性肿瘤相对危害性较小，但如果长在身体的要害部位，如大脑、大血管旁，或者肿瘤体积较大，仍然有可能影响身体的正常功能，甚至危及生命。有些良性肿瘤也会发生恶变，比如子宫肌瘤、滑膜瘤等，一旦恶变，其危害与恶性肿瘤一样严重。恶性肿瘤是指那些与正常组织边界模糊，生长迅速、易转移，会严重危及人们生命的病变。恶性肿瘤如果来源于上皮细胞，则被统称为"癌"；如果来源于间叶组织，则被称为"肉瘤"；还有来源于血液系统的，被称为白血病。所以癌是恶性肿瘤的一大类别。因为大多数恶性肿瘤都来源于上皮组织，占了恶性肿瘤的绝大多数，所以，在不少非专业场合和日常生活中，人们也常以"癌症"来泛指所有的恶性肿瘤。

良性肿瘤的治疗绝大多数只需要手术局部切除即可，不涉及对身体有很多副作用的放疗、化疗等治疗，本书所讲的"肿瘤康复"指的是恶性肿瘤的康复，也称为"癌症康复"。

▶▶ 什么是肿瘤康复？

随着医学的不断进步，很多肿瘤患者的生存期越来越长，对生存质量的期望也在不断提高。手术、化疗、放疗等各种治疗会对肿瘤患者造成生理、心理、身体的伤害，甚至部分身体功能的丧失或异常，给他们的日常生活带来不利影响，需要通过适当的干预和矫正帮助患者恢复身体功能和心理健康。肿瘤康复的目的是帮助患者在整个病程和治疗中以及完成治疗后获得合理的营养支持、身体功能的康复、社会心理的支持,使他们最大程度地得到整体恢复,从而回归正常生活,回归社会,有的还可以重返工作岗位,继续做出贡献。

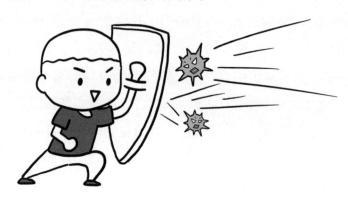

▮▶ 肿瘤治疗导致患者残损,就是指残疾吗?

世界卫生组织(WHO)对"残损"的定义,是指任何心理、生理以及解剖结构和功能的丧失或异常。而残疾是指人类以正常方式或在正常范围内完成某项活动的能力受限或缺损。也就是说,残损包括造成的心理创伤、身体结构和机体功能的损坏和异常,但不一定影响正常活动;残疾则是在生活自理或参加社会活动方面受到一些限制。肿瘤康复就是对肿瘤本身或在肿瘤治疗过程中对身体、心理以及家庭造成的创伤,进行多维度的照护,使患者获得最大程度的恢复。

▮▶ 肿瘤康复的研究最早起源于何时?

肿瘤康复的概念最早起源于"癌症生存者"(cancer survivor)一词的提出。20 世纪 80 年代,美国一位年轻的内科医生 Mullan 身患纵隔恶性肿瘤,治愈后根据自己的亲身经历,在著名的医学专业杂志上发表了一篇文章,介绍了他在患病、治疗和康复的过程中遇到的种种难题,例如,随访医生对癌症知识的匮乏,康复后重返工作受到的歧视,对再次患癌的担心,以及面临生育问题时无法得到答案的窘境等。Mullan 医生认为，这些都是肿瘤患者在康复过程中迫切需要了解而又被医学界长期忽视的问题，应该成为肿瘤医疗的重要内容。文章首次提出了"癌症生存者"的概念，提出医生们尤其是肿瘤治疗从业者所不能忽视的癌症患者长期生存面临的各种问题，从此开启了对癌症生存者康复的研究。

▶▶ 肿瘤康复的发展历经了怎样的过程？

经过科学家们的不懈努力，癌症的治疗水平较之前明显提高，生存率不断提升，某些癌症已经实现长期控制，达到长期无瘤或带瘤生存。自 2005 年，美国临床肿瘤学会（ASCO）、世界卫生组织（WHO）等国际卫生机构陆续把之前视为"不治之症"的癌症定义为与高血压、糖尿病等类似的"可以治疗、控制甚至治愈的慢性疾病"。也就是说，癌症是一种病程长，而且通常情况下进展缓慢的疾病。医学界也从仅关注肿瘤治愈率，过渡到越来越重视癌症生存者（包括带瘤生存者）的生存质量。肿瘤康复适合所有身患恶性肿瘤的患者，尽可能延长生存时间、提高生存质量已经成为国内外癌症医生和患者的共同追求。

▶▶ 前面多次提到"癌症生存者"一词，以前没听说过，到底哪些人属于癌症生存者？

癌症生存者最初被称为"癌症幸存者"，指的是那些经过治疗获得根治而长期存活的癌症患者。后来因带瘤生存者的不断增多，癌症生存者扩大为所有被确诊为癌症且仍然存活者。简单来说，只要曾经确诊过癌症，现在仍然存活的人，都可以称为"癌症生存者"。

▶▶ 癌症与其他慢性疾病相比，治疗效果相对较差，有的甚至无法治愈，也需要康复治疗吗？

与高血压、心脏病、糖尿病等慢性疾病比较，癌症的总体治疗效果相对较差。但部分癌症（如乳腺癌、前列腺癌、甲状腺癌）的治愈率和长期生存率较高,特别是有些早期癌,5~10 年生存率接近 100%。还有些患者虽然为中晚期癌症,但是经过化疗、放疗、内分泌治疗、分子靶向治疗等综合治疗后,同样能获得长期的带瘤生存。癌症使患者身体和心理遭受打击,甚至出现身体损伤,因而需要对患者进行生理和心理方面的康复和重建。

▮▶ 大家都知道,骨折康复后要锻炼,目的是为了功能康复,肿瘤康复治疗的目的也是如此吗?

康复医学最早的主要服务对象是机体功能受到损伤(例如骨折、脊髓损伤等)的患者,通过骨科康复性治疗和训练达到最大可能的功能康复。后来逐步形成物理治疗、作业治疗、语言训练、心理支持、康复工程等多学科协同治疗的康复医学,以促进患者的整体康复。

随着医学发展和疾病谱发生改变,康复医学逐渐扩展到脑卒中、慢性骨关节炎以及恶性肿瘤等慢性疾病。因而肿瘤康复除了身体功能康复外,还要考虑到心理、社会、家庭以及职业等全方位的康复,以及通过健康的生活方式,预防肿瘤的复发和再发,防治各种慢性疾病。

▮▶ 癌症生存者人数如此众多,康复期如此之长,总不能采用一种方法进行肿瘤康复吧?

根据疾病发展的不同阶段和康复目的,按照癌症康复的方式、内容和目的,肿瘤康复可为四种类型:疾病确诊初期或者某一种治疗开始前,为预防治疗相关损伤的预防性康复;某一阶段的治疗完成后,尽可能恢复到治疗前水平的恢复性康复;长期治疗过程中的支持性康复;对晚期肿瘤患者的缓解性康复。

▮▶ 肿瘤康复具体包括哪些内容?

恶性肿瘤患者在确诊和治疗后,通常身体和心理遭受双重打击。一些癌症生存者,特别是带瘤生存者需要长期用药,如内分泌治疗药物、分子靶向治疗药物,以及口服化疗药物,药物的不良反应长期困扰着患者。因此,肿瘤康复最主要的目的是机体功能、心理的康复,以及各种症状的控制和治疗。此外,肿瘤康复治疗的内容,还包括心理康复、语言康复甚至职业咨询等,最大限度地帮助患者在整个病程和治疗后整体康复,提高生存质量,进而回归家庭,回归社会。

▮▶ 发现肿瘤后,患者一般什么时间开始考虑进行康复治疗?

一旦发现肿瘤,最好在进行诊断和治疗之初就开始评估各种诊断和治疗手段可能对机体造成的损伤,同时考虑治疗后的康复治疗。不要把抗癌治疗和癌症的康复治疗隔离开来,更不能对立起来,两者应同步进行。患者应保持对康复治疗的强烈需求,从癌症确诊之日即可向医生表达这种诉求。

▮▶ 肿瘤预防性康复是为了预防肿瘤复发吗?

肿瘤预防性康复与预防肿瘤的复发不是一个概念。预防性康复是指在诊断或治疗肿瘤之前或治疗的过程中采取适当措施,尽可能预防和避免诊断与治疗可能对身体造成的损伤、残疾和身体功能的影响。例如,对于一个即将接受手术治疗的肠癌患者,可能会出现肛门括约肌失控,需要提前进行括约肌锻炼来预防;准备进行骨髓移植而被限制在狭小范围内活动的患者,将在体能和心理方面受到很大影响,需要提前进行心理和体力的锻炼,力争将受到的影响降至最低。

▮▶ 肿瘤恢复性康复的内容都有哪些?

肿瘤恢复性康复是指尽力使患者恢复到患病前的功能水平,基本不发生长期的损伤。早发现、早诊断、早治疗是肿瘤患者获得恢复性康复的最主要方式。比如一位 0 期乳腺癌患者,经过保留乳房的切除手术后,不需要其他任何治疗,身体很容易恢复到治疗前水平。

▐▶ 肿瘤支持性康复一般能达到什么样的目标?

支持性康复的目的是经过康复治疗，努力使因恶性肿瘤本身或治疗过程而导致的长期残损、残疾或残障功能，在康复治疗后能够恢复到患者所能够达到的最佳状态。

▐▶ 肿瘤缓解性康复主要针对哪些人群?

缓解性康复是指经过评估或康复治疗，对不能达到恢复性康复或支持性康复的患者，尽可能给予舒适的照顾和情感方面的支持。此时，患者多为肿瘤晚期，无法恢复到治疗前的状态，但通过控制症状和康复训练，可以尽可能减少患者对他人的依赖。

▐▶ 得了肿瘤,是不是应该完全在家休息才有利于康复? 还能工作吗?

发现患有恶性肿瘤后，几乎所有人都会失去心理的平衡，产生较大的心理压力，常常有恐惧、抑郁、焦虑、不安、担心等消极情绪，有的甚至寝食难安，不愿意见人，与外界隔绝。这些消极情绪不仅降低生存质量，还会对肿瘤的治疗效果产生负面的影响。此时，患者需要家人的陪伴和支持、朋友的开导。如果还是无法排解情绪，影响正常生活，最好求助心理专家。在病情允许的条件下，治疗过程中进行适当的活动有助于减轻治疗的副作用。当完成所有治疗，体力得到恢复后，患者可参加力所能及的工作，必要时咨询职业康复师，进行职业康复治疗，帮助其尽早回归社会。

▐▶ 职业康复治疗在肿瘤康复治疗中处于什么地位? 主要包括哪些内容?

在国外，职业康复治疗是癌症患者全面康复的必要组成部分，通常包括评估疾病和（或）治疗对患者的身体功能、心理状态、日常活动的影响，评估患者适合哪种康复方式、治疗强度和治疗计划，指导患者建立适应环境的策略，对患者家庭成员进行教育，帮助患者建立支持性关系，以及进行职业性测试、评估等内容，以期实现职业教育的目标和制订干预策略。目前，我国的职业康复面向的人群主要是工伤、残疾或控制良好的精神疾病患者，对于癌症患者的职业康复亟待建立系统性教育计划。

▮▶ 患者手术后，医生建议注意休息，是否需要完全卧床休息？

这是恶性肿瘤患者治疗中最常见的误区之一。很多肿瘤患者认为，只有卧床休息才有利于康复，其实这是一种错误的看法。患者卧床一段时间后，由于活动减少，容易出现肌肉萎缩，失去力气和耐力，更容易出现疲劳、直立性低血压，甚至不能耐受坐立，久而久之，恶性循环，反而不利于患者康复。所以，在病情允许的条件下，应鼓励患者适当活动，比如坐立、行走、抗阻力训练等。手术后要尽早恢复活动，做些力所能及的活动，不要完全依赖于他人照顾，才有助于身体的康复。

▮▶ 癌症患者经过手术、放化疗后，无瘤生存情况下还需要康复治疗吗？

我们知道，恶性肿瘤常见的治疗方式和治疗药物，对身体的损伤较大，副作用较多，患病和治疗对患者的生理和心理均会造成一定程度的影响，有些不良反应甚至会持续很长时间。为获得更好的生存质量，减少复发和转移的风险，即使肿瘤已经获得根治的患者，也需要进行机体功能和心理的康复治疗。

▮▶ 有的癌症患者一经发现就是晚期，还有必要进行康复治疗吗？

在十几年前，癌症晚期基本就意味着无法治愈，意味着没有多少生存时间。但近些年来,随着对疾病的认识不断深入,外科技术的进步,新药的研发,各种局部治疗手段的出现,肿瘤的治疗已由分子靶向时代进入精准治疗时代。腹腔镜技术、达芬奇机器人已经应用于临床,很多以前认为不可能切除或者根治的患者,经过医生全面的评估和合理的综合治疗,仍有治愈的机会。例如某些肠癌患者,只有单个的肝转移或肺转移病灶,或者转移病灶控制在 3~5 个,转移瘤的位置没有相邻一些重要结构,经过治疗仍有获得治愈的机会。还有一些癌症患者,发现时已经是晚期,多处转移,不可能根治,但是经过各种新研制的药物治疗,能够长期带瘤生存。近些年,某些含有驱动基因突变的晚期肺腺癌患者也有长期存活的可能。总之,所有肿瘤患者只要有机会,都有必要进行康复治疗。

▐▶ 听说姑息缓和治疗可以延长晚期肿瘤患者的生命,这跟肿瘤康复有联系吗?

姑息缓和治疗是对那些生命有限的晚期肿瘤患者给予的积极、主动的照顾和治疗,通过药物或非药物医疗照护,减轻患者身体上的痛苦、精神上的压力、心理方面的焦虑和抑郁,使他们维持较好的生存质量。已有临床实践发现,联合姑息缓和治疗的患者的生存期,比仅进行抗肿瘤治疗的患者的生存期有所延长,其效果甚至超过一些昂贵新药。

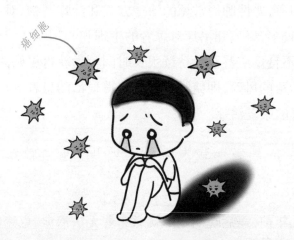

癌细胞

肿瘤的姑息缓和治疗与肿瘤的康复治疗在有些方面是高度重合的,都需要重视患者的心理健康,减轻各种症状带来的不适,提高生存质量。不同的是,康复的范围更广,除了帮助治疗中晚期肿瘤患者,更多的是帮助那些长期存活的癌症生存者获得更好的生存质量。

▮▶ 看起来,肿瘤患者的康复需要不同领域和学科的医生共同努力才能实现,患者找谁就医比较合适呢?

肿瘤可发生于全身各个部位,肿瘤康复不同于其他慢性疾病,涉及领域包括肿瘤学、心理学、理疗学、营养学、语言病理学、听力学等,涉及人员包括医师、职业康复师,甚至假肢专家、矫形专家等。根据肿瘤患者的年龄、性别,肿瘤发生的部位、分期、治疗方式,以及家庭情况和人生经历等,不同的肿瘤患者康复治疗涉及的专业也不尽相同。目前,肿瘤康复治疗的研究在我国刚刚起步,还没有形成多个专业合作的肿瘤康复团队为患者服务。好在我国各医疗机构多实行"首诊负责制",即第一个给患者确诊和制订治疗方案的医生总体负责对患者的治疗和康复,他/她可以协调安排并指导会诊以及康复工作。另外,在设施比较全的大型医院,常常有多学科会诊制度,医生会定期安排多学科的专家团队,为患者的治疗方案进行最佳决策。患者可以根据病情和自己的需求,提出会诊要求。

▮▶ 肿瘤康复过程中还要注意哪些方面?

癌症生存者的健康状态较普通人群差,康复过程中最主要的是预防癌症本身的复发和第二肿瘤的发生,同时注意防治各种其他慢性疾病,例如高血压、心脏病、糖尿病、肺部疾病等。癌症的发病本身与生活方式有关,多个国际指南都给出建议,首先要注意保持健康的生活方式,包括控制体重、戒烟戒酒、适当运动、合理营养。要注意限制可能诱发癌症的食物,如腌制类、熏制类、高糖、高脂肪食物。注意保证每天至少 500 克蔬菜和适量水果的摄入。无须刻意补充各种维生素补剂,应尽量通过食物补充。其次要遵循医生建议,定期全面复查,并注意排除第二原发肿瘤。最后,如有疼痛、疲乏、水肿等症状以及心理不适,最好寻求专业医生的帮助和建议。

▮▶ 社会上有很多各种形式的肿瘤治疗和康复的宣传资料,有些宣传的疗效特别理想,不知其真实情况,作为普通患者如何鉴别?

目前,社会上有各种各样的肿瘤治疗和康复资料,令人眼花缭乱,有些资料的疗效说得特别理想,非专业人士难以鉴别真伪。我们建议,首先要看这些资料的印刷是不是出自正规的出版部门或者我们所熟知的医院。肿瘤的治疗方法取决于肿瘤发生的部位、病程和患者的个体特点,如果资料不考虑以上几个方面,只讲某一种灵丹妙药就能把肿瘤治好,这样的宣传肯定是虚假信息。再有,要关注治疗方法的不良反应(即副作用),宣称没有任何副作用或者副作用很小的药物,基本上就可以判断是不真实的。对抗癌治疗而言,目前还没有所谓的既能够控制肿瘤,又不会对身体有任何伤害、无副作用的抗癌"绿色疗法"。真正经过验证的治疗方法或者药物,都会很详细地列出可能发生的不良反应及其发生率。如个人仍然不能分辨,建议带着相关资料找专业医生咨询,请专家进行鉴别。

(张宏艳)

第二章

肿瘤康复方法

营养康复 ✎

▶▶ 膳食营养对肿瘤患者十分重要，但也有人说：营养越好，瘤子长得越快。到底谁说的对？

恶性肿瘤患者的营养不良发生率高，后果严重。据统计，40%~80%的肿瘤患者都存在营养不良，近20%的肿瘤患者患有营养不良或与之相关的并发症。营养不良并非仅仅发生在肿瘤晚期，而是贯穿于恶性肿瘤发生、进展以及治疗的全过程。大量临床研究表明，营养不良会严重影响肿瘤患者对治疗的反应，造成医疗资源的巨大消耗。

绝大多数肿瘤患者都对能够自主进食非常重视，当肿瘤进展到一定阶段，或者手术后、放疗、化疗等特殊时期，如果不能自主经口进食会对患者的精神造成很大打击，使患者与疾病斗争的信心大减。

肿瘤患者摄入合理的营养有助于减轻放疗、化疗的不良反应，减少并发症，提高生存质量，促进康复。肿瘤患者对热量的需求与正常人基本相同，为25~35kcal/(kg·d)（注：1kcal=4.18kJ)，如果存在体重明显减轻等营养风险时应摄取充足能量，避免体重进一步下降。蛋白质摄入量要保证充足，在1.0g/(kg·d)以上，若体力下降而且存在炎症状态，蛋白质可增至1.2~1.5g/(kg·d)。但如果存在急慢性肾功能不全，蛋白质摄入不应超过1.0g/(kg·d)，其中动物性蛋白和大豆蛋白等优质蛋白应占总蛋白量的50%以上。

在肿瘤患者的不同治疗阶段和病情发展的不同时期，都需要秉承均衡营养膳食的原则，通过日常膳食为机体提供丰富的营养成分。

举例：鲜虾蒸水蛋

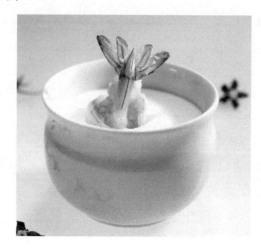

原料：鸡蛋 1 个、不超过 30℃的温水 75g、鲜虾 50g、蒸鱼豉油 3g。

做法：鲜虾去头和皮，保留虾尾，划开虾背，去虾线；鸡蛋打散成蛋液，加入温水彻底打匀，上屉蒸 5 分钟；打开锅盖，把虾肉放在蛋羹上，继续蒸 5~7 分钟；出锅淋蒸鱼豉油。

虾肉含有优质蛋白、锌、硒等丰富的营养元素，每个鸡蛋含 6~7g 优质蛋白，用虾肉和鸡蛋搭配可以快速做出清淡的蛋白质美食，对于保证肿瘤患者的蛋白质摄入有益。

参考文献：中国营养学会肿瘤营养工作组.恶性肿瘤患者康复期营养管理专家共识[J].营养学报,2017,39(4):321-324.

▶▶ 肿瘤患者术后如何选择和制作清流质饮食？

肿瘤患者术后胃肠道功能需要逐步恢复，适应之后才能开始普通饮食。

清流质饮食也叫无渣饮食、全流食，一般多用于消化道手术禁食期之后的初步适应性饮食，以提供部分热量和营养，并尽量减少粪便产生。清流质饮食要求食物流动性强、过滤无渣、便于吞咽和消化，因其热量、蛋白质和其他营养素缺乏，不建议长期食用，同时需要根据情况保留肠内、肠外营养支持。清流质饮食多呈液态或在口腔中能迅速融化为液态的凝胶状食物,以使于吞咽,并需要少食多餐,每隔 2~3 小时进食一次,每次约 200mL。为避免消化道术后可能出现的胀气或乳糖不耐受,不宜选用鲜牛奶、禽蛋和甜饮料。喉部手术者需要冷流质饮食,以免刺激口腔黏膜和神经而产生疼痛。

清流质饮食的食材选择主要有:

主食:无渣米油(过滤米汤)、杏仁茶、藕粉、过滤杂豆汤、过滤山药粉汤。

汤类:去油无渣排骨汤、清鸡汤、清肉汤。

奶类:发酵酸奶、无乳糖舒化奶、无乳糖奶粉。

果蔬汁:常温的黄瓜汁、西瓜汁、木瓜汁,以及其他水分含量高、草酸含量少的蔬菜和水果。建议使用果蔬榨汁机或破壁食物料理机随榨随饮,不宜榨取之后放置时间太长,以免抗氧化物损失。较酸的西红柿汁、山楂汁不宜选用。

摄入清流质饮食时,为了避免呛咳引起吸入性肺炎,需要让患者保持半卧位,并且餐后不宜马上平躺。清流质饮食参考食谱见表 2.1。

禁忌:刺激性食品或调味品。

表 2.1　清流质饮食参考食谱

时间	食物	重量	制作方法
07:30(早餐)	小米油	200mL	米油:就是熬煮时间稍长的小米粥,撇出表层黏稠的粥油食用
09:30(上午加餐)	无乳糖奶粉	50g+150mL水	60℃温水,冲泡 200mL饮用
11:30(午餐)	清鸡汤	200mL	将柴鸡焯烫后用水炖煮 2 小时,过滤,去油去渣
13:30(下午加餐)	红豆浆	200mL	用红豆磨浆,过滤
15:30(晚餐)	果汁	200mL	水果、低草酸蔬菜榨汁饮用
17:30(晚上加餐)	藕粉	50g+150mL水	用 60℃温水冲泡饮用
19:30(睡前加餐)	无乳糖舒化奶	200mL	微波加热 1 分钟

备注:进食温度:30℃~35℃

每天进食:6~7 餐

备选食物:大米油、杂粮粥油、藕粉羹;去油去渣的排骨汤、甲鱼汤、黑鱼汤、蔬菜汁

举例：米油

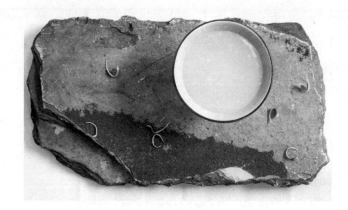

做法：小米或大米熬煮 30 分钟，撇出上层稀薄的米油；有严格无渣的要求时，可用不锈钢筛子将米油过滤。

肿瘤患者术后如何选择和制作半流质饮食？

半流质饮食为细软、半流体状态，介于普通软食和清流质饮食之间，用于发热、身体虚弱、咀嚼和吞咽食物有困难的患者。肿瘤化疗和消化道肿瘤手术后患者逐步适应时食用。食物应软烂，基本不用过多咀嚼并且利于吞咽，呈半流动状态。少食多餐，虽然总能量低于软食，但蛋白质和其他营养元素应符合医生的要求。

对消化道反应敏感的患者，应选用少渣半流质饮食，控制粗纤维的蔬菜及大颗粒豆类，需要少食多餐，每隔 2~3 小时进食一次，每日 5~6 次。摄入半流质饮食时，为了避免呛咳引起吸入性肺炎，需要让患者保持坐位或半卧位，餐后半小时内不宜马上平躺。

半流质饮食的食材选择主要有：

主食：馄饨、面条、软面片、疙瘩汤、苏打饼干、发糕、枣糕、蛋糕、面包（以上固体主食伴饮品食用，可在口腔内变成半流食状态）、大米粥、小米粥、菜肉粥、番茄蛋汤、肝膏羹、艇仔粥。

蔬菜类：首选纤维少的瓜类蔬菜和绿叶菜，加工细软后食用。

蛋类：牛奶蒸水蛋、肉末蒸蛋羹、醪糟蛋花汤、温泉蛋、豆浆冲鸡蛋。

豆类:豆浆、豆腐脑、豆腐羹。

奶类:牛奶、酸奶、奶粉、冰淇淋。

水果类:各种鲜榨果汁,但需要减少过酸的品种,如山楂、杏子等。

半流质饮食可以由营养师计算出患者所需热量,添加不同品种的肉类、禽蛋、奶类、豆制品、蔬菜、水果以及主食,简单加工后用破壁料理机打碎。半流质饮食一日参考食谱见表2.2。

表2.2 半流质饮食一日参考食谱

时间	食物	重量(g)	制作方法	备注
07:00(早餐)	山药小米粥糊	黄小米 25 山药 50	将小米淘洗后加山药丁,用豆浆机熬粥并打碎成糊糊	不宜过稠
09:30(上午加餐)	牛奶鸽蛋羹	牛奶 120 鸽蛋 50	将鸽蛋打散,加牛奶搅匀,倒入带盖小碗蒸10分钟	如乳糖不耐受,可用舒化奶
12:00(午餐)	鸭血青菜面片汤	盒装鸭血 50 油菜叶 50 嫩香菇 10 薄面片 50 母鸡汤 300	将鸭血切成小薄片,油菜叶洗净焯水后切细丝,嫩香菇去根后切薄片,鸡汤煮软烂加其他食材	鸭血需要去掉表层薄皮后再切。香菇和青菜需要切碎,面片一定煮软
14:30(下午加餐)	紫薯米粥糊	盘锦大米 25 紫薯 50 柠檬 5	用豆浆机熬粥,紫薯去皮后切细丁,与米一起熬粥,紫薯粥变蓝时马上放入柠檬	熬稍微稀一点的清质米粥糊
17:00(晚餐)	鸡蛋青菜龙须面	细面条 50 油菜碎 50 鸡蛋 1个 母鸡汤 300	将面条煮软,油菜整棵焯水后切碎,放入面条、青菜煮好,出锅前淋入蛋液	若面条不易煮软,可先将龙须面掰碎
19:30(晚上加餐)	黄豆玉米粥	玉米 25 黄豆 10	熬取300mL玉米粥	熬成稍微稀一点的清质米粥

▶▶ 肿瘤患者术后需要忌口吗?是不是吃素食更好一些?

肿瘤患者术后经常会遇到饮食方面的疑虑,什么食物适合术后康复?什么食物又对术后康复有影响?这些是患者和家属都比较关心的问题，而通过不正规渠道获得的一些有关膳食宜忌的信息也会影响患者的术后康复，有的患者甚至选择素食方式进行康复期营养的补充，这是完全错误的。

英国癌症研究中心曾指出，与肉食者相比，素食主义者癌症的发病率降低 45%~50%，包括几乎所有的恶性肿瘤，特别是淋巴肿瘤以及造血组织的肿瘤。男性素食者的前列腺肿瘤发病率相对较低，而女性素食者的乳腺癌发病率相对较低。尽管素食与肿瘤预防有正面的相关性，但不应作为肿瘤患者术后饮食的方式。

国内很多地区都有相关的肿瘤膳食禁忌，例如，有的说肿瘤患者术后不宜吃牛羊肉、鸡鸭、鱼虾，更不能吃贝类，还有的说不能吃寒凉的水果、辛辣的葱姜蒜、辣椒和韭菜等。而且，其说不一，不同地区禁忌的食物也有不同。在河北、山东等地牛羊肉是禁忌，而在西北地区则没有这种说法。

一些患者本来吃饭好好的，忽然听说自己吃的食物属于癌症或术后禁忌的食物甚至"发物"时，就什么都不敢吃了。如果按照这些禁忌的规矩，患者术后能吃的优质蛋白类食物就很少了。在这些民间流传的饮食禁忌中，富含优质蛋白的食物所占比例较大，而无论是伤口的愈合还是免疫力的提升，都与大量摄入优质蛋白密不可分。

事实证明，患者在术后合理地摄入优质蛋白，对术后伤口愈合以及增强免疫力更有益。只有消化道手术的患者不宜在术后过早食用难以消化的大块肉类和膳食纤维较多的蔬菜、杂粮，比如炖牛肉、炖羊肉、炖排骨、红烧鸡块、炒芹菜、杂粮粥等，但开始经口进食时可以喝鸡汤或者肉汤，慢慢过渡到肉馅做的小馄饨、氽丸子等相对容易消化的食物；不建议吃生的葱姜蒜，或熟的姜、辣椒和韭菜等食物，以免刺激消化道黏膜；不建议术后马上食用容易产酸或产气的蛋黄和甜食、容易发生乳糖不耐受的牛奶、不利于胃肠道黏膜修复的纤维过多的食物（如笋、芹菜、萝卜等）。

举例：芋仔焖鸡翅

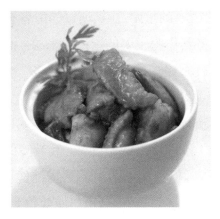

原料：鸡翅中 100g、去皮小芋仔 100g、蒜片 5g、香葱粒（或香菜碎）10g、姜 2 片、生抽 15g、鸡粉 2g、黄酒 20g、开水 500g。

做法：将鸡翅中从中间剁开，沸水快速焯烫，捞出冲凉；芋仔从中切半；锅中放入茶籽油，煸炒蒜片和姜片，放入鸡翅不断煸炒出香味后烹入黄酒，翻炒去腥；倒入生抽炒上色，放入芋仔炒香后加入开水，大火烧开，撇去浮沫，以中小火收汁，汤汁收到 80% 时加入鸡粉，将汤汁完全收浓附着在鸡翅上，盛出鸡翅撒香葱粒（或香菜碎）。

参考文献：石汉平，凌文华，李薇. 肿瘤营养学[M]. 北京：人民卫生出版社，2012：164.

▌▶ 海参是不是肿瘤患者最有营养的补品？

只有最适患者身体情况的食品，没有所谓"最有营养"的食品。海参是传统的保健食品，民间多认为海参可以补肾养虚，有利于病后康复。在海参的营养成分中，有锌、硒等微量元素，有一定的抗癌作用。其实，多数海产品（如贝类、虾蟹类）与小麦胚芽中的硒含量比海参还要高。

干海参的蛋白质含量较高，可以达到 50.2g/100g，但水发后的海参中蛋白质含量只有 6g/100g，低于普通肉类。海参的蛋白质主要成分是胶原蛋白，由于缺乏色氨酸，所以属于不完全蛋白，其蛋白质效价不及禽蛋、奶类、瘦肉、鱼虾等所含的优质蛋白质。

对于很多肿瘤患者而言,传统食疗养生的观念比较强,而充分的心理满足感是病患术后康复的重中之重,所以当患者有意愿食用海参时可以适当选用,但不能将其作为主要的蛋白质来源。推荐在食用海参时搭配瘦肉、禽蛋、奶类食物,比如鲁菜中的山东海参,就是将发制好的刺参片成薄片,搭配摊成薄片的鸡蛋皮儿、猪里脊肉片、鸡汤、葱姜丝、香菜制作的一道汤鲜味美的营养佳肴。

海参属于高蛋白、低脂肪、低胆固醇、低嘌呤的食物,对于高脂血症、痛风患者比较适宜,但食用海参时需要搭配优质蛋白丰富的禽蛋、奶类食物,以补充其氨基酸短板,提高蛋白质效价。

参考文献:杨月欣等. 中国食物成分表(第 2 版)[M]. 北京:北京大学医学出版社,2009.

▣▶ 患者只吃面条和喝粥,怎么才能补充更多的营养?

有的患者没有食欲,只想喝粥或者吃面条,这样很难补充足够的热量和营养。这种情况下需要额外补充肠内营养制剂,同时可以把面条和粥在营养搭配上再花点心思。面条里面可以放一些高蛋白食材,比如肉丝、虾肉或者豆腐丝、鸡蛋,也可以放青菜碎、菌菇碎、海苔、西红柿等膳食纤维和维生素丰富的食材。

如果患者只想吃面条,不想看到动物性食品,也可以取新鲜的鱼肉,剔除鱼刺后添加虾肉和淀粉、盐,用搅拌机打成泥状,放进裱花袋,在冷水锅当中裱出面条状,搭配青菜叶煮开,就是营养更全面的面条了。这种面条富含优质蛋白,并且只需要放少许盐,即可调出非常鲜美的味道。

另外,做面条的时候,也可以用牛奶或豆浆和鸡蛋一起和面,擀成面条,用鸡汤煮好后再搭配青菜、西红柿片。这种面条看似普通,但增加了患者需要的优质蛋白,有助于预防或缓解免疫力下降。

很多肿瘤患者只喜欢喝粥,但白粥主要提供的是碳水化合物,营养价值很低,不能为患者补充更多的营养。也可将粥和豆浆一起煮,以补充谷类氨基酸的短板,粥里面也可以加入瘦肉末、鸡蛋碎。其他的营养粥还有生菜鱼片粥、鲜虾粥、生滚猪肝粥、西芹牛肉粥。在粥里搭配优质蛋白和矿物质丰富的食物,可以增加热量和营养摄入,加快患者康复。

举例:生滚猪肝粥

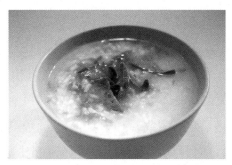

原料:大米粥 1 碗、姜 2 片、猪肝 30g、生菜 50g、黄酒 5g、干淀粉 5g、盐 1g、鸡粉 1g。

做法:将新鲜猪肝洗净后切成 3mm 厚片,用黄酒和淀粉抓匀;大米粥煮开后放入姜片和调料,烧开后加入猪肝片,用勺子推匀;当猪肝变色就马上关火,撒入生菜丝,拣出姜片即成。

猪肝富含优质蛋白、血红素铁、叶酸、维生素 B_2、维生素 B_{12}、磷脂,是肿瘤患者补充营养、预防贫血非常好的食物来源。如果患者胆固醇过高,则不宜选用猪肝,可以使用鸭血、猪血、瘦肉丝替换。

▶ 如何通过饮食预防乳腺癌?

机体脂肪过多易使乳腺癌发病率增加,所以控制肥胖尤为重要。在肥胖患者中,需要着重关注腹部肥胖。减少膳食热量和脂肪摄入量是控制肥胖的首要措施,减少脂肪摄入 50%,乳腺癌发病率可以下降 60%。尽量不吃肥腻、煎炸的食物,包括五花肉、排骨、肥牛、肥羊、猪肘子、猪脑、肥肠、炸鱼、炸虾、炸薯片、薯条等高脂肪食物。坚果类的食物脂肪含量多在 40% 以上,每天不应超过 10g。更年期、肥胖人群、有乳腺癌家族史的情况下需要减少红肉的摄入量,每天 40~75g 为宜,尽量不吃腌渍、熏腊、烧烤的红肉,多选择禽类和水产品。

每天烹调油摄入量不超过 25g,不用饱和脂肪酸和胆固醇含量高的猪／牛／羊油,多选择加热不易氧化的油酸丰富的油脂,如橄榄油、茶籽油、低芥酸菜籽油,可以有效降低乳腺癌的风险。另外,深海鱼油、亚麻籽油、紫苏油等 Ω-3 多不饱和脂肪酸丰富的油脂对于降低乳腺癌发病率也有积极作用,但需要尽量低温烹调。

国内研究发现,新鲜蔬菜和水果对预防乳腺癌有益。预防乳腺癌或乳癌患者的膳食中,需要每天保证 500g 新鲜蔬菜和 200g 水果,做到每天有水果,顿顿有蔬菜。深绿色的蔬菜不仅富含叶绿素、胡萝卜素和叶黄素,还有较多的钙、镁、维生素,其中叶酸含量较高,对预防贫血和 H 型高血压有益,并且对预防和缓解乳腺癌有一定的帮助。叶酸属于 B 族维生素,烹调过程中不耐热,所以绿叶菜应尽量选用白灼、清炒或做汤等方式。酒精(乙醇)摄入过多会导致体内叶酸代谢丢失加快,酒精的代谢产物乙醛对预防细胞突变不利,因此,肿瘤高风险人群应尽量避免饮酒。

▣▶ 有人说,大豆中含有较多雌激素,容易诱发乳腺癌或导致乳腺癌复发,所以要少食用大豆制品,这是真的吗?

这种说法是不对的。大豆制品富含植物优质蛋白、膳食纤维、卵磷脂、豆类甾醇、大豆异黄酮、不饱和脂肪酸,以及较多的矿物质、B 族维生素。大豆蛋白对于成人而言,其蛋白质效价接近于牛奶和鸡蛋的蛋白质。大豆异黄酮属于植物类雌激素,其分子结构与动物雌激素相似,对人体雌激素具有双向调节的作用,有利于预防乳腺癌。亚洲女性经常食用大豆及豆制品,乳腺癌的发病率显著低于美国女性乳腺癌的发病率。用豆浆替代甜饮料,用豆腐替换高脂肪的肉类食物,经常吃黄豆芽、豆苗等,可较好地预防乳腺癌。

举例：素鸡炒小菠菜

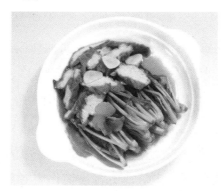

原料：素鸡(豆制品)50g、嫩菠菜 150g、蒜片 5g、橄榄油 3g、盐 1g、鸡粉 1g。

做法：素鸡切厚片，菠菜洗净焯水；不粘锅放橄榄油，煸香蒜片和素鸡，放入焯好的菠菜，用少量盐和鸡粉调味即可。

参考文献：中国营养学会：中国居民膳食指南 2016［M］.北京：人民卫生出版社，2016.

杨月欣，李宁.营养功能成分指南［M］.北京：北京大学医学出版社，2010.

▌▶ 生活中哪些食物容易致癌？

食物中常见的致癌因素主要是由生产加工及储存不当、不合理的烹饪和进食方式造成的，比如：

腌制的食物，不管是腊肉、腊肠、熏鱼、咸鱼还是腌制蔬菜，当中都会有亚硝酸盐含量过高的问题，亚硝酸盐不会致癌，但是它容易与食物中蛋白质的代谢产物——胺结合成亚硝胺，增加患癌风险。对于腌制蔬菜，必须要注意等到 21 天后亚硝酸盐峰值下降到正常的安全值之后方可食用。

粮食类的食物当中，玉米、花生、大米、大豆在储存时受潮霉变产生的黄曲霉素，是导致胃癌和肝癌的重要诱因之一。家中粮食不宜久放，受潮、发霉的粮食即使经过晾晒或高温加热，也无法去除黄曲霉素，设备简陋的小作坊或流动摊贩榨的粗油也不建议购买。

不合理的烹调方式一般是指高温烹调,主要是以高温油炸、烧烤、油煎烹制的食物,比如烤羊肉串、烤鱼、烤肉。油炸肉类食物时,其中的蛋白质易产生杂环胺,易诱发癌症;土豆、山药、藕片、馒头等淀粉类的食物在高温油炸时也会产生过量的疑似致癌物丙烯酰胺。

食物过咸、过辣,进食温度过高,会对口腔黏膜、食管黏膜、胃黏膜造成损伤,也是诱发口腔癌、食管癌、胃癌的主要原因。如果在进食这些食物同时喝酒精度数过高的酒,则更容易损伤胃黏膜和肝细胞,也是诱发胃癌和肝癌的高危因素。

举例:凉瓜沙司焗红虾

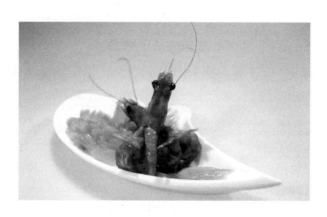

原料:阿根廷红虾 2 只、凉瓜(一种肉厚的苦瓜)150g、番茄沙司10g、柠檬半个、姜 10g、紫苏油 3g、盐 1g。

做法:阿根廷红虾去除虾线和头部沙包, 开背后把虾尾从腹部穿出,这样方便快速成熟和入味;凉瓜剖开后去除籽粒,片成抹刀大片,用沸水快速焯烫后过凉;番茄沙司用不粘锅小火炒香,不要放糖,淋入柠檬汁备用;红虾用沸水快速焯烫到虾肉收紧,马上捞出,用炒好的沙司淋在上面即可。

虾肉富含优质蛋白以及锌、硒等微量元素,苦瓜中维生素 C 的含量是橙子的两倍,有助于食管黏膜的修复。

▌▶ 食物高温加热时产生的油烟真的会增加致癌风险吗?

一些权威的研究报告指出:常吃烧烤食品的女性患乳腺癌的风险要比不爱吃烧烤食品的女性高两倍,尤其是那些少女时期爱吃羊肉串等高温烧烤制品的女性,她们到中年后患乳腺癌的概率明显升高。

近年来,大量科学研究和相关调查也都表明,肉类在烤制过程中,部分过度加热的蛋白质会产生致癌的杂环胺;高温加热时,肉中被分解的脂肪滴在炭火上产生的 3,4-苯并芘,会附着在烤肉的表面上。检测发现,街头烤羊肉串中的苯并芘含量通常超标 10 倍到数百倍,而烤羊肉串的油烟中也含有多种致癌物质,如一氧化碳、硫氧化物、氮氧化物、3,4- 苯并芘、二噁英等。其中,二噁英是国际公认的强致癌物,长期吸入这些有害气体会极大增加患病率。因此常吃烧烤类食品,会明显增加胃癌、肠癌、乳腺癌等疾病的发病率。

在中式厨房中高温烹炸随处可见,很多人喜欢急火爆炒、煎炸烧烤的菜肴,觉得这样食物才够香。中餐习惯将油温分为"十成",每成油温约 30℃,急火爆炒时一般需要油温七八成,也就是 210~240℃。当食用油烧到 150℃时,油脂中的甘油就会产生油烟,其主要成分为丙烯醛,对眼、咽喉、鼻等部位的黏膜有较强的刺激。一项实验研究中,把葱姜蒜放到加热的油锅中,空气中瞬间出现香味时,空气质量指数监测仪的数值也迅速变化,最高升至 787μg/m³,这个数值就已经达到"爆表"的级别了。高温油烟中的苯并芘、丁二烯、苯酚等均已被证实为致突变物和致癌物,暴露于厨房油烟明显增加肺癌风险。实验表明,蒸、煮等低温烹调产生的 PM2.5 较少,而油炸或炒菜时 PM2.5 则迅速飙升 8~20 倍,达到严重污染的级别,其中爆炒时产生的 PM2.5 最多,5 分钟内 PM2.5 数值就从开始时的 38μg/m³ 增加到了 787μg/m³。过多的 PM2.5 会黏附更多的致癌物质进入体内,如果选用粗制的或者存放时间较长的烹调油,产生的油烟所含挥发性物质,以及氧化聚合和氧化分解产物会更多。

目前,我们普遍使用植物油烹饪食物,而植物油因为含有更多的不饱和脂肪酸,受热后氧化概率比猪油或牛羊油更高。中火加热时,锅中倒入少量烹调油后,5秒钟后就可以放入葱姜蒜等食材,不要让油脂冒烟,否则油脂继续升温,容易产生过氧化脂质反应,生成有致癌作用的多环芳烃类化合物。煎炸过食物的油脂,也不应再次高温加热,应放于冰箱避光、低温冷藏,并应尽快在做馅、蒸煮菜肴时用完,否则不仅容易产生更多油烟,还会使其中的顺式脂肪酸异构化,产生更多危害心脑血管健康的反式脂肪酸。

建议家庭厨房多选择无油烟、低温的烹调方式,使用无烟炒锅、电压力锅、蒸锅等烹饪器具,从而减少致癌物产生。

举例:清蒸武昌鱼

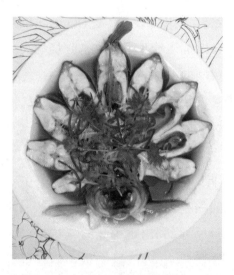

原料:鲜活武昌鱼一条,葱姜、红柿子椒、香菜各20g,蒸鱼豉油20g。

做法:将武昌鱼宰杀、清洗干净,顶刀切成1.5cm厚的大片,整齐摆放在盘子里,上面撒细姜丝,上屉大火蒸5~7分钟;鱼蒸好后淋蒸鱼豉油,撒葱丝和香菜段,淋少量香油或亚麻籽油(不建议浇热油,以避免摄入高温热油产生的氧化聚合物)。

快速蒸熟的鱼肉不仅弹嫩多汁,而且采用清蒸的方式,对于肿瘤患者非常重要的蛋白质、维生素D、Ω-3脂肪酸损失最少。

▮▶ 肿瘤患者的匀浆膳是把食物打碎就可以了吗？

部分肿瘤患者因为吞咽和消化存在问题，常需要进食匀浆膳，因此匀浆膳的质地和营养直接关系着患者的健康。传统的匀浆膳是一种由多种食物配制而成的流质膳食，具有充足且配比适当的营养，稠度适宜，易于通过胃管补充食物营养，多用厨房搅拌机或破壁料理机将食物打碎成均匀的稀糊状，并利用大号注射器吸入或其他专用辅助器械通过鼻胃管将食物输送到胃中，达到补充热量和营养的目的。

一般情况下，很多家庭制作的匀浆膳都是从做好的饭菜中挑选出部分食物进行粉碎制作，但这么做未必科学合理。匀浆膳的营养配方应由专业营养师根据患者病情、身高、体重、性别、劳动强度、基础代谢水平等来计算和设计。各类食物应称重、洗净、去皮、去壳、去骨、去刺后，切成小块分别熟制（水果、酸奶除外），混合后入粉碎机或破壁料理机，加入适量水，充分研磨成糜，方可喂食。注意，食物稀稠度以能通过鼻胃管为准，必要时可过筛。家庭制作匀浆膳，最好分次制作，食物不要过夜，应注意保鲜处理，食物量达到匀浆膳配方即可。另外，匀浆膳所需的盐和食用油也可以直接添加。

匀浆膳喂食方法：

每次 200~250mL（视患者耐受情况调整），每 2.5~3 小时 1 次，若出现腹胀、腹泻、呕吐等不适，应减少鼻饲量或减慢推注速度。喂食前后，应用 20~40mL 的温开水冲洗鼻胃管。

举例：匀浆膳配方（500mL）

主食：大米 25g、面粉 25g、小米 25g

薯类：12.5g

禽蛋：25g

牛奶：50g

豆腐：12.5g

肉类：鸡脯肉 25g（各种瘦肉、鱼虾交替食用）

蔬菜：胡萝卜 25g、嫩油菜 25g、圆白菜 25g、去皮冬瓜 25g、平菇 12.5g、去皮番茄 25g（各种蔬菜交替食用）

植物油 7.5g，食盐 1.5g

营养分析：总热量 500kcal，脂肪 15g（27.1%），蛋白质 24.3g（16.35%），碳水化合物 70.3g（56.55%）

【备注】主食生熟比：100g 大米 =230~260g 米饭，100g 面粉 =150g 馒头

上述配方以 500mL/500kcal 的比例，计算患者每日能量需求。如患者每日能量需求为1200kcal，则匀浆膳用量为上述配方的 2.4 倍计算即可。另外，配方中食材重量为可食部分的生重，各类食物可等量替换，注重食物多样化，全日用盐量 <6g。

如果肿瘤患者通过普通匀浆膳不能获得足够的热量和营养，建议直接使用适宜的肠内营养制剂，其性价比更高，更容易操作，并且不像普通匀浆膳存在各种食物安全、卫生、渗透压和 pH 值方面的问题。

▐▶ 常用微波炉加热食物会致癌吗？

微波炉加热属于物理加热，形象地说就是利用食物中的极性分子（水、蛋白质、糖和脂肪）的剧烈震荡、摩擦产热，达到食物加热的目的。有人担心微波炉加热食物会对身体有危害，这需要从两个角度来看。

（1）正常使用微波炉不会致癌。有些人在使用微波炉时就像放鞭炮似的，启动之后就迅速逃出厨房，担心靠近运行中的微波炉易使自己患癌。其实，微波炉使用过程中是封闭的，因工艺问题会有少量微波泄漏出来，目前微波炉微波泄漏的国际标准是不超过 $5mW/cm^2$，而且离微波炉门越远，辐射强度越低。就目前的研究来看，并没有得出明确的结论认为低强度的微波辐射与癌症之间有直接的关联。所以只要选用质量可靠的微波炉，在微波炉启动的时候不过于靠近炉门，就不用担心微波辐射会对健康造成危害。

（2）微波烹饪的食品不致癌。微波烹饪食品的原理是使食物中的极性

分子相互摩擦产生热量,这种方式显然不会使食物本身产生致癌物质。

如果使用微波炉不当,食物加热温度过高,超过200℃时蛋白质可能产生杂环胺类致癌物;超过300℃,食物中的脂肪会大量产生苯并芘类致癌物,比如烤羊肉串、烤肉、肉类烹调不当发生焦煳的时候,即使不使用微波炉烹饪也同样会出现。因此应按照操作提示,设定合适的加热时间和强度,并注意勤翻动。

事实上,很多研究表明,合理使用微波炉加热食物比使用传统烹调方式加热食物能够保留更多的营养物质,例如,微波炉短时间内加热的水果和蔬菜,相比于传统加热方法,食物中的维生素C、硫苷类物质、植物类黄酮和叶绿素可以保留更多。

举例:微波炉烧黄鱼

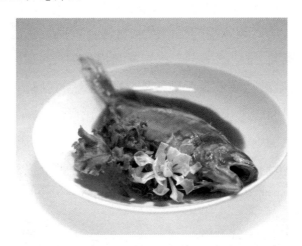

原料:大黄鱼500g、生菜50g、姜丝10g、葱20g、蚝油5g、生抽5g、黄酒10g、橄榄油5g。

做法:刮掉鱼鳞后,用刀在鱼腹部后面浅划一刀,用两根筷子从鱼嘴插入,分别压住鱼鳃后插进鱼肚子,然后将筷子交叉慢慢转动,拖出筷子的同时将鱼的内脏全部拽出;在鱼背上划开一刀,深见鱼骨;将蚝油、生抽和黄酒混合成料汁,均匀淋在鱼身上,腌渍10分钟;将鱼装盘,撒上葱、姜丝,放入微波炉高火加热5分钟;暂停加热后,把鱼翻过来,继续用中火加热2分钟;取出鱼后,放入洗净的生菜装饰即可。

▮▶ 常吃腊肉等腌渍食品会致癌吗?

腊肉是很多人都爱吃的食物,因古代和近代普遍缺少冷藏、冷冻设备,无法安全地储藏肉类食物,腊肉是为了避免肉类的腐败变质而创造出的一种肉类加工工艺,它在全国各地尤其是南方湿热的地区尤为盛行。在世界其他国家也有类似的肉制品,比如西班牙的伊比利亚火腿、德国的熏肠等。与腊肉加工工艺类似的加工肉类食品主要有咸肉、腊鱼、腊肠、熏腊肠、风鸡、板鸭、风鹅、腊猪手、金华火腿、宣威火腿、咸鱼……

腊肉加工和存放的过程中,用高盐和烟熏的方法来防腐处理,之后肉类就进入了缓慢的脂肪分解和氧化的过程,腊肉的香气主要来自脂肪的缓慢分解,所以越陈年的腊肉或火腿越香。但是在这个过程中,肉类的蛋白质、脂肪、维生素等营养素是逐渐损失的。在细菌的作用下,肉中天然存在的硝酸盐转变为亚硝酸盐,这是天然的亚硝酸盐,不是人工添加的,此时腊肉的风味开始变得浓郁。食物中含有微量的亚硝酸盐并不可怕,也正是因为有了亚硝酸盐才有了食品工业,但让人担忧的是亚硝酸盐和肉类蛋白质的分解产物——胺,结合为亚硝胺,这是真正的致癌物。有较强证据表明,经常吃腌渍、较咸的食品与胃部肿瘤发生很可能存在因果关系。

检测研究发现,广东腌鱼会明显增加肿瘤的发生风险,尤其广东地区的鼻咽癌发病率与腌鱼等食物的摄入呈正相关。咸鱼、腊肉、熏腊肠等食物是亚硝胺含量较高的食物,能少吃就少吃,能不吃最好不吃。

即使要吃腊肉等腌渍肉类的时候,也一定要彻底去除表层的氧化脂肪;建议把腊肉片用沸水焯烫后再炒,这样可以去除一部分亚硝酸盐和亚硝胺;吃腊肉、腊鱼、腊肠等食物的时候,不宜与过于辛辣的调料一起烹制,以免刺激消化道黏膜;多喝水也可以加快有害物质代谢;吃腊肉等腌渍肉类食物或酸菜、酸豆角等腌渍蔬菜的时候,建议不要喝酒,尤其是高度白酒,因为酒精摄入过多会损伤胃黏膜和肝细胞,降低机体抵御有害物质的能力。

吃腊肉、熏鱼等腌渍类食物时,需要多摄入维生素 C 等抗氧化物丰富的蔬菜或水果,以减少亚硝酸盐和亚硝胺,清除体内氧自由基。除沙棘、刺梨和野酸枣等不常见的高维生素 C 水果,在市售常见水果中,鲜枣、奇异果、菠萝的维生素 C 含量较高。

参考文献:石汉平,凌文华,李薇.肿瘤营养学[M].北京:人民卫生出版社,2012:65-67.

国家轻工业食品质量监督检测上海站.阳光金奇异果样本的维生素 C 检测数据.报告编号:2017-4170-2-2480

▮▶ 为什么植物油用不对更容易得癌症?

植物油是多数家庭每天都要用到的烹调油。常用植物油的种类很多,有花生油、菜籽油、大豆油、橄榄油、玉米油等。有人疑虑,为什么现在我们用植物油越来越多,但癌症和心血管疾病反而更多了? 这主要是由植物油烹调方式不当引起的。

(1)植物油高温加热。我们现在使用猪、牛、羊油等饱和脂肪酸多的动物油较少,而不饱和脂肪酸含量高的油用得越来越多,所有油脂在高温加热时都会冒烟,这就是所谓油脂的"烟点"。不饱和脂肪酸丰富的植物油在加热达到烟点时, 容易发生明显的过氧化聚合反应和过氧化的分解反应,产生对人体有害的 3,4-苯并芘等多环芳烃类的化合物,会诱发动脉硬化或癌症。

(2)没有根据油的烟点选择适宜的烹调方式。炒菜时,需要结合油脂的烟点来使用烹调油。我们可以根据各种油烟点的不同,选择适当的烹调方法,以减少有害物质的产生(表 2.3)。

表 2.3 各种类食用油及适宜烹调方式

食用油种类	烟点(℃)	适宜烹饪方式
黄油	150	面点烘焙、煎制食物
大豆油	166	面食、调馅
椰子油	175	煎制食物
菜籽油	190	清炒、软炸
猪油	190	煎炒、炸制面食
橄榄油	190	蒸煮、凉拌
花生油	225	低温煎炸、爆炒
葵花籽油	225	清炒、凉拌、低温煎炸
玉米油	230	爆炒、低温煎炸
棕榈油	235	煎炸食物

（3）传统的爆炒方式。很多人爆炒菜肴的时候习惯将锅烧得过热，炒菜时锅中的油容易发生爆燃，厨师认为这样翻锅带火会增加菜肴的香味。然而，此时产生的大量烟雾当中包含着较多的丙烯醛、3,4-苯并芘等化合物，如经常接触这种烟雾会增加致癌的风险。建议炒菜时，不要等到油完全烧冒烟才放食材。不仅用铁锅、不锈钢锅时需要注意油温，在使用不粘锅时更应该注意，油温过高会使不粘锅的特氟龙涂层破损，也有致癌风险。

（4）植物油反复高温加热。高蛋白的食物在高温加热的时候容易产生杂环胺等致癌物，高脂肪的食物高温加热的时候会产生 3,4-苯并芘，高淀粉的食物在油炸或者烧烤时容易产生大量的疑似致癌物丙烯酰胺。高温炸油条、鱼排、鸡腿，其中的油脂产生的氧化聚合物更多，对人体有致癌的作用。建议即使油炸食物，油脂也不要反复使用，而应该尽快在烹制其他食物时用完。所以，使用植物油必须要秉承低温、少量、避免反复加热的原则。

举例：上汤煮苋菜

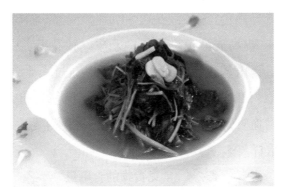

原料：红苋菜 200g、蒜片 5g、鸡汤 100g、盐 1g、橄榄油 3g。

做法：将红苋菜择洗干净后用沸水快速焯烫，去除其中的草酸；锅中放橄榄油，煸香蒜片，放入鸡汤调味后放入焯好的苋菜煮开。

苋菜、菠菜、空心菜、竹笋、茭白等食物中含草酸偏高，建议先焯烫后再快速烹制，炒菜时建议用橄榄油，并且油温不宜过高。

▮▶ 听说含硒丰富的食物有助于抗癌，有道理吗？

硒属于人体必需的微量元素，不仅本身具有抗氧化特性，而且还是诸多抗氧化酶的重要合成元素，比如谷胱甘肽过氧化酶的合成就缺不了硒。

中国营养学会将硒列为人体必需的 15 种营养素之一，推荐硒摄入量为 60μg/d。国内外大量临床实验证明，人体长期缺硒有可能引起一些重要器官的功能失调，导致许多严重疾病发生。我国从东北的黑龙江至西南的青藏高原呈现一条"缺硒带"，沿途多省市处于缺硒或低硒地带，在这些地区的人群中，肿瘤、肝病、心血管疾病等的发病率很高。

放化疗可杀死癌细胞，但也会对机体产生毒性。硒能降低药物顺铂的毒性，但不会降低其抗癌活性，加之硒本身对肿瘤的增长有一定的抑制作用，因此被公认为理想的解毒剂。

研究表明，低硒或缺硒人群通过适量补硒不但能预防肿瘤、肝病以及心脑血管疾病的发生，而且可以提高机体免疫力，维护心、肝、肺、胃等重要器官的正常功能,预防慢性、严重疾病的发生。

硒对于非特异性免疫、体液免疫和细胞免疫都有作用,可以促使淋巴细胞产生抗体,提高血液免疫球蛋白水平。肿瘤患者广泛存在抗氧化不平衡,体内氧自由基过多等情况,硒可以通过一系列含硒抗氧化酶类,使许多脂质过氧化物、过氧化氢等有害物质得到有效清除,有助于缓解和阻断肿瘤血管形成,从一定程度上阻止肿瘤复发、转移。几种常见食物的含硒量详见表2.4。

表2.4　常见食物的含硒量

食物	猪腰	蛤蜊	麦胚	松花蛋	甲鱼	牡蛎	鲜贝	章鱼	梭子蟹	香螺	海虾	基围虾
含硒量(μg)	156.7	87	65.2	44.3	113.5	86.8	57.4	41.9	91.0	79.2	56.4	39.7

硒主要存在于土壤和水源中,湖北的恩施地区和陕西的紫阳地区是中国富硒农产品的主要产地。除了富硒产地出产的高硒农产品,鱼、虾、蟹、贝类等水产品,动物肝肾,以及小麦胚芽都是富硒的食物,另外,维生素E可增加硒的抗氧化效果。

推荐食物:牛奶麦胚蒸蛋羹、鲜蛤蜊蒸水蛋、鲜虾时蔬烩豆腐、蚵仔煎、海蛎打卤面、青椒爆炒海螺片、鲅鱼饺子、火爆腰花、鸡汤肝膏羹等。

举例:萝卜丝氽大虾

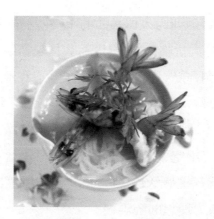

原料:冰鲜大虾2只、白萝卜100g、姜丝5g、花椒粒5~6颗、香菜叶一撮、茶油3g、盐1g、开水300mL。

做法：白萝卜去皮切成细丝,大虾去除虾线和头部沙包后开背,把虾尾从腹部穿过翻出,这样有利于快速成熟并入味;锅中放油后煸炒姜丝和花椒粒,炒香后放入萝卜丝煸炒断生;锅中放入开水烧开,用盐调味,把大虾放入汤中煮到虾肉变白,关火浸泡;先把萝卜丝挑到汤碗中,放上大虾后浇入热汤,撒香菜叶。

参考文献：于悦. 硒:预防消化道肿瘤的好助手[J].中老年保健,2008(11);50-51.

▶ 肿瘤患者患缺铁性贫血怎么办?

肿瘤患者出现缺铁性贫血时,需要注意从膳食当中补充铁的摄入。缺铁性贫血的膳食首先是选择含铁丰富的食物,而且主要考虑食物中的血红素铁含量高。可以有效补血的食物,如红肉和动物内脏,都是富含血红素铁的食物,但并不是最高的。含铁量最高的是动物血,如鸭血、鸡血,猪血的铁含量则稍微偏低。鸭血中血红素铁的含量高,鸭血的铁含量31.8mg/100g,而等重的猪血铁含量8.7mg;猪肝的铁含量虽然是22.6mg/100g,但胆固醇含量是猪血的4倍,是鸭血的2.4倍。相对而言,还是选择鸭血,不仅铁含量高,而且口感更好。动物食品中的血红素铁只有一个拮抗因素就是钙,所以奶类、豆制品等高钙食物最好不要与之同餐食用。

传统观念认为木耳、香菇、红枣、桑葚可以补血,但这些食物中主要含的是非血红素铁,并且像干木耳这样的食物中虽然非血红素铁含量高,但用水浸泡后涨发的比例为1:10,其铁含量比干品降低10倍。而且,非血红素铁的吸收率只有1%~3%,必须要有充足的维生素C帮助才能被吸收。谷类食物、豆制品、奶类、蔬菜和水果中的植酸、鞣酸、草酸、膳食纤维和钙都会影响非血红素铁的吸收。

举例：青菜丝汆鸭血

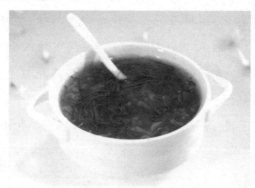

原料：真空包装鸭血 50g、油菜嫩叶 50g、水淀粉 1 汤匙、盐 1g、鸡汤 300g、香油 1g。

做法：将鸭血切丝、焯烫好的油菜叶切丝备用；锅中放入鸡汤，调味后烧开，放入鸭血和青菜丝，用水淀粉勾芡，滴入香油。

鸭血中富含优质蛋白和血红素铁，青菜富含叶酸和维生素 C，有助于血红蛋白合成，是预防和缓解贫血较好的营养膳食。

▓▶ 肿瘤患者患巨幼细胞性贫血时需要怎么补血？

肿瘤患者患有巨幼细胞性贫血时，由于巨幼细胞在骨髓内被破坏，导致无效性红细胞生成。一般症状为严重的口腔炎、舌炎、乳糜泻、四肢麻木、味觉丧失、精神异常、恶性贫血、反复的消化道症状等。为了预防和缓解巨幼细胞贫血，首先应该配合药物治疗，膳食营养调理需要注意补充血红素铁，更要补充足够的维生素 B_{12} 和叶酸丰富的食物。

患者可以适量多吃动物肝脏、动物血、贝类等血红素铁含量高的食物。维生素 B_{12} 丰富的食物有浅海贝类、鱼虾、动物内脏和发酵的豆类（如纳豆）；叶酸丰富的食物主要有深绿色蔬菜。

推荐菜品有韭香鸭血鲜贝汤、菜心竹荪肝膏汤、青椒洋葱爆肝尖、带子扒盖菜、韭菜炒八爪鱼、西兰花炒蛤蜊、豉汁牡蛎配白灼油菜心。

举例：蒜香扁豆炒竹蛏

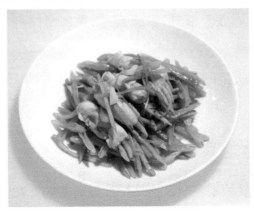

原料：鲜活蛏子（竹蛏）100g、嫩扁豆 150g、胡萝卜 10g、蒜粒 5g、橄榄油 3g、盐 2g。

做法：扁豆去筋络后用沸水焯烫，然后斜刀切成丝状，胡萝卜切丝；蛏子用清水冲洗干净泥沙，沸水快速焯烫至贝壳张口，马上捞出冲凉，摘下蛏子肉备用；蒜粒切片后，用油煸炒出香味，放入蛏子、扁豆丝和胡萝卜丝快速煸炒，放盐即可。

蛏子是含有优质蛋白、低脂肪的贝类食物，其中铁含量高达33.6mg/100g，并且富含维生素 B_{12}、锌和硒，蛏子与含叶酸的扁豆丝一起烹炒，味美鲜嫩，而且营养易于吸收。

举例：卤鸭肝蒸芥蓝

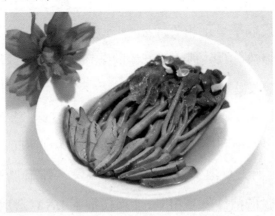

原料：卤鸭肝 50g、芥蓝苗 150g、卤汁 30g（或蒸鱼豉油 15g）。

做法:芥蓝苗去掉老皮后清洗干净,摆入盘中;鸭肝切成大片,与芥蓝苗同时上屉蒸 3~5 分钟;取出盘子,淋入卤鸭肝的卤汁或蒸鱼豉油即可。

鸭肝富含优质蛋白、维生素 B_2、磷脂、血红素铁、维生素 B_{12} 等营养素,与富含叶酸的芥蓝一起搭配,是贫血患者较好的营养膳食。

▐▶ 可以通过饮食预防胰腺癌吗?

我国胰腺癌发病率占全部恶性肿瘤发病率的 2.72%,排名第 7 位。研究表明超重和肥胖患者发生胰腺癌的风险升高。胰腺癌的预防从饮食角度需要关注以下几点:

(1)控制体重指数(BMI)。胰腺癌的发病率随着体重的增加而增加,$BMI > 30kg/m^2$ 的人群患胰腺癌的风险显著升高,BMI 每增加 $5kg/m^2$,胰腺癌发病风险增加 14%。

(2)腹型肥胖与胰岛素抵抗密切相关。腹型肥胖易引发高胰岛素血症,而慢性高胰岛素血症会增加患胰腺癌的风险。控制热量摄入后胰岛素分泌减少,会降低患胰腺癌的风险。除了控制饮食,加强体育运动也有助于降低患胰腺癌的风险。

(3)选择新鲜的肉类食物。生态学研究发现,人类肉食和脂肪的摄入量与胰腺癌发病率呈正相关,但鱼肉、豆制品与胰腺癌发病率呈负相关。肉类经过腌渍、熏烤、煎炸时产生的杂环胺、多环芳烃类、N-亚硝基化合物与胰腺癌发病率呈正相关。

(4)减少 Ω-6 多不饱和脂肪酸摄入,增加 Ω-3 多不饱和脂肪酸的来源。Ω-3 多不饱和脂肪酸含量较丰富的食物为海鱼、亚麻籽油、紫苏油、海藻等。而大豆油、玉米油等的 Ω-6 多不饱和脂肪酸在过氧化反应中产生大量的活性氧自由基,会损伤细胞 DNA,造成细胞畸变,诱发胰腺癌。因此,补充富含 Ω-3 多不饱和脂肪酸的鱼类食物相比含有

Ω-6 多不饱和脂肪酸的食物能够更好地控制癌前病变的大小，尤其是胰腺癌恶病质患者在补充鱼油之后会明显改善体能、增加体重、提高生存质量。

（5）天天有水果、顿顿有蔬菜。《中国居民膳食指南（2022 年）》建议，成人每天需要摄入 300~500g 新鲜蔬菜、200~350g 新鲜水果。水果和蔬菜是维生素 C、矿物质、膳食纤维、胡萝卜素、类黄酮等营养素的主要膳食来源。流行病学调查研究结果认为，蔬菜、水果摄入量与胰腺癌风险呈负相关。尤其经常吃大白菜、小白菜、油菜、西兰花、菜花、萝卜等十字花科蔬菜，可使胰腺癌发病风险明显降低。西红柿中的番茄红素能够延缓胰腺癌的病程，起到预防胰腺癌的作用。

（6）经常吃豆类食物。动物实验提示，豆类食物中的植物化学物三羟基异黄酮能抑制胰腺癌细胞的生长，使转移的病灶被明显抑制，胰腺癌细胞凋亡明显增加，并且使荷瘤大鼠生存期延长。大豆类食物包括黑豆、黄豆、青豆和豆制品。另外，多吃豆类食物也有利于预防胰腺癌，鹰嘴豆中的鹰嘴豆素 A 能明显抑制胰腺癌细胞的生长和发育。除此之外，槲皮素与白藜芦醇联合使用会加快胰腺癌细胞的凋亡速度；咖喱中的姜黄素能够延缓胰腺癌的病程，起到预防胰腺癌的作用。

（7）补充维生素 A、D 丰富的食物。维生素 A 有诱导细胞分化和促使癌细胞生长停止的作用，被认为与预防及治疗肿瘤的作用有关。动物实验表明，随着剂量的增加，视黄醛能够抑制胰腺导管腺癌细胞的增殖，对预防和抑制胰腺癌细胞增殖和分化有效；维生素 D 和维生素 A 联合使用时，效果更好。

保持健康体重、合理膳食、均衡营养是预防胰腺癌的重要前提，减少酒精和精制糖的摄入对预防胰腺癌有益。

举例：鸡汤时蔬杂丸子

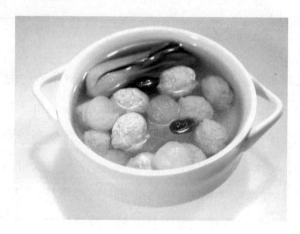

原料：里脊肉 75g、小油菜心 50g、蟹味菇 20g、枸杞 2g、蛋清 20g、鸡汤 300g、姜汁 3g、盐 1g。

做法：将里脊肉用搅拌机打成泥状，加入蛋清和姜汁搅拌均匀；肉馅中逐渐放入 50g 清水，并将肉馅慢慢摔打上劲，做成丸子；热鸡汤中氽入丸子，开小火煮至将要开锅时停火；放入焯烫好的蟹味菇、小油菜心，调味；出锅时放入事先泡好的枸杞即可。

▐▶ 术后应激性血糖异常的患者如何调整饮食？

患者术后有时会出现血糖迅速升高，称为"应激性血糖异常"。此时，医生一般给予胰岛素支持，但在饮食上也需要注意配合。在患者可以自主进食之后，从食材的选择到加工方式、烹调方法都需要恰当。

临床观察发现，术后出现应激性血糖异常时，增加食物的膳食纤维、延长胃排空时间、少食多餐，都可以缓解高血糖和促进血糖恢复正常，主要从以下几点着手：

（1）适当增加膳食纤维。五谷杂粮、蔬菜、菌藻类食物和薯类的膳食纤维比较丰富，会延长胃排空的时间，而且膳食纤维在肠道中产生的丁酸和乙酸等短链脂肪酸会增加胰岛素分泌，并增加胰岛素受体的敏感性，从而在不减少热量和营养素摄入的前提下可以更好地控制血糖。另外,一些膳食纤维和维生素丰富的低血糖指数(GI)和低血糖负荷(GL)的水果也可以食用,比如苹果、奇异果、桃子、草莓、蓝莓、柚子等。

(2)食物尽量简单加工。等量的食物刀工处理越复杂、体积越小,其表面积越大、越容易消化。为了减缓食物消化速度,有效控制血糖,应尽量减少食物分割,比如,能吃五谷杂粮饭的时候不要喝五谷杂粮豆浆,能吃整个水果的时候,不要喝水果汁。

(3)延长进餐时间。除了遵从上述建议,吃简单加工的食物,还需要有意延长进餐时间,一餐饭吃 20~30 分钟比较适宜,因为胃产生饱腹感的信息要在 20 分钟后传输到大脑,而吃得快则容易吃下更多的食物,进食量过多,餐后血糖就不易控制。

(4)坚持少食多餐。高血糖的患者,在每日膳食安排时应做到少食多餐,把全天 3 餐改成 5~6 餐,3 顿正餐之后可以有少量加餐,而全天进食量、热量和营养素摄入量不变。

此外,患者需要根据情况增加每日运动量,以促进血糖代谢。

举例:荷塘小炒

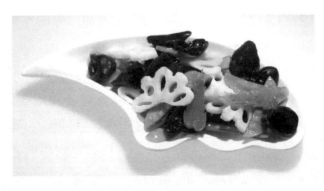

原料:莲藕 50g、水发木耳 30g、荷兰豆 100g、胡萝卜 20g、蒜粒 5g、茶籽油 3g、盐 1g、鸡粉 1g。

做法:荷兰豆撕去两头的筋络,胡萝卜切片,木耳撕成小片,蒜粒切片;除了蒜片外的所有食材均用沸水焯烫,捞出沥干;不粘锅中放少量茶籽油,煸炒蒜片出香味后,放入所有食材,翻炒后调味即可。

▐▶ 如何增加肿瘤患者膳食的营养密度？

肿瘤患者如果因治疗或病情变化等原因造成进食量减少,除了要考虑补充相应的营养制剂,还需要调整可以自主进食患者的膳食营养密度,达到少量进餐也可以摄入足够营养的目的。为增加膳食营养密度,主要可以选择主食和奶类作为基础,目的是增加热量和蛋白质、维生素、矿物质的摄入量。

(1)主食。主食多用面粉或稻米制作,提供碳水化合物、部分矿物质以及少量维生素和膳食纤维。主食是热量的主要来源,但多数主食中蛋白质、维生素、膳食纤维不足,可以通过改良配方的手段来增加膳食营养密度。比如,用牛奶和面发酵做的牛奶馒头,可以增加优质蛋白和钙;用紫薯泥和面发酵做的紫薯花卷,可以增加膳食纤维和花青素;用鸡蛋、牛奶和米粉加工发酵做的米糕, 可以在增加优质蛋白的同时增加 B 族维生素和钙的摄入量;用土豆泥和面做的土豆泥馒头,可以增加膳食纤维和钾的摄入;用豆浆和面做的面条,不仅筋道而且消除了氨基酸的短板效应,提高蛋白质生物效价;同样,用南瓜泥和面做的发糕,增加了膳食纤维和胡萝卜素以及钾的摄入量。

(2)奶类。奶类中虽然含有 4% 的蛋白质和钙以及部分脂溶性维生素,但缺乏膳食纤维、维生素 C 和镁,可以通过合理搭配的方式来增加奶类的营养密度。比如,牛奶和鸡蛋制作的牛奶蛋羹,可以增加优质蛋白、卵磷脂、维生素 A 的摄入量;用牛奶和燕麦制作的奶香燕麦片,可以缓解乳糖不耐受,增加热量、蛋白质、碳水化合物、膳食纤维和矿物质的摄入,同时增加 B 族维生素;原味酸奶中添加奇异果、菠萝、芒果等富含维生素 C 的水果,会增加体内胶原蛋白的合成,改善酸奶的口味。

所谓多样化的均衡营养膳食,并不是指单纯的种类多,同样用面粉做成的花卷、烙饼、馒头和面包都属于一种食物;同样道理,患者吃的炖排骨、炒里脊丝、红烧肉也都是一种食物。其实,简单的食物种属分类有利于营养配餐,可以把四条腿的猪牛羊肉都算是畜肉类,鸡鸭鹅都算是禽肉类,鱼虾都算是水产品,所有的叶菜都属于蔬菜类,那么蔬菜的根、茎、叶、花、瓜、茄果、种子类也就好统计和搭配了。除此之外,还有奶类、大豆类、五谷杂粮和薯类、菌藻类食物,都可以选择和巧妙搭配出患者适宜吃和爱吃的品种。

举例:牛奶红枣发糕

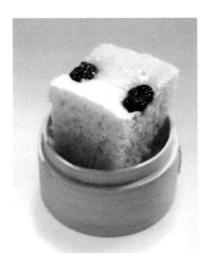

原料:面粉 300g、牛奶 200g、红枣 8 颗、酵母粉 5g。

做法:面粉中放入酵母粉混合,用牛奶和面揉成面团,盖上一个盆子饧发半小时,彻底饧发后的面团手感比较软;饧发好的面团倒入铺了屉布的蒸锅,点缀上红枣;蒸锅水烧到开始上汽后盖上锅盖,中火蒸 20分钟;关火后焖 5 分钟即可。

▋▶ 肿瘤患者如何从海鱼中吃到更多的 Ω-3 多不饱和脂肪酸?

有研究证明,摄入 Ω-3 多不饱和脂肪酸可以改变肿瘤细胞生物膜结构和功能,调节化疗药物对细胞的敏感性;增强脂质过氧化作用,形成肿瘤细胞多方面损伤和死亡;Ω-3 多不饱和脂肪酸增加肿瘤细胞通透性,提高化疗药物对其杀伤效应;增加肿瘤细胞凋亡表达蛋白和下调抗凋亡蛋白因子,促进化疗药物诱导肿瘤细胞凋亡的作用;Ω–3 多不饱和脂肪酸还可以降低化疗药物对正常细胞的毒性。

海鱼中不仅含有优质蛋白,还富含可以抗癌和缓解放化疗症状的Ω–3 多不饱和脂肪酸。鱼油中的 Ω–3 多不饱和脂肪酸不需要转化就能够直接被人体利用。常见 Ω–3 多不饱和脂肪酸丰富的海鱼有带鱼、黄花鱼、鲅鱼、海鲈鱼、三文鱼、比目鱼等。研究发现,鲔鱼、秋刀鱼、远东沙丁鱼的鱼油中对肿瘤患者极为有益的 DHA 含量在 10%以上,可达到陆地动植物的 10~100 倍,并且这些鱼味道都极为鲜美,是比较适合肿瘤患者食用的优质蛋白食物来源。

一般我们在烹制深海鱼时多用煎炸、红烧、烧烤、腌渍等方法,需要注意的是,煎炸、爆炒等烹调方法会导致海鱼中 Ω–3 多不饱和脂肪酸的快速氧化,所以这类食物不适合高温烹调。想要获得更多的 Ω–3 多不饱和脂肪酸,我们首先应该选择新鲜的海鱼,采用焖、炖、蒸、氽鱼丸等方式来简单、快速加工,尽可能多保留其中的 Ω–3 多不饱和脂肪酸,避免蛋白质过度加热产生致癌的杂环胺。

举例:清蒸海鱼

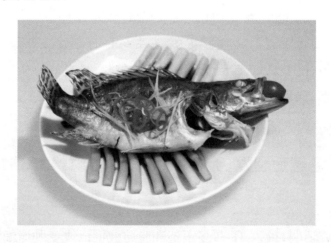

原料:鲜活海鱼 500g、姜丝 10g、芦笋 50g、葱段 50g、蒸鱼豉油 15g。

做法:刮掉鱼鳞后,用刀在鱼腹部后面浅划一刀,用两根筷子从鱼嘴插入,分别压住鱼鳃后插进鱼肚子,然后将筷子交叉慢慢转动,拖出筷子的同时将鱼的内脏全部拽出;将鱼装盘,撒上姜丝,鱼身下垫一根葱段,将鱼上屉大火蒸8分钟;芦笋洗净后去掉老皮,用沸腾的开水焯烫后沥干;取出鱼盘,倒出蒸出来的水,把焯烫好的芥蓝摆在盘中装饰,淋入蒸鱼豉油,撒葱丝、香菜段即可。

这样做可以在最短的时间内将鱼快速烹制成熟,而且荤素搭配、营养合理;因为Ω-3多不饱和脂肪酸多存在于鱼头、鱼背和鱼腹部脂肪较多的部位,如果宰杀鱼的时候划开鱼肚子,会导致加热过程中鱼油丢失。避免油炸、煎制等高温烹调的做法,也是减少Ω-3多不饱和脂肪酸氧化损失的重要方式。另外,品质较好的深海鱼油胶囊也是获得Ω-3多不饱和脂肪酸不错的途径。

参考文献:石汉平,凌文华等.肿瘤营养学[M].北京:人民卫生出版社,2012:874-875.

杨月新,李宁.营养功能成分应用指南[M].北京:北京大学医学出版社,2010:60.

▮▶ 肿瘤患者如何选择蛋白粉?

普通蛋白粉一般是提纯的大豆蛋白、酪蛋白、乳清蛋白(其中没有异亮氨酸)、豌豆蛋白或上述几种蛋白组合的粉剂制品,用于患者补充蛋白质,对衰弱、食欲差的肿瘤患者不失为很好的营养品。

优质蛋白粉的主要成分是乳清蛋白。乳清蛋白是采用先进工艺从牛奶中分离提取出来的优质蛋白质,以纯度高、吸收率高、氨基酸组成最合理等诸多优势被推为"蛋白之王"。乳清蛋白不但容易消化,而且还具有高生物价、高消化率、高蛋白质功效比和高利用率等特点,是蛋白质中的精品,是公认的人体优质蛋白质补充剂之一。

牛奶的组成中87%是水,13%是乳固体。而在乳固体中27%是乳蛋白质,乳蛋白质中只有20%是乳清蛋白,其余80%都是酪蛋白,因此乳清蛋白在牛奶中的含量仅为0.7%。但是乳清蛋白也分等级,它分为浓缩乳清蛋白、分离乳清蛋白以及水解乳清蛋白,详见下表2.5。

表 2.5　乳清蛋白的分类

	浓缩乳清蛋白	分离乳清蛋白	水解乳清蛋白
来源和工艺	去除水、乳糖、矿物质等	从浓缩乳清蛋白中分离而来	将乳清蛋白酶解而来
蛋白质纯度	一般为50%	一般为88%	95%以上,蛋白质分解为短肽或氨基酸
乳清蛋白质结构	完整	部分结构被打破,涉及蛋白质变性	无完整结构
适合人群	消化吸收功能正常	消化吸收功能正常	消化功能障碍
对蛋白质合成的作用	+++	+++	+++
口味	清香	苦	苦涩/臭
额外添加剂	无	无/部分有	大量的甜味剂和香料
价格	偏低	贵	昂贵

另外,临床证明含有 ABD 活性因子的水解乳清蛋白可以促进人体的白细胞合成更多谷胱甘肽,为白细胞的分化和增生提供"食粮",促进 B 细胞产生抗体,增加杀手 T 细胞的杀伤力,提高各项免疫指标,提高肿瘤患者对放化疗的耐受能力;可以通过负反馈机制降低肿瘤细胞中的谷胱甘肽含量,提高抗肿瘤药物的疗效,促进肿瘤细胞的凋亡。

并不是所有的肿瘤患者都需要蛋白粉。哪些患者在哪种情况下需要什么乳清蛋白,是因人而异的,需要专业医生的指导。

▐▶ 肿瘤患者进食或饮水呛咳怎么办?

肿瘤患者进食或饮水呛咳,除了辅助必要的吞咽功能康复训练,还需要对其饮食做出调整。

(1)注意进食姿势。发生呛咳的患者,多存在身体虚弱、肌肉力量不足、咀嚼与吞咽不协调等原因。在进食的时候需要采用坐位或半卧位,对于身体极度虚弱的患者,在半卧位时需要在颈后给予舒适的枕垫,避免进食时颈部肌肉紧张,诱发吞咽呛咳。患者进食时需要尽量减缓速度,待完成吞咽动作后再继续进食。

(2)注意食物温度。容易发生呛咳的患者,咀嚼和吞咽协调性较差,如果食物温度过高则容易引起口腔肌肉条件反射,造成紧张而引发呛咳。根据患者胃肠道耐受程度,适当给予温凉(比体温偏低)的食物,以刺激口腔神经反射,更好地接受食物。

(3)注意食物质感。发生严重呛咳的患者,建议采用鼻饲管补充饮水和食物。在患者呛咳有所缓解之后,采用试探性的进食,但饮水仍建议通过鼻饲补充。对于轻度呛咳的患者,如直接用口饮水,则应注意水温适中,饮水时头位不宜过低,避免压迫咽喉部位诱发呛咳。呛咳患者的食物质感应禁忌刺激、含有容易误吸的粉状食物或小颗粒食物。可以选用藕粉、稀芝麻糊、鸡汤、果冻、酸奶、豆腐脑、烂面条、大米粥、鸡蛋青菜疙瘩汤、小面片汤、小馄饨等食物。也可以吃较软的面包、馒头、清淡的菜肉包子。

(4)注意盐、糖摄入量。食物中盐含量过高,不仅口感较咸,而且会因为钠摄入过多导致咽喉黏膜干燥肿痛、饮水量增加,有诱发呛咳的风险。甜食中糖含量偏高,也会导致口腔发黏而饮水量增加,所以患者的食物应该清淡少盐,不用辛辣或甜腻的调料。

(5)注意少食多餐。呛咳患者因为吞咽困难,不宜一次进餐时间过长,建议少食多餐,每隔 2 小时左右进餐一次,或三次正餐之间补充一次加餐。每次进餐时不必强求患者一定要多吃,要注意避免进食疲劳。

呛咳患者的饮食不足以获取足够的热量和营养时,需要补充肠内营养制剂,对于患者要有耐心,千万不能操之过急。

举例:无糖芝麻糊

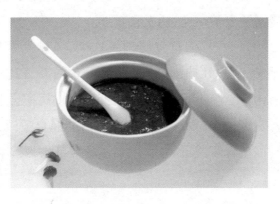

做法：无糖芝麻粉用温水冲开后，微波炉加热 1 分钟就可以直接食用。

肿瘤患者应避免直接进食粉状或小颗粒食物，应调成微稠的羹、糊状。芝麻糊中富含膳食纤维、不饱和脂肪酸和多种维生素、矿物质，比米油、米粥等食物营养密度高。

▌▶ 哪些饮食习惯容易导致食管癌？

研究表明，食管癌在 45~69 岁的中老年高危年龄组发病率较高，除年龄危险因素外，导致食管癌的因素还有：

(1)经常接触致癌物，有食管反复炎症、溃疡，常吃过于辛辣刺激的食物，酗酒、饮食不均衡等因素也与食管癌的发生密切相关。

(2)经常吃腌制、熏腊和发霉变质食物，其中的亚硝胺和一些真菌毒素(如发霉的花生、玉米、大豆、大米中的黄曲霉毒素)容易损伤消化道黏膜，进而诱发食管癌。

(3)经常喝滚烫的功夫茶、热粥、热水，吃麻辣烫、火锅等过热和辛辣刺激性的食物，容易损伤食管黏膜，导致食管黏膜发生增生性病变，进一步诱发食管癌。

(4)经常吃滚烫食物的同时还大量饮酒，更容易损伤食管黏膜的保护层，直接损伤食管黏膜细胞，使致癌物质更容易接触和损伤食管黏膜。

(5)晚餐吃的食物过多、进食过晚，容易使胃酸过多分泌，导致食管反流，致使胃酸腐蚀上消化道，诱发食管癌。

(6)肉类食物摄入过多，饮食结构不均衡，微量元素和维生素摄入不足，如富含胡萝卜素、B 族维生素、维生素 C 的新鲜蔬菜和水果经常缺乏，损伤的消化道黏膜不容易修复，食管癌的发病率会上升。

另外，经常吸烟的人，烟草当中的致癌物会混合唾液或者食物咽到食管以及胃中，损伤食管或胃黏膜，增加诱发癌症的风险。

▦▶ 食管癌患者的术后饮食该怎么做？

手术后，尽可能采用肠内营养支持，如管饲或胃造瘘的方式，膳食配方应根据病情及时调整，逐步过渡到经口进食。供给充足的液体、多种维生素，以及钙、磷丰富的食物，必要时补充维生素和微量元素类制剂。

管饲时可选用匀浆膳、肠内营养制剂，或两者联合鼻饲。宜采用少量多次鼻饲方式（5~6 次／日），50~100mL/ 次开始（酌情增至250~300mL/次），鼻饲量及次数应根据患者胃肠耐受情况及时调整，鼻饲前后需用20~40mL 温开水冲洗鼻胃管，并应注意喂食温度、速度、浓度及角度。

患者术后拔掉胃管，需要从半流食开始适应，不宜立即给予普通软食或粗纤维较多的食物，以利于患者恢复吞咽功能。半流质饮食可以选用小米粥、大米粥、去掉西红柿皮的鸡蛋西红柿软面条汤、菜肉小馄饨、醪糟鸡蛋汤、鸡汤南瓜羹、牛奶蒸蛋羹、肉末青菜小疙瘩汤、菜粥、西湖牛肉羹等。

术后刚刚开始进食的患者，不必苛求马上达到膳食能量和营养标准，但建议不足的能量和营养采用营养制剂补充。患者可以饮用鲜榨果汁，但尽量避免过酸或过甜的水果，而且最好即榨即饮，以减少水果中的维生素 C 等抗氧化物的氧化。饮用鲜榨果汁等液态饮品时，需要严格防止呛咳，可以少量多次饮用，或者在果汁中添加融化的琼脂等增稠剂，以便于吞咽。

举例：牛奶蒸蛋羹

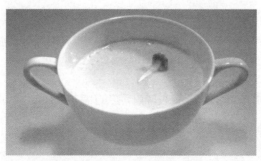

原料： 鲜牛奶 120g，鸡蛋 1 个。

做法：先将鸡蛋在小盆中打成均匀的蛋液，以用筷子挑不起蛋液为标准。然后倒入牛奶，继续用筷子搅打均匀，倒入小碗中，撇去浮沫，盖上盖子后放入上汽的蒸锅中，蒸制10~12分钟，待蛋羹中间无液态即可。

1个鸡蛋和120g牛奶大约提供热量140千卡、优质蛋白10g、钙156mg和维生素A 90mg，相对而言，比普通的蒸蛋羹营养密度高。

▶▶ 患者出现口腔溃疡，应该选择什么食物？

肿瘤患者由于术后营养不良、放化疗或药物副作用，容易出现口腔溃疡等症状。口腔溃疡会影响患者进食，加重营养不良，推迟康复进度。在出现口腔溃疡时，不需要停止治疗和用药，但需要增加营养干预。在肿瘤患者出现口腔溃疡时，需要禁忌辛辣刺激食物，避免溃疡面受到刺激而影响愈合。患者饮食中，需要保证优质蛋白丰富的食物，注重维生素A、维生素C和B族维生素、锌和硒等微量元素的摄入，建议低脂、低盐的清淡饮食。

维生素A和核黄素具有预防和缓解上皮细胞溃疡的功效，在动物肝脏、蛋黄和深绿色的蔬菜中含量较高。深绿色和橙黄色蔬菜、水果(如西兰花、菠菜、胡萝卜、南瓜、木瓜、芒果等)中的胡萝卜素可在体内乳化为维生素A。患者可以用卤鸭肝切碎搭配焯烫过的菠菜，并淋入Ω-3多不饱和脂肪酸丰富的紫苏油或亚麻籽油一起凉拌，有助于溃疡的缓解和康复。

维生素C有助于体内胶原蛋白合成和损伤细胞的修复，并能够提高免疫力。食物中维生素C的主要来源是蔬菜和水果，如苦瓜、西红柿、生菜、圆白菜、奇异果、柑橘、草莓等。

发生口腔溃疡时，还需要注意食物的温度，在胃肠道功能允许的情况下可食用温凉的食物，如水果酸奶、奶昔。

举例：水果酸奶

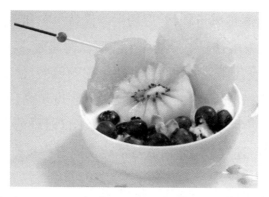

原料：原味酸奶 120g、奇异果 50g、蓝莓（或草莓）、橙子肉、亚麻籽粉等。

做法：新鲜水果切片或切粒，所有食材和酸奶一起拌匀食用。

▧▶ 肿瘤术后患者乳糖不耐受怎么办？

乳糖存在于新鲜奶类中，属于双糖，由一分子的半乳糖和一分子的葡萄糖构成。乳糖不耐受多为肠道乳糖酶分泌过少引起，导致饮用鲜奶时，其中的乳糖无法充分分解，在肠道中受到细菌的作用而发酵产气，容易腹胀、腹痛、腹泻。

奶类含有优质蛋白和丰富的钙，乳蛋白中含有较多的乳清蛋白，是肿瘤患者增强免疫力、增加肌肉量、促进术后康复的食物来源。肿瘤术后出现乳糖不耐受时，没必要停止食用奶类，可以选择一些无乳糖的奶类，比如酸奶、无乳糖奶粉、牛奶馒头、无乳糖牛奶等食物。

无乳糖牛奶和无乳糖奶粉是在牛奶加工过程中用乳糖酶将乳糖提前分解，从而避免了乳糖不耐受的发生。

酸奶加工过程中，乳糖在发酵时分解为小分子的半乳糖和葡萄糖，肿瘤患者如果不敢喝凉酸奶，也可以把酸奶从冰箱中取出后连包装一起在 45℃左右的温水里浸泡 10 分钟左右。因酸奶在加工制作过程中的设定发酵温度是 43℃左右，重新加热只是让酸奶中的益生菌又开始活跃起来，有可能会产出更多的乳酸或释出乳清，但营养不会损失。

牛奶馒头是用鲜奶代替水来和面做馒头，只需要在普通的中筋面粉中添加1%~1.5%的酵母粉，然后用牛奶代替水来和面即可制作。牛奶中的乳糖在面团发酵过程中分解为半乳糖和葡萄糖，其中的蛋白质和钙不仅没有损失，而且还会弥补面粉中缺乏的赖氨酸，使馒头的营养价值更高。馒头在发酵时，面粉的淀粉颗粒糊化程度更高，而且影响钙吸收的植酸被去除，使牛奶的乳钙更容易吸收，不仅对乳糖不耐受造成的腹泻有根本的改善，还对患者术后恢复消化功能有积极作用。

▌▶ 肿瘤患者用药发生腹泻等副作用怎么办？

肿瘤患者在使用某些药物时会有腹泻等副作用。持续的腹泻会导致患者食欲下降、热量与营养素供给不足、电解质紊乱等问题。患者饮食需要采取适当措施以缓解相关症状。

对于腹泻患者，需要严格控制：①蔬菜、水果、菌藻类、粗杂粮等高纤维的食物；②禽畜肉类、水产品、豆制品等高蛋白的食物；③奶油蛋糕、泡芙、酥皮、冰淇淋、沙拉酱等高脂肪食物；④易加重腹泻的鲜奶类食物。

腹泻时可以选择米粥、米糊、软烂面条、面片、无油馍片、低脂软面包等容易消化的淀粉类食物；选择西葫芦、西红柿、油菜叶等纤维少的蔬菜适量食用。西红柿需要烫去皮后切碎，和面条同煮，油菜需要去掉老的部分，切碎后放入粥或面条中煮熟。腹泻稍微缓解后可以增加蛋白质类的食物，比如鸡蛋羹、鸡蛋西红柿面条等。

另外，可以将大米或普通面粉用无油的铁锅炒成炒米、炒面，每天1~2次熬成一碗炒米粥或炒面糊，也可以用豆浆机打成米糊粥食用，可以缓解腹泻。

举例：炒米糊

原料：大米500g。

做法：用洗涤剂将铁锅或不锈钢锅中的油脂彻底洗干净，锅烘干后倒入干大米，小火慢慢焙炒30~40分钟，将大米炒成稍微爆开花的浅褐色炒米,倒入不锈钢盆或托盘中马上摊凉,避免积蓄的热量让炒米冒烟和燃烧。每次使用时,用半碗炒米加水 4 碗慢慢熬成 1 碗黏稠的粥;也可以直接用豆浆机制作,只需要将炒米和 3 碗水加入豆浆机,按熬粥档即可。每天可以食用两次,有利于消化和缓解腹泻。

▮▶ 化疗后患者没有食欲怎么办?

肿瘤患者在化疗阶段,药物会影响舌头的味蕾,抑制大脑的饥饿中枢,从而影响食欲,导致呕吐和厌食。患者长时间膳食热量和营养摄入不足,会降低免疫力和化疗效果,并有可能增加并发症。发生类似情况时,除了需要在治疗之前和化疗间隙抓紧时间补充热量和营养,还要在化疗期间为患者选择适宜的饮食。

(1)少食多餐。每天可以吃 5~6 餐,间隔 2 小时进餐一次,或者在早、中、晚餐之后 2 小时补充加餐。每餐 5~6 成饱,做到少量多次,这样不会增加胃肠道负担,而且食物更容易消化。

(2)易消化、无异味。治疗期间的饮食主要选择容易消化、不油腻、无特殊气味、无辛辣刺激的食物,比如肉丝面、西红柿鸡蛋面、皮蛋瘦肉粥、生菜鱼片粥、醪糟鸡蛋汤、鲜榨果汁、牛奶蒸蛋羹。

(3)增加食物的营养密度。因为患者进食量有限,不能多量进食的时候可以增加营养较单一食物中的营养密度。例如,面粉用牛奶来和面做馒头,煮面条的纯净水换成鸡汤,做面条的时候用鸡蛋或豆浆和面,米粥中添加鹌鹑蛋或肉丝。

(4)适时补充水果和蔬菜。化疗造成吞咽抵触的患者可以选择半流食为主,尤其是可溶性维生素 C 丰富的苹果、奇异果、草莓、橙子、火龙果,以及海藻类食物、新鲜蔬菜等维生素、矿物质、膳食纤维丰富的食物。推荐食用水果西米露、雪梨银耳莲子羹、火龙果奶昔、猕猴桃草莓果粒酸奶、橙汁、牛奶燕麦片等。

举例：火龙果奶昔

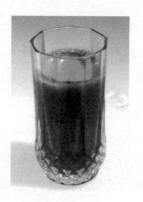

原料：红心火龙果 100g、原味酸奶 200g。

做法：所有食材一起用搅拌机打碎，即成酸甜可口的火龙果奶昔。

这款饮品既能补充优质蛋白、钙，还可以增加维生素 C、花青素的摄入，对缓解口腔溃疡、增强身体免疫力有益。

举例：新鲜水果

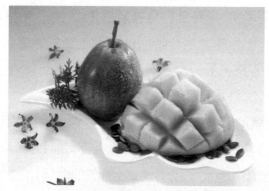

每天食用 200~350g 各种新鲜水果，可以补充丰富的维生素、膳食纤维和矿物质，有助于提高食欲、促进消化。

▐▶ 消化道肿瘤患者术后的初期进何种饮食？

肠内营养初期，在正常进食不能满足全天所需热量的情况下，应在进食以外辅以肠内营养制剂，补充热量和营养摄入。

清流质饮食每 2 小时进食一次，初始进食量 100~150mL，选择无渣粥油、常温果蔬汁、稀藕粉羹，应避免容易胀气的奶类和蛋类，注意摄食温度不宜较高。

胃切除手术之后,消化道经过清流质饮食适应,生理反应正常,进一步将饮食调整为浓流质食物。浓流质饮食可增加患者自主获取热量和营养的能力,改善机体营养状况。

浓流质饮食每 2 小时进食一次,每次进食量 150~200mL。浓流质饮食可以选择稍稠的粥糊、常温酸奶、山药粉、藕粉、薏米粉,应以少量多次为原则,注意摄食温度不宜超过 40℃。

半流食可以每天设定 3 次正餐、3 次加餐,每次进食量 200~250mL。根据患者消化情况可适当增加单次进食量。半流食主要以淀粉类谷物为主,可增加容易消化的禽蛋和奶类食物,如各种米粥、小馄饨、奶昔、牛奶蒸蛋羹、软烂面条、面片、细小软糯的小疙瘩汤以及软饼等。如果是胃部手术后,进食半流食时尽量干稀分离,稀的一般安排在餐前或餐后 0.5~1 小时,以减缓胃的排空速度。西红柿用开水烫去皮之后切成薄片,蔬菜应清洗之后焯烫,然后再切成细碎颗粒或细丝,以保留更多营养成分。面条、小疙瘩汤等食物需要充分煮至软烂,可以用鸡汤、少量盐调味,不宜用胡椒粉、辣椒粉等辛辣刺激的调料。尝试增加蛋白质摄入量,从禽蛋和奶类等容易消化的食材开始。

举例:西葫芦鸡蛋豆腐羹
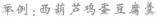

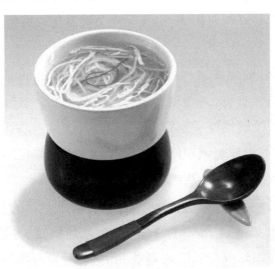

原料：西葫芦 100g、鸡蛋 1 个、葱白 5g、嫩豆腐 50g、盐 1g、鸡粉 1g、水淀粉 10g、橄榄油 3g。

做法：鸡蛋打散，豆腐切成细丝，西葫芦和葱白切成细丝；锅中放橄榄油，煸香葱丝后加入开水，调味后放入西葫芦丝和豆腐丝煮开；淋水淀粉后甩入鸡蛋液，用汤勺推动成为漂亮的鸡蛋花，盛出即可。

鸡蛋和豆腐是富含优质蛋白、矿物质的食材，而且比较容易消化；搭配维生素、矿物质和膳食纤维丰富的西葫芦，可使膳食种类多样化，营养更加均衡。

▶ 肿瘤患者怎样缓解便秘？

很多肿瘤患者在治疗阶段会出现便秘，此时需要注意调整睡眠、运动和饮食。

在全天膳食中，饮水是非常重要的，研究发现少量、多次饮水比一次多饮更有效，不仅解渴而且对缓解便秘有益。一般情况下，很多患者在白天不敢多饮水，担心起夜多了会影响睡眠，其实晚上睡觉前喝50mL温水，半夜如果起来就再喝一次 50mL 的温水，早上起床时先补充 50mL 温水，对缓解口渴和便秘有一定的帮助。

饮水首选白开水、淡茶水、花果茶，对于便秘患者可以根据病情选择鲜榨果汁，但最好现榨现喝，避免果汁中抗氧化的维生素 C、多酚类等成分流失。

非消化道肿瘤患者，可以每天在增加运动量的同时保证充足的蔬菜、菌藻类和薯类食物，为肠道提供更多的益生元，促进肠道菌群平衡，刺激肠道蠕动，缓解便秘。建议患者争取每天进食 400~500g 蔬菜。膳食纤维含量高的薯类食物可以用来替代部分主食，以控制碳水化合物摄入，增加维生素、矿物质以及膳食纤维的摄入量。

对于肠道肿瘤患者，应首选可溶性膳食纤维丰富的食物或饮品，如牛奶燕麦粥、水果酸奶、银耳莲子羹、皂角米炖桃胶、香葱炒木耳、水果奶昔等，减少较粗纤维对肠道的刺激。可溶性膳食纤维可以大量吸水膨胀,并且携带较多的水分滋润肠道,如干银耳在用水涨发后会膨胀约 15 倍,并且银耳经长时间加热,其中的可溶性膳食纤维会溶到水里,改善口感,提高膳食纤维的持水性。

举例:银耳红枣莲子羹

原料:选用品质好的银耳两朵、枸杞数粒、红枣 2~3 颗、莲子 20 颗、清水 1500mL。

做法:将银耳充分用水浸泡回软,剪掉根部后撕成小片并搓洗干净;枸杞、红枣和莲子清洗干净后和银耳一起放入电压力锅,倒入清水后加盖;选用炖肉档,开始加热;炖熟后保温 5 个小时,可以达到口感黏稠、润滑的效果(建议晚饭后做,保温一夜效果更好);打开盖子后即可食用。注意:剩余银耳莲子羹降温后可以放在冰箱冷藏一两天,但不建议存放时间过长,以避免细菌繁殖。

▮▶ 肿瘤患者口干如何进行饮食调理?

当放疗的部位在头颈部时,有可能破坏唾液腺,多次放疗后患者的口腔、咽喉黏膜多出现烧灼感,并伴有口干的症状。由此引起的进食障碍将直接导致患者进食量和食物选择类别减少,进食困难也会直接影响患者食欲,从而导致摄入能量不足和营养缺乏。如下方法可缓解患者口干症状。

(1)选择流食、半流食。患者放疗后出现口干症状时,应首先选择一些流食或半流食,避免粗硬的、膳食纤维过多的食物对口腔黏膜的刺激。蜂蜜水、鲜榨果汁、果冻这类食物中,具有抗氧化作用的维生素C、胡萝卜素含量丰富,有助于修复黏膜上皮细胞。吞咽困难的患者可以食用果冻,因为果冻添加琼脂等植物胶,可以保证水分缓慢摄入,有利于缓解患者口干症状。

(2)选择酸甜口味的食物以刺激消化液分泌。奇异果、柠檬、橙子、柚子、山楂、葡萄、苹果等酸甜的食物可以刺激味蕾,促进消化液分泌,增强食欲,缓解口干症状。蜂蜜富含超氧化歧化酶和果糖,具有清除自由基、吸附空气中的潮气、缓解口干的作用。

（3）选择富含Ω-3多不饱和脂肪酸的食物。这类食物包括亚麻籽油、紫苏油、鱼油等，可以抗癌和缓解炎症，但是这类食物或烹调油不能高温加热，以避免Ω-3多不饱和脂肪酸氧化。

（4）禁忌辛辣或甜腻的食物。辣椒、葱姜蒜等辛辣刺激性的食物，不利于口腔黏膜修复和炎症控制，建议患者选择清淡的饮食，并保证饮用水的摄入。

（5）少食多餐。患者根据病情，选择少食多餐，每次少量进食，在三餐之间可以加餐。建议多补充一些富含优质蛋白、维生素、矿物质的食物，以利于口腔黏膜的修复，缓解口干的症状。

举例：百合蒸南瓜

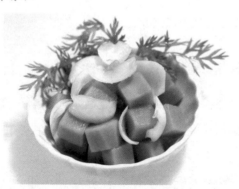

原料：鲜百合50g、去皮南瓜300g、蜂蜜3g。

做法：南瓜切块，和百合装盘后上屉蒸5~8分钟，放置温凉后淋少量蜂蜜即可食用。

南瓜中富含多糖和胡萝卜素，有助于缓解上皮细胞炎症和溃疡。百合清咽润肺，止咳化痰，但不宜加热时间过长，以免损失其中的抗氧化歧化酶（SOD）等活性物质。

▶ 胃癌患者术后的软质饮食怎么安排？

适应清流食、浓流食、半流食以后，患者的胃肠道消化状况明显改善，进食量增加，可以过渡到软质饮食阶段，需要注意以下要点。

（1）食物应多样化。以发酵主食和软烂面条、面片为主。热量来源仍以淀粉类谷物为主，如疙瘩汤、米粥、面条、花卷、馒头、小包子、软饼、馄饨等。由于还需要增加热量摄入，患者可以在不影响胃肠舒适度的情况下，适当增加食物的摄入量。

（2）增加膳食纤维。为保持每天正常软便，应增加可溶性膳食纤维丰富的食物，如燕麦粉、海苔、苹果、猕猴桃（奇异果）等；适度提高热量和营养素摄入水平，调整肠道菌群，促进肠蠕动；选择质软和容易消化的叶菜、瓜类、茄果类蔬菜。

（3）保证奶类食物。每天增加奶制品，比如鲜牛奶、水果酸奶、奶酪、牛奶燕麦片、牛奶核桃粉、奶香小馒头等，以补充足够的钙、镁、钾等矿物质和膳食纤维，调理肠道。

（4）补充优质蛋白。增加优质蛋白的摄入，以增强免疫力，改善机体营养状况，帮助胃黏膜修复，以顺利过渡到普通饮食。主要以禽蛋、鱼虾等优质蛋白为主。逐步增加蒸、烧、炖、烩、汆等多种烹调方法，改善口感，提高摄入量。

患者进食时间需要与用药时间间隔；正餐中不宜喝过多粥、汤，以免占用有限胃空间。初期，对于消化不好的患者建议干稀分开，进餐后1小时可以饮水和喝汤。

举例：鸡汤鲜肉小馄饨

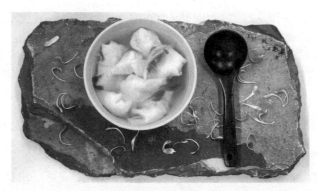

做法：如果患者食欲较好，可以将面粉做成薄馄饨皮，猪肉虾仁打成泥，包成馄饨；鸡蛋摊成薄皮切成丝，和青菜一起撒在馄饨汤中，调味

食用。如果患者食量有限,可以将肉末、青菜等食材剁碎,加入鸡蛋液一起搅拌成馄饨馅,包成馄饨煮熟,只吃馄饨不喝汤。

(于仁文)

心理康复

▶ 身体与心理是什么关系?

"一听说要考试我就头疼""刚才的事吓得我直哆嗦""吃了顿水煮鱼,心情舒畅多了"……

这样的话一定常听到吧,你也肯定有过类似的体验,这就充分说明我们的身心紧密相连、相互影响、不可分割,也就是身心一体。心理状态直接影响我们的生理功能,比如人在紧张时就会心慌、出汗、发抖、胸闷、血压升高,有的人一生气就胃疼,有的人情绪低落时就吃不下饭……生理状况反过来也会影响心理健康,比如身体有地方疼痛心情就容易烦躁,甲状腺功能亢进的患者很容易发怒,而甲状腺功能低下的患者常常抑郁。

▶ 情绪不好会导致身体的疾病吗?

有的孩子一说去上学就发热,有的人一紧张就头晕、恶心、拉肚子,有的女性在精神压力大时容易出现月经失调,有的人在重大压力下可一夜白头……中医也常讲"情志致病":喜伤心、怒伤肝、思伤脾、忧伤肺、恐伤肾等。

现在的很多医院都有心身医学科,主要治疗一些像冠心病、过度换气综合征、肠易激综合征、神经性多尿症、咀嚼肌痉挛、月经失调、神经性皮炎、慢性湿疹、斑秃等心身疾病。这些所谓的"心身"疾病,就是在发病的过程中,心理、社会因素起了主导作用。这就充分证明,不良的心理刺激可以导致身体的疾病。尤其是心理刺激过强或作用时间较久,更容易发生身体组织器官的变化,从而导致患病。

▶ 性格不同,容易患上的疾病也不同,是这样吗?

随着心理学的发展,特别是生物－心理－社会医学模式的建立,大家逐渐发现, 患某一类疾病的人在性格上也具有一些相同的特点。比如,A 型性格的人容易患高血压、冠心病等心血管系统疾病,这些人的性格急躁,易发怒,有较高的抱负,节奏快,高效率,好争斗,总感到时间紧迫,竞争意识强,攻击性强;B 型性格的人随和,生活方式悠闲自在,不争名利,不好与人争斗,对生活和工作容易满足,从容不迫,有条不紊,这样的个性不容易患病,身体较为健康;C 型性格被认为与癌症的发生关系密切,大概有如下特点:性格内向,易压抑情绪,常常是我们眼中的"老好人",表面逆来顺受,内心怨气冲天,好生闷气,不爱宣泄,遇事易紧张,害怕竞争,逃避现实。

需要注意的是,有以上性格特点的人不一定会得相应的疾病,只是会有更大的风险,疾病是由很多因素共同作用才能引发的。

▶ 精神因素在癌症发病中起了什么作用?

癌症的发生与机体的免疫力下降有关。正常人的身体中,每天都有变异细胞形成,正常的免疫系统能立刻发现,并由免疫细胞将其吞噬和清除;但如果免疫力低下,就不能及时发现变异的细胞并将其清除,最后就形成了癌症。而人在精神紧张、过度悲伤或疲劳时,免疫力就会下降。所以,精神因素虽然不能直接导致癌症,但是可以间接促进癌症的发生。

精神因素还影响着癌症的进展和预后,你一定听说过,有的人在查出癌症后马上就恶化了,其实癌细胞已经在身体里"潜伏"很久了,由于被"癌症＝死亡"这样的观念误导,过分的担心和恐惧加速了病情的进展。而有些人却有着积极的心态,再加上配合治疗,最终战胜了癌症。

▓▶ 刚发现肿瘤，常见的心理反应有哪些？

一次例行的体检，医生告诉你，某些指标很可疑，建议进一步检查确诊；某次洗澡时，不经意间发现乳房长了肿块；只是有点诸如咳嗽、胃痛、月经量多等小症状，去医院检查……猝不及防，意料之外，遇见了传说中的"肿瘤君"！

医生说需要进一步检查以明确诊断，你有可能表面假装很镇定，但内心已经不淡定了：会不会是恶性的？还有没有治疗的可能？需要多少费用，能不能负担得起？要不要告诉家里人，他(她)们能承受得了吗？还能活多久，真的要死了么？老天怎么这么不公平，为什么让我得了这样的病……种种焦灼和恐慌扑面而来！在等待结果的时间里吃不下、睡不着，反复去多家医院就诊，想着种种可怕的后果，为各种可能做着打算：如果庆幸是良性的，一定好好接受治疗，珍惜生命，善待自己和周围的人，做自己想做的事；如果真是恶性的，该怎么治疗？自己能承受治疗的痛苦吗？费用的事情该如何解决？要不要告诉家人，如何说？如果生命无多，还想做些什么事情？还能做些什么事情？……

这个时候，焦虑和恐慌是最常见的心理反应。

▓▶ 确诊后，内心会有怎样的震荡？

终于得到了确切的诊断结果，"肿瘤君"真的在自己身体里了！有的人因为前期的心理建设，可能能够相对从容地面对，但大部分人仍然会觉得是晴天霹雳般的打击。

首先会很震惊，接下来的反应是否认或拒绝：不相信、不承认自己患了癌症，不能接受这样残酷的现实，希望这一切是假的，如果去更好的医院找更好的专家给自己诊疗就不会是这个结果了……这个反应是常见的应激反应，是人在面对重大生活变故时对自己的一种心理防御，为了获得暂时的心理平衡，如果得病不是事实，可怕的后果也就不存在了。

经过再三确认，意识到诊断结果确切无疑时，恐慌和焦虑就挥之不去,感觉死神即将降临。有的人会哭泣,有的人焦虑不安、坐卧不宁,有的人脾气会变得暴躁,有的人会把自己封闭起来,还有的人会隐藏和压抑自己的情绪,反过来安慰亲人和朋友……在这个阶段,直接表达负面情绪要好于压抑和隐藏,只有尽早释放和宣泄了这些情绪,患者才能积聚更多的心理能量树立信心,面对病魔。如果一直不表达,患者会更长时间地陷入低落的情绪中,同时容易伴随相应的躯体症状,如失眠、食欲差、难以集中注意力、记忆力下降等,不利于后续的治疗。

在恐惧的同时,很多人也会很愤怒:"老天怎么这么不公,得癌症的为什么偏偏是我?"也会很懊悔:"如果平时注意健身,如果不熬夜,如果能好好按时吃饭,如果不总是生气,如果早点戒了烟,如果……是不是就不会得癌症了?"在这个阶段,如果能找到愿意倾听你诉说的人,倾诉出来会是很好的宣泄方式,会让自己逐渐接受患癌的现实,意识到即使很难治愈,但也还有治疗的可能,可以寄希望于治疗。

经过之前的激烈内心震荡和复杂情绪变化,在对疾病有了一个相对客观的认识之后,加上周围亲人、朋友及医务人员的帮助,绝大多数人都可以面对和接纳现实,调整心态,重拾信心,接受治疗,慢慢适应与"肿瘤君"共处的生活。

▣▶ 手术治疗时可能出现的心理反应是什么？如何应对？

真是万幸,还有手术的机会! 但同时也会出现很多担心和忧虑:手术会不会有意外? 疗效确定吗? 会不会切不干净? 淋巴结转移了没有? 术后会不会很疼? 等等。

这时应主动与医护人员交流,了解手术的大概过程,对术前和术后的注意事项做到心里有数。这样可以大大缓解焦虑和紧张的情绪。还可以通过深慢呼吸来放松:深深吸一口气到腹部,稍稍停顿一下,再慢慢地一点点呼出。如此一吸一呼为 1 次,如果能控制在一分钟 5~6 次就非常完美了。这样深慢的呼吸可以激活大脑内的安抚系统,让身体和情绪慢慢平静下来。

▐▶ 化疗期间的心理问题有哪些？如何调节？

"我的天呐！要开始化疗了！听说会很痛苦，会恶心、呕吐、腹痛、过敏，还有掉头发……好害怕！"有的患者还特别担心和焦躁："要是副作用特别大，我不能承受可怎么办？效果会像预期那么好吗？要是变得特别丑可怎么办？"也有的人，情绪会很低落："费用那么贵，给家里添这么大负担，真没用！""变得这么丑，肯定会被嫌弃，这个样子真不如死了！……"

真是巨大的挑战啊！能面对的都是勇士！这时，找个地方挺直腰背、有尊严并放松地坐下来，或者平躺着也可以，轻轻闭上眼睛，有意识地把注意力放在呼吸上，感受每一次独一无二的呼吸。当注意力被情绪带走时，觉察那是什么情绪，用温和接纳的态度给这个情绪贴一个标签，比如，标记"担心"，不用纠结标签是否正确，它不需要十分准确。只是和它待在一起，让它自由升起和消失。如果情绪太

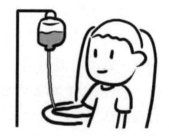

化疗

强烈，你深陷其中，那么就重新回到对呼吸的关注上。继续对情绪温和友善地贴标签，看着它升起和消失……深深呼吸几次，扭动你的手指和脚趾并伸展，若你的眼睛是闭上的，请慢慢睁开。

这个就是特别好用的"给情绪贴标签"游戏，多多练习你就会发现，所有的情绪都不会一直存在，它们只是你的一部分。让它们就像天空中的云朵一样自由来去吧！同样，化疗引起的不良反应也是暂时的，接纳这些变化，陪它们一起走过，最终都会过去的。

▐▶ 放疗过程中常见的心理反应，应如何调整？

有些患者，由于化疗效果不佳、肿瘤位置特殊或肿瘤类型适合，可能会需要放射治疗。同样，这也是不容易的旅程，寄希望于放疗可以给自己带来好的疗效，又惧怕放疗的副作用，还担心最后达不到预期的

疗效。

首先要和医生充分沟通,对疾病和治疗方案能有一个客观准确的认识,建立一个合理的治疗目标,这样可以避免不必要的恐惧和失落情绪。其次,在放疗的过程中,有可能会出现突然的恐慌和紧张,采用深慢呼吸法和做"给情绪贴标签"游戏是很好用的办法。除此之外,也可以想想平时都有什么好的方法可以缓解自身情绪。不要给自己太大压力,放松心态,积极配合治疗就好。

▐▶ 临床治疗结束后的康复阶段,情绪会有怎样的波动?如何调节?

终于结束了临床治疗,医生通知:可以出院了! 大多数患者此时的心情会有些复杂:回归家庭,生活内容丰富一些,能与家人共处,很开心;但同时也会有很多忧虑,担心复发和转移,哪个医生都无法给出不复发和转移的保证,这种不确定感让很多患者都会觉得苦恼和担忧。面对回归社会,也会出现诸如自卑、羞耻感、被歧视等心理困扰。

那么,对于进入康复期的患者,可以做些什么来促进身心的康复呢? 首先,避免做对身心无益的事,比如吸烟、酗酒、熬夜等不良嗜好和生活习惯要有所节制或戒除。其次,多做对身心有益的事,比如规律的生活、合理饮食、适度的运动、学会一些放松和调节情绪的方法、尽可能保持平稳的心态、积极参与到家庭和社会活动中、参加一些癌症康复团体……都可以助益身心,有效预防复发和转移。

▐▶ 复发或转移时的情绪应如何调试?

好不容易过了一段相对平稳的日子, 各方面都有了一定的康复,"肿瘤君"似乎已渐行渐远,对于有些患者来讲,终于可以放松下来;但对于另外一些患者,不幸的是"肿瘤君"又卷土重来:某次例行检查,或是一次身体的不适、感冒等,突然被告知肿瘤复发或转移了。这绝对是一个"重磅炸弹"，震惊程度不亚于第一次得知癌症被确诊时，这意味着又要重新面对黑暗的现实。前路的艰险、不确定的未来以及渐近的死亡，让人备感担忧、恐惧和悲伤。"为什么又让我经历这种痛苦？""还有什么有效的新方法吗？疗效能确定吗？""要继续治疗吗？还是就这样等着?!""我还能活多久？有没有人告诉我会发生些什么？"……经历过这种混乱之后，患者还是得接受肿瘤复发或是转移的现实，重振旗鼓，树立与病魔对抗的信心。

▌▶ 怎样积极应对复发或转移？

面对复发或转移，患者可以这样告诉自己，给自己正面的暗示："'肿瘤君'，你又来了！虽然极不情愿看到你，可是终究还得面对你这个不速之客。

经过之前的战斗，对你已有些了解，也许，之前的办法还是有效的，甚至医生可能有了更新、更威猛的武器来剿灭你，有你好看的！对此，我有着强大的信念！

如果战斗失败，我也还是有办法：就算你赖着不走，我会带着你一起生活，尽可能地做喜欢的事，见喜欢的人，让你一起感受和体验当下的生活。你非要变成我身体的一部分，那我就像接纳其他器官一样接纳你了，只希望你长得慢一点、再小一点，安安静静待着。愿我们可以和平共处更久些！

你的到来也许是要提醒我：世事无常，人会生病，会离死亡很近。在有限的生命里，应当好好珍惜当下，善待自己和周围的亲人、朋友，做自己喜欢的事情，让生命更有光彩！从这个角度看，我要谢谢你——'肿瘤君'！"

▌▶ 到了癌症终末期，会面对怎样的挑战？

这个阶段，最大的困难是把心里的恐惧、担忧和牵挂讲出来。在我们的文化里禁忌谈死亡，也惧怕谈论关于死亡的事。所以，最后阶段很多人都走得太孤单。所以,请再勇敢一次,跟亲人和医务人员多说说当下的感受,回顾生命里美好的瞬间和甜蜜的事情,讲讲放不下的牵挂和嘱托,告诉大家,希望什么时候以什么样的方式离开……这样的沟通会让人感觉生命的完整,有人陪伴的最后一程也幸福了很多!并且,这样的沟通,也让在意你的人能够更好地弥合失去你的创伤,你的遗言和人生智慧也极有可能让亲人们开启更有意义的人生。

▌▶ 如何正确看待癌症?

民间流行着这样的说法:"十个癌症九个埋,还有一个不是癌",所以很多人都"谈癌色变",得了癌症就觉得等于宣判死刑了。其实,还真不是这么回事!

世界卫生组织(WHO)早在 20 世纪 80 年代就在大量实证数据的基础上,提出了"三个 1/3"的观点:1/3 的癌症是可以预防的,1/3 的癌症是可以治愈的,1/3 的癌症可以提高生存质量,延长寿命。近些年,WHO 在总结世界范围内癌症治疗的基础上又进一步指出:40%的癌症可以预防,40%的癌症可以治愈,20%的癌症可以通过治疗提高生存质量,延长寿命。可以看出,随着医疗水平的发展,癌症的治疗有了很大的进展。2006 年,WHO 正式宣布,癌症属于慢性病。

怎么理解"癌症是慢性病"呢? 首先,癌症的发病过程是一个缓慢的过程。从身体里有了第一个癌细胞到形成一个肿物,再到可以用临床的检查手段检查出来,是一个很漫长的过程。所以,提前预防是很关键的。其次,如果不幸已经患了癌症,就要想办法使癌症的进展速度减慢下来。就像控制糖尿病、高血压一样,与癌症和平相处,即使带瘤生存,一样可以保持较高的生存质量。

所以,把癌症看成慢性病,把它控制在一个相对安全的范围,才是明智之举。

▉▶ 肿瘤患者如何管理和调节情绪？

"喜、怒、忧、思、悲、恐、惊"是我们最基本的情绪反应，适度的情绪表达能让我们维持正常的人际交流并保证身心的健康。反之，情绪（尤其是负面情绪）如果长期压抑得不到表达，人就很容易生病。所以，心态平和非常重要。对于带着"肿瘤君"一起生活的患者来说，经常伴随着焦虑、抑郁、恐惧、愤怒、孤单等负面情绪，如果不及时调整，让负面情绪长期存在，会降低机体免疫力，影响身体的康复，使复发和转移的风险增加。

如果把我们的内心比喻成一所房子，客厅经常会来一些"客人"：喜悦、兴奋、平静、悲伤、恐惧、愤怒……对于这些"客人"，我们有的很喜欢，希望它们留下不要走；还有一些"客人"是很不受欢迎的，最好它们永远不要出现。但是，我们无奈地发现，想要留的留不住，想要赶的也赶不走，这些"客人"总是自由地来来去去：没有谁总是开开心心，也没有谁一直悲悲切切。所以，对待这些"客人"的态度如果是开放的、接纳的、好奇的和关爱的，那么这些"客人"也就伤害不到我们了。比如，悲伤来了，你可以跟它说："你好，我的悲伤。让我看看你，为何如此悲伤？原来，你受了这么多苦，让我抱抱你！"如此这般，自我疗愈就发生了。对于其他的情绪，你也可以这样试试看：觉察它、接纳它、关爱它，最终就能转化它！

▉▶ 失眠了怎么办？

很多肿瘤患者会有失眠的困扰：入睡困难、睡眠浅、易醒、早醒等。造成失眠的原因可能是躯体的疼痛和不适，某些药物也会导致失眠，环境的变化或嘈杂也是可能的原因，但大部分的原因还是与心理因素有关。有研究表明，大概70%的失眠都与心理因素密切相关。对此，我们可以尝试如下方法。

目前，国际上盛行一种非药物治疗失眠的方法，称为"失眠的认知行为治疗"(CBTI),对失眠具有很好的疗效。其中有一种刺激控制法,大家可以试试看:①只有在想睡觉的时候才可以躺在床上。②避免在床上或卧室做与睡眠无关的活动。③躺在床上15~30分钟仍无法入睡时,起床去做一些放松的活动,直到有睡意才能再次躺在床上。④每天固定起床的时间,不能赖床。此种方法需要执行一段时间后才会起效,需要耐心和坚持。

睡不着时,很多人会对"睡不着"这个事很焦虑,看一眼表,怎么还没睡着?过一会儿再看表,都这个点儿了,怎么还没睡着?越想睡着就越睡不着……这个时候,建议不要再想睡觉这件事情,把注意力放到呼吸上来,看看吸气时空气如何从鼻腔、咽部,最后进入肺部,呼气时空气又是怎样从肺部、咽部,最后经由鼻腔离开,观察腹部如何随着呼吸上下起伏……如果走神,再温柔地把注意力拉回到呼吸,只是观察呼吸就好……一段时间之后,也许就慢慢睡着了。

如果这些办法都没有明显的帮助,建议寻求专业睡眠科医生或心理医生的帮助,进行药物治疗或心理干预。

慢性疼痛、浑身不适和乏力,怎么应对?

慢性疼痛、浑身不适和乏力也是肿瘤患者常见的症状,这些症状通常是由肿瘤本身的压迫、转移或放化疗等原因而引发的,积极的治疗基本都会有效,但也有很多人的这类症状是找不出客观理由的,相关的机体检查都没有办法解释这些症状,这种情况就与患者的心理因素密切相关了。这个时候除了积极求助于心理医生外,也可以尝试如下练习。

舒服地坐着、站着或者躺着,眼睛可以闭上也可以睁开,感受一下身体和坐垫、地面或是床的接触,慢慢把注意力带到呼吸上,觉察呼吸最强烈的地方,可能是鼻孔、胸腔或是腹部。

将注意力保持在呼吸上,直到某个足够强烈的身体感觉分散你的注意力。觉察是什么把你带走并在心里做一个标记。尽可能使用精确的词语,如挤压感、抽动、灼热、瘙痒、刺痛——不管它是什么,愉快或不愉快,允许它产生和消失。

觉察你对这个感觉的反应,想要紧紧抓住、推开或忽视它吗?

给所有的感觉以友善、细心的关注。如果你体验到疼痛,看看你是否可以接受它。我们常常认为疼痛是连续的、不间断的,但是仔细观察,我们发现疼痛出现后又消退。发生了刺痛,然后缓解;接着有挤压感、灼热感,然后停止。

当你观察身体的不适感时觉察发生了什么。你能觉察到身体不适感的某些非常细微的不同吗?

看看你的内心可能加入的痛苦或负面情绪是什么,你在恐惧中退缩吗?你与它斗争吗?你因此责备或斥责自己吗?担心它会变得更糟糕或永不停止吗?

一段时间后,回到呼吸上来。提醒自己没必要停留在不适中。

记住,痛苦和愉悦都不是永恒的。让它们自由来去,不要追随、回避或试图解决它们。

慢慢睁开眼睛,活动下手指、四肢,结束这一次的练习。

这是一次"身体扫描"练习,经由这个练习,大家可以更专注于当下,并发现不事先预期或紧张地准备应对疼痛时,痛苦的体验会减轻,同时也有助于不要陷入关于疼痛的消极想法中。

▐▶ 直视骄阳——面对死亡恐惧

《直视骄阳》是美国存在主义心理治疗大师欧文·亚隆写的一本关于死亡焦虑的书,他说,我们每个人都害怕面对死亡,就像我们都没有办法直视骄阳一样。

"肿瘤君"的到来,让人不得不面对"死亡"这个话题,虽然大多数情况下我们都会回避,因为太恐惧了。也许,你可以问问自己,惧怕的是什么呢?不同的人可能会有不同的答案:害怕自己永远存在于黑暗中,害怕不能看、不能听、不能触摸所爱的人,害怕失去自我意识……更多的可能是"好多事情我还没有做",对死亡的恐惧常常与人生虚度的感觉紧密相关。正如尼采所说："你越不曾真正活过，对死亡的恐惧也就越强烈；你越不能充分体验生活，也就越害怕死亡。"直面死亡会引发焦虑，但也有可能极大地丰富你的整个人生。

对死亡的思考常常会让人有"觉醒"般的体验，会让人知道生命中最重要的是什么，很多人会重新安排人生的重心，做自己真正想做的事，花时间与至亲至爱深入交流，会深切体会最平常的事物所带来的美好体验，对一切充满感恩。这也许就是"知道了怎么死，才能知道怎么活"。

珍惜当下，活在当下，带着全新的生命力，直面死亡。

▌▶ 癌症会对家庭产生哪些影响？

癌症对于个人是一个巨大的生活变故，对于家庭来讲，也是巨大的冲击。家庭中一名成员患癌，整个家庭都会有变化。首先是家庭其他成员的情绪，会跟着患者一起震惊、紧张、焦虑、恐惧……其次，家庭的日常生活会改变：大家会把生活重心转移到家里的患者和疾病上来，各自忙着寻求资源和帮助，以往的生活节奏被打乱；再次，家庭当下和未来的计划也会因为癌症而改变，原本的出游、投资理财等计划都会让位于应对癌症；家庭成员的关系和相处方式也会改变，原本紧张的夫妻关系可能因为一方患癌而得到缓解，平常不管家务的一方会变成照顾患者和家庭的主力，也有原本松散的家庭会因为癌症的出现而变得富有凝聚力……

▌▶ 家庭如何助力癌症的康复？

家庭是社会生活的基本单位，是人类生活中最主要、最普遍的社会组织。家庭生活是人类生活最重要的组成部分。一个人如果患癌，家庭支持的重要性是不言而喻的。

家庭成员需要适应癌症带来的变化。"肿瘤君"的出现会带来一系

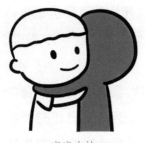
家庭支持

列的挑战：安抚患者和自己的情绪，获取医学信息，寻找医疗资源、经济支持、生活照顾等，在解决这些问题之前，整个家庭是失衡的。家庭其他成员往往会比患者更快地恢复情绪的常态和理性，应积极主动地安慰和照顾患者，寻求医生的帮助，查阅和学习相关知识，提供最大限度的经济保障……这些关怀和支持都会影响患者对待疾病的态度，激发其战胜病魔的信心和勇气，从而有助于疾病的转归，提高生存质量。

▐▶ 要不要告知患者病情？

身体不舒服去了医院，都希望医生告诉自己得了什么病，该怎么治疗、预后会是怎样……一般人的患病心态都是如此，这也是我们每个人都该享有的知情权。但在我们的生活中，因为癌症总是披着"死亡"的面纱，很多家属担心患者经受不起这个打击，选择隐瞒病情也是很常见的。那这样做到底对不对？要隐瞒到什么时候？这么做是否有利于患者的治疗和康复？让我们来看看告知与不告知会有什么不同。

若一直隐瞒病情，首先会面临"纸包不住火"的尴尬：随着治疗的进展，尤其是需要放化疗的患者，或者看到自己吃的药是抗肿瘤药物时，患者会有好多信息不对等的疑问，很容易出现紧张和恐惧的情绪，这时家人再含糊其辞，顾左右而言他，患者的情绪得不到理解和疏导，会加重负面情绪对其的影响。也因为隔了这样一个"秘密"，患者和家人的心理距离会拉远，家人不能很好地表达关心和鼓励，患者只能独自默默地承受疾病的痛苦。其次，隐瞒病情，患者的治疗依从性差。因为不了解病情，不能理解治疗过程，很容易因为药物副作用就放弃治疗，非常不利于疾病的预后。

若告知病情，也许一开始会情绪波动，难以接受，但随着时间流逝以及对疾病的正确认知,大多数患者还是可以接受这个事实的。患者内心会有一种确定感,再加上家人和医护人员的支持,能很好地激发患者战胜疾病的信心和勇气,也可以积极参与和配合治疗,更重要的是患者可以有计划地安排接下来的生活走向,尤其是对于晚期癌症或者生存期有限的患者,可以有机会处理生命中最重要的事情,以免留下遗憾。家人也可以就此危难,有机会更紧密地联结在一起,陪伴患者走过这段艰难的旅程,这让家人也能够最大程度地减少遗憾,有利于在患者走后更快地走出悲伤,适应接下来的生活。

所以,普遍的观点是:尊重患者的知情权,适时告知真实病情,大家一起积极面对,才是明智之举。

▉▶ 告知患者病情时需要注意什么?

对于早中期的癌症患者或情绪稳定的患者,可以直接告知病情,让其理解疾病的相关知识,积极配合治疗。对于晚期癌症的患者以及情绪易激动的患者,则需要婉转、逐步地告知病情,并积极做好应对措施,以备不时之需。

告知病情时最好选择患者情绪状态较好,或是疾病治疗比较有效的时期,尽可能在一个安静、独立的空间,有利于沟通,保护隐私。沟通时间要充分,尽量详细回答患者疑问,帮助患者向积极的方面看,鼓励其建立战胜疾病的信心和勇气。由谁来告知,需要家属和医生根据患者的性格和其他方面的情况提前商定。或者由家属和医生共同来告知也是很好的选择,因为医生的专业性和临床经验,可以帮助患者更好地接受事实,了解治疗成功的或带瘤生存的病例还可以帮助患者树立信心和希望。

▉▶ 家属如何应对亲人患癌对自己的冲击?

"肿瘤君"的出现,不单单冲击当事人,对于家属来说也无异于"晴天霹雳",尤其是一经发现就被诊断为晚期癌症的患者家属,需要马上面对亲人即将离世的事实,这是非常悲痛和难以接受的。如果患者还不知情,家属在承受如此打击的同时还要考虑患者的感受,强颜欢笑,隐瞒病情,压抑自己的真实感受,这对任何人来说都是相当大的煎熬和挑战。如果能顺利告知患者病情,接下来的治疗中,家属还需要面对患者很常见的情绪波动、放化疗的副作用、复发或转移、经济压力,直至最后的死亡结局……每一个都是难关!所以,家属承受的压力和考验也是巨大的。

家属需要及时调整负面情绪,可以尝试自己习惯的情绪调整方式:找适合的人倾诉、哭泣、运动、书写、适当的娱乐等,尽量把不良情绪宣泄出来,以免长期压抑导致心理疾病。如果这些常规方式不起作用,应及时寻求专业心理医生的帮助。

癌症是一种慢性病,照顾癌症患者就好比马拉松长跑,需要注意休息,保持体力,合理安排作息,正常饮食,适当地放松,把自己调整到一个相对稳定和良好的状态,才有可能更好地陪伴和帮助患病的亲人。

▶▶▶ 家庭成员沟通癌症时会有哪些挑战? 如何应对?

家庭中做到良好的沟通本来就不是一件容易的事,"肿瘤君"的捣乱更是给家庭成员间的沟通增添了难题。

在传统文化影响下,中国家庭普遍存在的现象是事件沟通多于情感沟通,说事情相对容易,比如今天吃什么饭、去哪家医院、选择哪种治疗方案……这些问题都比较容易达成共识,但在面对情感需要和处理困难情绪时沟通就会比较困难,或者干脆回避。比如,夫妻间一方患病,患者会有很多的想法和感受,而对方却不知该如何回应;孩子患癌,父母不知道该怎样帮助孩子面对疾病;癌症患者经常出现情绪波动,除了安慰、鼓励,家属还应该做些什么……

面对这样的挑战,我们可以做一些新的尝试:①鼓励患者讲出自己的真实感受,也许有些问题不一定就能解决,但讲出来,家人可以帮着一起想办法,至少可以给予安慰,痛苦就可减半。②允许患者表达情绪,尤其是担忧、恐惧等负面情绪,家属耐心倾听和包容比单纯讲道理的效果要好得多。只要被听到、被理解,这些情绪就会过去。③家人在遭遇"肿瘤君"的过程中产生的情绪和感受也要在适当的情况下表达给患者,让患者知道你们是在共渡难关,这对于双方来讲都是一个强有力的情感支持,可以减少孤单无助的感觉,反而使大家的心联结得更紧密。④恰当的时候,可以陪伴患者回顾过去,重温生活中的美好时刻,或者一起故地重游,梳理生活轨迹,彼此体验相伴的美好,感悟人生。⑤讨论死亡和后事。虽然这是大多数人不愿提及的话题,因为我们都惧怕死亡。可是,只有把恐惧表达出来,恐惧才能减轻。

▐▶ 肿瘤康复后如何回归社会?

经过一段时间的治疗,很多患者的身体有了明显的恢复,这时参与社会生活的心理需求就比较迫切了。有事做,有人际交往,让人有价值感和归属感,生活才能有好的品质。

应针对自身不同的情况,采取不同的方式。对于较年轻的患者,在一段时间的治疗和身体恢复后,应积极重返工作岗位,做力所能及的事情,一段时间后自己和周围的人都可以适应当下的状态,回归原有的生活。对于年纪较大或体力较差、不适合工作的患者,可以参加一些社区活动、朋友或病友们的聚会,一起聊天、锻炼,慢慢再融入病前的小圈子或者加入新的社交圈。

在这个阶段,最困难的是刚开始的时候,自己的患者身份让自己和周围人都不适应,会有一个重新看待对方和适应对方的过程。就像你突然间戴了一顶很显眼的红色帽子,自己不习惯,别人也会多看两眼、多问几句,只要专注于当下的活动,一段时间后大家就都适应了。所以,允许和接纳这一小段的不舒服吧,这是必经之路。

▐▶ 什么情况下需要专业心理帮助?

简单来讲,如果心理的痛苦程度较大,持续时间较长,自己无法调整且严重地影响了日常生活,就需要积极寻求专业心理帮助了。

比如总是沉浸在抑郁的情绪里,对什么都提不起兴趣,总也高兴不起来,吃不下,睡不着,早醒,不愿与人交流,不愿出门,脑袋里总有想死的念头;或者总是烦躁不安,对什么都担心,特别容易出现心慌、胸闷、出汗等焦虑的状况;或是过去及最近有重大的生活事件对自己造成了影响;总有身体不适,但又查不出问题等。

看心理医生除了解决心理压力,更重要的是为了生活得更好。

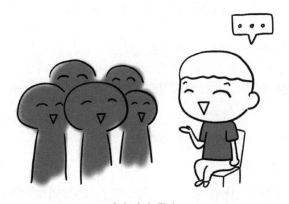

积极参加聚会

▐▶ 心理医生可以解决什么问题?

对于癌症患者来讲,心理医生可以帮忙解决的问题是很多的。

提供心理支持,能很好地倾听和共情,帮助患者面对疾病,增强战胜疾病的信心和勇气;通过专业的心理疗法和相关药物,帮助患者改善情绪,缓解失眠、疼痛、疲乏等身心症状;帮助调整患病后家庭关系的变化,助力家庭成员间的情感沟通,让家人更好地度过心理应激期以及后续的家庭照护阶段;帮助患者面对死亡焦虑,给予晚期患者临终关怀,处理家属在患者离世后的哀伤等。

▌▶ 药物可以改善情绪吗？副作用是不是很大？会不会成瘾？

对于有些患者，心理医生会为其选择抗焦虑、抗抑郁的药物，很多人会不理解："我明明就是心情不好，吃药能管用吗？会不会把我吃傻了？会不会从此离不开药了？"

目前，常用的抗焦虑、抗抑郁药物（SSRI/SNRI 类）都是通过改善大脑内的神经递质浓度，来起到改善情绪的目的。长期的慢性压力刺激会让我们的身体分泌一些激素，而这些激素会损坏我们的大脑神经细胞，导致 5-羟色胺、去甲肾上腺素等神经递质浓度下降，而这些神经递质的浓度与我们的情绪密切相关。对于中重度的焦虑、抑郁患者，药物的疗效还是很明显的。这些药物最常见的副作用为用药初期的胃肠道反应，其余副作用因人而异，但大部分人都能很好地耐受。此类药物（SSRI/SNRI 类）也不会成瘾，随着治疗疗程的结束可以逐渐减停。

▌▶ 心理治疗的形式是怎样的？

癌症患者的心理治疗大体有如下几种形式。

（1）个体心理治疗。治疗师通过各种心理学理论和技能为患者提供支持性的心理治疗，主要帮助患者处理痛苦情绪，强化自身优势，促进对疾病的适应性应对。使患者能够在琐碎、煎熬的疾病进程中找到力量，坚持完成癌症治疗。

（2）团体心理治疗。常见的是支持－表达性团体，这是一个能让团体成员体验他人支持的地方，可以增进相互支持，使组员间更开放地促进情感表达，改善社会支持和家庭支持，促进对改变的自我意识的整合，使患者获得更积极的应对技巧，对临终和死亡进行脱敏，对生命中各种人和事的优先性进行重新排序。

（3）夫妻及家庭干预。利用亲密关系和生存意义减轻痛苦，帮助对方认识到维持彼此间关系的资源有哪些，帮助他们认识到这些资源真实存在，但可能在循环变化，以此来缓解晚期疾病所带来的痛苦。

▌▶ 音乐对癌症患者有什么帮助？

想必大家都有体会，听我们的国歌《义勇军进行曲》让人激动振奋、听儿歌《丢手绢》让人欢快轻松、听《摇篮曲》让人平静祥和……音乐的神奇力量可以影响我们的身心。

跟"肿瘤君"打交道的患者常常容易出现焦虑、抑郁、恐惧等负面情绪，经常伴随着慢性疼痛、失眠、乏力等躯体不适，长期如此很容易导致患者内分泌和免疫系统的紊乱，免疫力下降，非常不利于康复。音乐治疗作为一个非侵入的、易于接受的方式，对疾病康复无疑是一个很好的助益。

▌▶ 音乐治疗的种类

音乐治疗是一个系统的干预过程，在这个过程中，治疗师利用音乐体验的各种形式，以及在治疗过程中发展起来的治疗关系为动力，帮助受治者恢复健康。

在这个过程中，需要有经过专门培训的音乐治疗师对患者进行评估，建立治疗目标及相应措施，然后和患者一起实施，最后进行疗效的评价。所以，不是简单的只是听听音乐而已。

当前的音乐治疗大概有如下三种类型：①接受性治疗，就是听音乐。可以是现场演奏的，也可以是听录制好的音乐，乐曲风格不限。②创造性治疗，就是用乐器演奏或是用嗓音表演现有的音乐作品，或者根据治疗的需要对现有作品进行改编。基本方法是独奏、合奏、独唱、合唱。不要求必须有很好的演奏或演唱技巧。③即兴表演性治疗，就是在各种特定的乐器上随心所欲地即兴演奏。

这些治疗可以是治疗师和患者一对一的个体治疗，也可以是一个治疗师和几名患者的集体治疗。根据不同的治疗目标和需求，可以有不同的选择。鼓励大家多多尝试，安抚和照护身心。

（朱玲）

运动康复 🖊

▐▶ 运动、锻炼和体力活动三者有何区别？

体力活动（physical activity）是指骨骼肌肉收缩引起的，使能量消耗高于基础水平的任何身体活动。

锻炼（exercise）从属于体力活动，是体力活动的一个分支（子范畴），指那些有计划、结构化、重复并有目的的体力活动，目的是改善或维持一项或多项身体素质。

而运动是体育运动的简称，指的是人类发展过程中逐步开展起来的，有意识地对自己的身体素质进行培养的各种体力活动，包括了各种走、跑、跳、投及舞蹈等多种形式的身体活动。

"运动"和"锻炼"经常交换使用，二者并无根本区别，都是体力活动的子范畴。

▐▶ 运动有何益处？

每个人都应该采取积极运动的生活方式，因为运动可以在很多方面给人们带来益处。2017 年我国发布的《全民健身指南》总结了运动健身的四大益处：

第一，增强体质，提高健康水平。包括但不限于：①提高心肺功能，使心脏收缩力量和肺活量改善、血压健康、血脂改善，而心肺功能是身体健康的重中之重；②改善身体成分，使构成身体的各种物质及其比例更加健康，主要是身体脂肪含量减少，肌肉重量增加，进而使心血管疾病、代谢性疾病等风险降低；③增加肌肉力量和肌肉抗疲劳能力，促进青少年成长发育，使体格更加强壮，预防因肌肉力量衰减出现的腰疼、肩颈痛等症状，提高身体平衡能力，防止老年人跌倒，维持骨骼健康，预防和延缓骨质疏松发生；④提高柔韧性，扩大青少年身体活动范围，身体姿态优美,减少肌肉拉伤,预防和治疗中老年人关节性疾病。

第二,提高幸福指数,改善心理健康。运动是心理干预的有效手段,可增加愉悦感,使人精神放松,压力缓解,形成良好心理状态,获得生理和心理的满足感,使青少年充满朝气,中老年人充满活力。

第三,防治疾病,提高生存质量。运动锻炼可以提高人体各器官功能水平,增强机体免疫力,防治疾病,特别是对防治慢性非传染性疾病效果明显,包括心血管病、糖尿病、癌症、超重和肥胖、骨质疏松症,以及抑郁症等精神心理疾病。运动既有预防作用,也有治疗作用。

第四,提高学习和工作效率。运动锻炼可以提高人的认知能力,使人集中精力。有规律的体育运动可减少抑制性神经递质的释放,延缓中枢疲劳,对神经系统产生良好效果,有助于提高青少年学习效率和学习成绩,延长成年人有效工作时间,提高工作效率。

运动对于普通人的所有益处,同样适用于癌症生存者,包括改善心肺功能、降低罹患严重心脏疾患的风险、增加代谢率、促进热量消耗、增加肌肉力量、降低胆固醇水平、强化骨骼、控制血糖水平、增加肌肉量、控制体重、增强免疫系统功能、促进积极乐观的情绪、减轻压力(焦虑和抑郁)、减轻疲乏、改善睡眠、提高生存质量和预防新发癌症。

美国运动医学会发布的《癌症生存者运动指南》认为,对癌症生存者来说,运动有许多潜在的好处,如改善身体功能、改善有氧能力(心肺功能)、改善力量和灵活性、维持健康的身体组成、维持健康的身体形象、缓解疲乏、改善生存质量、减少焦虑(特别是对癌症复发的担忧)、延长无病生存期、降低复发风险、提高治疗方案完成率、预防或减轻癌症治疗引起的长期和迟发并发症。

▐▶ 为什么说运动能预防癌症？可以预防哪些癌症？

运动可以预防癌症,这已经是学界共识。中国癌症基金会给出的《远离癌症的十二条建议》中,第三条是"每天最少运动30分钟"。美国癌症协会发布的《癌症生存者营养与体力活动指南》建议,"采取积极运动的生活方式"。这一结论是建立在大量高水平的研究依据之上的。

动物研究显示,奔跑可以大幅度减少小鼠癌细胞种植的成功率,种植成功的癌灶少且小。

已经有数百项研究显示,运动可以减少多种癌症的发病风险,包括乳腺癌、结肠癌、子宫内膜癌、前列腺癌和胰腺癌。

2016 年 6 月,一项重要的研究分析了 144 万人,平均随访 11 年,期间有 18.7 万人得了癌症。与锻炼程度排在后 10%的低质量运动人群相比,排在前 10%的高质量运动人群,癌症发生的风险总的来说会降低7%。研究的 26 种癌症中,有 13 种明显降低(括号内是降低的比率):食管癌(42%)、肝癌(27%)、肺癌(26%)、肾癌(23%)、贲门癌(22%)、子宫内膜癌(21%)、骨髓性白血病(20%)、骨髓瘤(17%)、结肠癌(16%)、头颈癌(15%)、直肠癌(13%)、膀胱癌(13%)和乳腺癌(10%)。

对于癌症生存者来说,再次患上新的癌症的风险高于普通人,运动预防癌症的作用对他们来说非常有意义。

▮▶ 运动能预防癌症复发吗?

运动可以降低癌症的复发风险,这一结论得到了越来越多研究数据的支持。有分析显示,乳腺癌患者经常运动,可以降低 34%的癌症相关死亡、41%的全因死亡和 24%的癌症复发。

2017 年美国癌症协会(ACS)制订的《癌症生存者营养与体力活动指南》给出的主要建议包括:①维持健康体重;②运动;③多吃蔬菜、水果和全谷食品;④限制红肉特别是加工肉。在一项针对 992 例经过手术和化疗的Ⅲ期结肠癌患者的前瞻性研究中,研究者得出了这样的结论:与没有保持健康生活方式的结肠癌患者相比,保持健康生活方式的结肠癌患者生存期更长,复发风险更低。

考虑到运动带来的广泛益处,建议癌症生存者进行积极的运动。至少,从未有研究显示运动会增加癌症复发的风险,理论上也是说不通的。

▋▶ 运动能够影响癌症治疗效果吗？

多项研究显示，运动可以使癌症复发风险降低、癌症特异性死亡风险降低、总死亡风险降低、身体健康状况改善、淋巴水肿缓解、并发症减少、癌症治疗的副作用缓解。这些益处可以从多个方面与癌症治疗协同，改善癌症患者的预后。例如，患者健康状况改善、治疗副作用缓解，就可以使癌症治疗的成功率增加。

一个美国研究团队对 198 例老年癌症患者进行了随机对照研究，其中 77% 的患者为乳腺癌。研究对象被分成两组，一组进行常规化疗；另一组除了化疗以外，还进行以家庭为基础的渐进式有氧运动及耐力训练。结果让人非常欣喜。在社会健康、情绪健康和身体健康三个方面，化疗联合运动的患者比单纯化疗的患者都显示出显著的获益。在身体功能、认知和整体健康三个方面，运动也有带来获益的趋势。该研究还发现，运动可以使体内的促炎性细胞因子（IL-8）减少，并且该因子减少与患者社会健康的改善有关。

有报告称，在低剂量阿霉素（一种有心脏毒性的化疗药物）与运动联合治疗的实验研究中，运动增加了小鼠黑色素瘤的阿霉素治疗效果，并且减轻了阿霉素的心脏毒性。已经有不少研究提供了运动可以增强癌症放化疗效果的支持性数据。

此外，当肿瘤处于低氧状态的时候，其侵袭性会增强，运动可以减轻癌细胞的低氧状态。氧气是一种"放化疗增敏剂"，它能够与放化疗协同摧毁癌细胞，运动可以增强氧气向肿瘤组织的输送。

▋▶ 感觉非常疲乏的患者适合运动吗？

患癌以后，特别是开始抗癌治疗以后，癌症患者常会出现非常严重的疲乏感。这既有身体功能的原因，也有心理的原因。癌症和癌症并发症都可能引起疲乏,抗癌治疗,包括化疗、放疗、免疫治疗、分子靶向治疗、手术治疗,都是引起疲乏的重要原因。这被称为癌因性疲乏,发生率非常高,是癌症患者最常见的痛苦症状。

疲乏严重的时候,人们就不愿意运动,更愿意采取"静养",期望通过药物或保健品来恢复体力。其实这是错误的,对于癌因性疲乏,药物和"补品"作用不大,首选的干预措施正是运动。

分析表明,运动可以通过抵消炎症介质(如白细胞介素6)来改善癌因性疲乏;治疗期间和治疗后的运动都明显减轻了癌因性疲乏。有氧运动可以减轻疲乏,特别是对于接受辅助治疗的患者效果更明显。运动可以改善多种癌症患者的疲乏,包括前列腺癌、淋巴瘤、恶性血液病和造血干细胞移植的患者。正是基于这些研究,专家们才这么推崇运动,并将它作为对抗癌因性疲乏的首选方式。

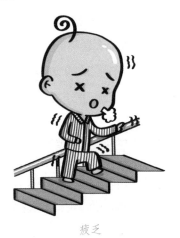

疲乏

▐▶ 癌症积极治疗期间适合运动吗?

对于已经患癌的人们,特别是癌症治疗期间的癌症患者们,到底是该静养,还是该运动呢? 人们对这个问题的直觉答案往往是:"当然应该静养了! 卧病在床,休息补养才是正确的""运动会消耗体能,会降低对放化疗的耐受程度""运动后的疲劳会降低免疫力""运动有可能会加速癌症转移"。

直觉和经验不能作为医学知识的依据,这个道理在这里同样适用,以上的这些认识都是误区。已经有越来越多的研究验证了癌症治疗期间运动的价值,甚至有学者提出,将运动作为癌症治疗的标准选项之一。现有研究证明,在癌症治疗期间,运动不仅安全可行,而且有意想不到的价值。它可以改善身体功能,提高生存质量。适当运动还能缓解癌症患者们治疗期间的疲劳感。有研究证明,运动甚至能够提高化疗计划的完成率。有研究证明,运动对于化疗效果没有负面影响,还可以减轻化疗的副作用,例如,改善疲乏,促进骨骼健康,增强肌肉力量等,提高生存质量。

至于何时开始运动,怎么运动,不同的癌症患者有不同的要求和体会,应该充分考虑癌症患者的身体状况和个人偏好。如果已经有运动计划,癌症放化疗期间应该降低运动强度,缩短运动时间。但是,起码的运动目标应该是尽量保持身体的活动,癌症治疗期间的久坐行为也是有害的。对于平时活动很少的"久坐人士",可以先进行一些低强度的运动,如伸展运动、散步,然后再根据身体状况逐渐增加运动强度。

▐▶ 癌症晚期患者适合运动吗?

癌症确诊以后,经过了第一阶段积极的治疗与康复,第二阶段无瘤生存和病情稳定阶段,部分癌症患者会进入生存轨迹的第三阶段,肿瘤进展直至生命结束。在这一阶段,很多癌症患者可能已经停止了积极的抗肿瘤治疗,而只接受以改善生存质量为目的的姑息治疗。

如果患者现在处于癌症晚期阶段,运动对其依然重要。因为运动有助于维持健康的幸福感,并提高生存质量。有些研究显示,适当的运动可以改善姑息治疗的效果,在晚期癌症患者的治疗中可以起到改善生存质量和身体功能的作用。虽然研究证据不足,但是,美国癌症协会《癌症生存者营养与体力活动指南》还是建议,应根据自己的体质和运动偏好进行适量的运动。终日卧床对身体的损害非常大,常常带来很多临床问题,如静脉血栓、心脏输出减少、肌肉萎缩、胃肠道功能紊乱、肺部感染、抑郁情绪等。即使是不得不卧床,也需要在床上进行一些伸展运动和物理治疗。

▐▶ 同时患有冠心病的癌症患者适合运动吗?

癌症患者以老年人居多,很多人并发冠心病甚至心肌梗死,这使他们不敢运动,担心引起心脏病发作。其实,有冠心病的癌症患者更需要运动。运动康复对冠心病患者至关重要,甚至心肌梗死急性期也需要运动。

中华医学会心血管病分会发布的一个指南强调:以体力活动为基础的心脏康复可以降低心肌梗死患者的全因死亡率和再梗死率,有助于更好地控制危险因素、提高运动耐量和生存质量。心肌梗死后早期进行心肺运动,具有良好的安全性和临床价值。

该学会发布的《冠心病康复与二级预防中国专家共识》认为:一般来说,患者一旦脱离急性危险期,病情处于稳定状态,运动康复即可开始。也有临床研究显示,运动康复对于心肌梗死的长期治疗效果,不亚于冠状动脉内支架治疗。不过,在进行运动计划之前,需要心内科医生对心脏情况进行评价,并以此来调整运动方案。

▶ 经过积极的抗癌治疗以后,身体会有哪些长期改变?

针对癌症的积极治疗,包括手术、化疗、放疗、免疫治疗、内分泌治疗、分子靶向治疗和微创介入治疗,都会对身体造成不同程度的影响,引起身体的改变。这些不良反应可能是暂时的,会在数日到数周内缓解;而有些是长期的,需要数月至数年的时间才能好转。还有一些反应被称为迟发性反应,在治疗结束后数月至数年才出现,如心脏毒性药物引起的心律失常和心肌损害。

积极的抗癌治疗可能会带来以下长期改变:①第二原发癌;②疲乏;③疼痛;④心血管改变:心肌损害或心血管病风险增加;⑤肺部改变;⑥神经改变:周围神经病变或认知功能障碍;⑦内分泌及代谢改变:生殖系统改变(如不孕、早期绝经、性功能减退)、体重改变(增加或减少)、骨骼健康损害等;⑧肌骨附属软组织(肌腱、韧带等)改变或损害;⑨免疫系统:免疫功能受损、贫血、淋巴水肿;⑩胃肠损害或功能改变。其他还有皮肤改变和某些器官功能改变。

这些抗癌治疗带来的长期改变,在制订运动计划时需要加以重视。

发现、识别这些改变，并有针对性地制订运动计划，才能使癌症生存者得到适当且个体化的运动康复。在进行运动康复治疗之前，需要向医生进行咨询。

▶ 癌症生存者开始运动之前，应该对身体进行哪些评估？

癌症患者，特别是老年癌症患者，因为疾病和治疗的原因，身体已经有了不同程度的改变，会对运动形式和强度有不同的要求，在进行有计划的运动锻炼之前，最好对身体进行全面的评估。

在参加低强度运动之前，并不需要运动测试，如步行、舒缓的拉伸练习或低强度的力量训练。而进行中高强度运动之前，则应该进行相关的运动测试，如心脏压力试验，以衡量心脏应对外部压力的能力。检查时通常要求受试者在跑步机上运动，逐步增加强度，同时检测心电、血压和血氧。这种检查能评估机体的心功能储备，还能发现潜在的冠状动脉供血不足。

进行有计划的运动锻炼之前，还应进行一些特殊的评估，包括：①无论已进行多长时间的抗癌治疗，都建议评估周围神经病变和肌骨病变；②如果有激素治疗，建议对骨折风险进行评估；③对骨转移进行评估，以规避可能引起骨折的运动；④已知有心脏病者，应评估运动的安全性；⑤病态肥胖者需要额外的安全性评估；⑥乳腺癌患者参与上肢运动锻炼前，应进行上臂/肩关节评估；⑦前列腺癌患者应进行肌力和肌萎缩评估；⑧结直肠癌造瘘患者应进行防感染和污染评估；⑨妇科肿瘤患者在有氧运动或力量训练前，建议对下肢淋巴水肿的情况进行评估。

但是，总会有一些病症比较隐秘，不容易被发现，会带来一定的风险，如骨转移灶和心肌损害等。健身专家希望患者的医疗团队来识别这些病症，以期最大可能地发现这些风险。然而，并不推荐对所有患者都这么做，因为过度地强调安全往往是积极运动的最大障碍。运动可能带来风险，但是一定要知道："不运动"也是风险。

▐▶ 哪些情况禁忌进行运动锻炼?

有文献认为如下情况是运动锻炼的禁忌证:①极度疲乏;②严重贫血;③手术创伤愈合期;④心肺疾病;⑤肿胀,如淋巴水肿;⑥肠造瘘。

而这些禁忌是有争议的,只应该被看成是相对禁忌。让极度疲乏和严重贫血的患者量力而行地做一些低强度运动,比如步行,是可以的。大量研究证实,对于心肺疾病患者来说,进行适当的运动康复非常必要。有上肢水肿的患者进行力量训练也是安全的。

▐▶ 哪些情况会影响癌症患者的运动能力? 如何应对?

虽然运动对于癌症患者来说有诸多好处,但一些特殊问题可能会影响癌症患者的运动能力。癌症治疗的一些不良反应可能增加运动损伤的风险,也可能使运动的不良反应加重。对此,美国《癌症生存者营养与运动指南》给出了如下建议。

(1)严重贫血的癌症患者应该推迟运动计划,直到贫血改善,但是日常生活活动不包括在内。与轻度日常活动相当的低强度运动,同样不应该包括在内。

(2)免疫功能受损的癌症患者应该避免进入公共健身房和公共游泳池,直到他们的白细胞计数恢复到了安全水平。接受骨髓移植的癌症患者应该在1年内避免这种暴露风险。

(3)癌症治疗可能会使患者感到非常疲乏,无法完成锻炼计划,这时可以鼓励患者每天进行10分钟的低强度锻炼。

(4)接受放射治疗时,应该注意避免受照射的皮肤接触含氯的水,如公共游泳池内的水。

(5)留置导管的癌症患者应该避免微生物暴露以防感染,如池塘、湖泊和河海中的水;也应该避免置管部位的力量训练,以防导管移位。

(6)有未受控制的并发症的癌症患者,需要与其主管医生协商,以调整运动计划。

(7)有的癌症患者合并存在周围神经病变或共济失调,肢体运动功能下降。此时便不再适合在跑步机上运动,可以用固定的自行车进行锻炼。

除此之外,还有如下情况需要注意。①结直肠癌术后造瘘者应注意避免腹压过高,以免形成瘘口疝;②乳腺癌术后患者上肢运动更应注意循序渐进,特别是合并上肢淋巴水肿时;③盆腔肿瘤术后合并下肢淋巴水肿者,进行下肢力量训练的安全性和获益尚缺乏足够证据;④手术后应该注意预防切口裂开。

▋▶ 癌症患者应该何时开始运动锻炼?

在回答这一问题之前,必须强调一个最为重要的原则:"所有人都应该努力避免不活动。"即使是心肌梗死急性期,也应该在医生的指导下尽早开始运动康复。

有了上述原则,这一问题的答案就明确了:"癌症患者应该在患病初期就尽量开始运动锻炼。"也许在知晓自己患癌以后,无法平静而理性地对自己进行管理,但是应尽量争取早点开始运动。尤其应该避免的,是长时间的卧床、静坐等不活动状态。

比较有争议的是,在癌症积极治疗期间,比如放化疗期间,是否也需要运动呢?关于这一问题,答案是:在癌症治疗期间,运动不仅安全可行,而且有意想不到的辅助治疗效果。

至于怎么运动,不同的癌症患者有不同的要求,应该充分考虑到癌症患者的身体状况和个人偏好。如果已经有运动计划,癌症放化疗期间应该降低运动强度,缩短运动时间。但是,起码的运动目标应该是尽量保持身体的活动,癌症治疗期间的久坐或不活动都是有害的。

如果疾病或治疗需要癌症患者卧床休息,建议卧床期间进行适量运动和适当的物理治疗,不仅有助于保持运动强度和运动幅度,还有助于消除卧床期间的疲劳感,减轻抑郁、不适等不良情绪。躺在床上也是可以运动的。

所有的运动计划都应从低强度开始,循序渐进,根据自己的感觉和症状调整运动进程。如果有条件,运动方案的制订最好由运动专家与临床医生协商完成。如果条件不允许,这也不应该成为不运动的理由。

▌▶ 什么是久坐？为何说久坐是有害的？

一般来说,久坐行为是这么定义的:清醒时,所消耗的能量不超过静息时消耗能量的 1.5 倍,这时的活动就是久坐行为。这包括坐着、看电视、使用电脑和其他屏幕设备、开车,无论是坐着还是躺着,只要符合上述标准,都是久坐行为。久坐行为的概念不能和中高强度运动不足划等号,二者具有完全不同的生理机制。

越来越多的证据表明,独立于运动之外,久坐会增加肥胖、糖尿病、心脑血管疾病和多种癌症的发生率和死亡率。什么是"独立于运动之外"呢？简单说就是运动并不能降低久坐的危害,二者是相对独立的影响因素。

2010 年,加拿大学者发现,久坐增加结直肠癌、子宫内膜癌、卵巢癌、前列腺癌的发病风险,也增加了女性癌症患者的死亡率。久坐行为在当代社会是普遍存在的,应该将减少久坐行为作为一种新的癌症预防策略进行对待。

其实,久坐还会增加很多疾病的风险,包括焦虑、心血管疾病、偏头痛、抑郁、糖尿病、痛风、高血压、血脂紊乱、皮肤问题(如脱发)、肥胖、骨质疏松、脊柱侧凸和腰椎间盘突出症(下腰痛)。

所以说,癌症患者们一定不要久坐,一定要避免不活动。

▌▶ 什么是基线活动？只做基线活动可以吗？

基线活动是指日常生活中的低强度活动,例如,站立、缓慢行走和拿起重量轻的物体。不同的人基线活动量差别很大,但是无论如何,那些只做基线活动的人被《2008 年美国体力活动指南》认为是"不活跃"或"不活动"的。他们可能会做很短暂的中高强度活动,例如爬几层楼梯,但活动时间太短,无法达到指南要求。该指南认为,有氧运动需要至少达到中等强度才能带来实质性的获益。

一般认为,只有基线活动是远远不够的。在该指南中,只有基线活动被评价为体力活动"不活跃(inactive)",简单地说就是"不活动"。这种不健康行为,被认为其危害程度等同于另一种不健康行为——吸烟。

▌▶ 工作和生活中的日常体力活动可以代替运动锻炼吗?

在日常生活和工作中,每天都要进行很多体力活动,例如,步行或骑自行车上班、清扫房间、逛商场购物、穿衣、淋浴、爬楼梯等。但是,这些日常活动的强度很低,持续时间很短,虽然也可能带来一些促进健康的好处,但是效果并不明显,不能代替运动锻炼。

当然,也有的日常活动强度很高、持续时间足够长,例如,伐木工人伐木、人工装卸货物或建筑工地上的一些体力劳动。这些活动往往能达到有氧运动的强度和量,也能达到某些部位力量训练的要求。鉴于从事这些职业的患者的重度体力劳动往往不是以促进健康为目的,难以达到身体素质全面发展的要求,还应进行有计划的锻炼,例如柔韧性训练。

对于工作繁忙、时间紧张的人来说,如果能够将日常活动与运动锻炼统一起来,那当然是好的。这就要将日常活动的强度增加、时间延长,例如,上下班时放弃驾乘汽车,改为步行,步行速度要快,步频要高,达到中等有氧运动强度,持续10分钟以上。这样的日常活动,可以代替部分运动锻炼。

▌▶ 癌症稳定或无瘤生存的癌症患者如何运动?

对于这个问题的回答很简单:"像正常人一样运动"。其实,这一阶段的癌症生存者已经是正常人了。如果具体说与正常人有何区别,那就是"比普通人更需要积极运动的、健康的生活方式。"

对于这一阶段的癌症生存者,美国癌症协会建议:①获得并保持健康的体重,如果超重或肥胖,控制高热量食物的摄入量,增加运动量,以促进减肥。②从事积极、规律的体育运动。在诊断为癌症以后,尽早恢复正常的日常运动,避免活动量过少;每周至少运动 150 分钟;每周至少两次力量训练。

具体的建议是:

(1)所有成年人都应避免不活动。有体力活动就比没有好,有体力活动就有健康获益。

(2)为了拥有实质性的健康获益,成年人应该每周进行至少 150 分钟中等强度或 75 分钟高强度的有氧体力活动,或与此相当的中高强度结合的体力活动。每次至少活动 10 分钟,每周的体力活动量应尽量分摊到每天当中。

(3)想要取得更多和更广泛的健康获益,成年人应增加到每周 300 分钟中等强度或 150 分钟的高强度有氧体力活动,或与此相当的中高强度结合的体力活动。在此基础上再增加体力活动量,还有额外的健康获益。

(4)成年人也应该进行肌肉力量训练,要达到中或高强度,涉及所有的主要肌肉群,每周两次或以上。这会提供额外的健康获益。

上述建议是每一个癌症患者的运动目标,不一定能达到,但要努力向这个标准靠拢。对老年人的建议与此相同,如果身体状况不允许,应该在体能允许的范围内尽量多活动。同时要注意结合自身情况,循序渐进地增加活动量。

▣▶ 身体素质的定义是什么？有哪些构成要素？

根据《2008 年美国体力活动指南》,好的身体素质(physical fitness)要达到这样的标准:在做日常工作时精力充沛,反应机敏,不感到过度的疲乏,有充足的活力去享受闲暇时的爱好或应对紧急情况。身体素质有多个构成要素,包括心肺功能(有氧运动能力)、肌肉力量、肌肉耐力、肌肉爆发力、柔韧性、平衡能力、运动速度、反应能力与身体组成。其中反映心肺功能的有氧运动能力是重中之重,是身体素质和身体健康的基石。身体组成也是健康相关身体素质的一个重要组成部分,反映的是肌肉、脂肪、骨骼和其他重要组织的相对比例,大多数情况下,用体脂率这一指标来量化这一素质。因与营养学内容重叠,这里就不再具体阐述了。

▌▶ 运动能力测试由哪些单项组成?各单项运动能力在综合评价中的权重如何?

运动能力是指人体从事体育活动所具备的能力,上述身体素质也可以理解为运动能力。人体在从事运动锻炼之前,应对运动能力相关指标进行全面评价,以便科学地制订个性化的运动方案。在从事运动锻炼的不同阶段,应定期进行运动能力测试,以客观评价锻炼效果,调整运动方案。

根据国家体育总局 2017 年发布的《全民健身指南》,单项运动能力测试包括有氧运动能力、体重指数(BMI)、肌肉力量、柔韧性、平衡和反应能力的测试。

有氧运动能力反映的是人体长时间进行有氧运动的能力,与心肺功能密切相关。有氧运动能力强,表明心肺功能好。心肺功能是影响人体健康的最重要因素,因此,将有氧运动能力排在综合运动能力评价体系的首位,其权重为 40%。

肥胖可诱发多种慢性疾病,成为公共健康的重要危险因素。体重指数(BMI)是反映身体肥胖程度的指标。鉴于 BMI 在体质与健康评价体系中的重要作用,且对运动能力有明显影响,将 BMI 列入综合运动能力评价体系中,其权重为 20%。

肌肉力量是肌肉在紧张或收缩时所表现出来的克服或抵抗阻力的能力,与运动能力、生存质量密切相关,其权重也为 20%。

柔韧性是指身体活动时各个关节的活动幅度及跨过关节的韧带、肌腱、肌肉、皮肤等组织的弹性、伸展能力。良好的柔韧性可以增加运动幅度,减少运动损伤。其权重为10%。

平衡指维持身体姿势的能力,或控制身体重心的能力。平衡能力是静态与动态活动的基础。良好的平衡能力可以有效地预防因跌倒引起的各种损伤。其权重为5%。

反应能力主要是指人体中枢神经系统接受指令或刺激后,有意识地控制骨骼肌肉系统的快速运动能力,体现了神经与肌肉系统的协调性。其权重也为5%。

对于癌症生存者来说,理解了各项运动能力的权重,有益于分配自己的锻炼时间,做有重点的全面发展。具体测试与评价方法,大家可以参照国家体育总局发布的《全民健身指南》。

▶ 如何理解运动锻炼中的安全性原则?

依据《全民健身指南》,从事体育健身活动必须遵循以下原则:安全、全面发展、循序渐进、个体化。

安全性原则是确保体育活动者不发生或尽量避免发生运动伤害事故,《全民健身指南》认为这是首要原则,在开始体育健身活动之前,应进行体检,全面评价个人身体状况和运动能力。

如果过于强调"运动计划前应进行全面体检和全面评价",这会让很多人在运动健身面前止步不前。其实,对于低强度的运动不需要进行评价。当想到运动安全的时候,也应想到不活动是有害的。当然,癌症生存者更应该注意运动安全,因为癌症本身和抗癌治疗都会引起身体的改变,但同样也应牢记,"不活动是有害的"。

▶ 如何保障运动安全,降低运动风险?

为了安全地进行体力活动,减少受伤和其他不良事件的发生,《2008年美国体力活动指南》给出了如下建议,非常值得参考。

(1)知悉体力活动的风险,但是应该有信心,体力活动几乎对每个人都是安全的。

（2）一些体力活动方式比另一些更安全，所以要了解自己的健康水平和健康目标，并据此选择适合自身的体力活动方式。

（3）为了达到运动要求和健康目标，有时需要增加体力活动量，这时需要循序渐进，随时间推移逐步增加。平时不活动的人应该"慢慢开始，慢慢行动"，逐渐增加体力活动的频率和时间。

（4）为了在体力活动中保护自己，人们应该使用合适的装备和运动设备，寻找安全环境，遵循规章和策略，并对何时、何地、如何活动做出明智的选择。

（5）如果患有慢性疾病，应该向医护人员寻求帮助，并咨询适合自己的体力活动量和方式。

▣▶ 构成体育健身活动方案的要素有哪些？

如前所述，健康相关身体素质包括心肺功能、肌肉力量和耐力、身体组成、柔韧性和平衡能力。其中，身体组成需要结合饮食来控制，平衡能力除了有跌倒风险的老人以外不需要特别的训练，这两种素质在一个合格的运动方案中都能得到加强。所以，一般来说，运动目的可以简化为三项：改善心肺功能、增加力量和提高柔韧性。一个好的运动计划必须具有上述三项功能，其他身体素质也会随之提高，不必进行专门训练。

为了达到上述三个目的，一个好的运动计划需要包括如下四个要素（简称为 FITT）：运动频率（Frequency）、运动强度（Intensity）、运动时间（Time）和运动类型（Type）。

运动类型可以归纳为三大类：①以提高心肺功能为目的的有氧运动；②以提高肌肉力量为目的的力量训练；③以提高柔韧性为目的的拉伸练习。这三类运动的频率、强度和时间要求都不相同，我们下面逐一阐述。

▐▶ 什么是有氧运动？

简单地说，有氧运动是大肌肉群低强度且有节律的持续运动，是指人体在氧气充分供应的情况下进行的体育锻炼。也称为耐力运动。

在《全民健身指南》中，有氧运动能力排在综合运动能力评价体系的首位，其权重为40%。

▐▶ 为什么说有氧运动最为重要？

心肺功能是身体健康的基石，也是体育健身的基石。没有合格的心肺功能，贸然进行高强度运动是有危险的。常有大学新生军训时猝死的消息传出，这主要是由猝死者的心肺功能低下造成的。

人们都知道心肺功能很重要，但是运动锻炼的时候却经常忽视这一点。有人初次健身就进行高强度的力量训练，这就错了。首先，力量训练不能有效改善心肺功能。其次，如果本身心肺功能基础比较差的话，高强度训练对机体来说是危险的。例如，大重量的连续负重练习，可能会使心血管功能差的人猝死，包括年轻人。

心肺功能如此重要，能够提高心肺功能的有氧运动当然也就很重要了。运动健身给普通人和癌症生存者带来的好处，大部分是有氧运动的功劳。所以，在运动计划方案中，有氧运动必须占据首位。

▐▶ 有氧运动的强度是如何判定的？

有氧运动强度的判定方法有两种：绝对强度和相对强度。

绝对强度的判定依据是运动时每分钟消耗的能量。例如，低强度运动的耗能是休息时的1.1~2.9倍，中等强度是3~5.9倍，高强度是超过6倍。绝对强度的判定需要专业设备，并且个体化不强，不实用。

相对强度是进行运动所需的努力程度。做同样的运动，体弱的人比强壮的人需要付出更多的努力，所以，相同的运动对不同的人来说强度是不一样的。运动者可以根据自身的努力程度给运动强度打分，比如坐着休息为 0,竭尽全力为 10,那么 5~6 分为中等强度,7~8 分为高强度。

▶▶ 不同强度的有氧运动,健身效果有何不同?

衡量有氧运动强度的主要指标是心率。为了衡量运动强度,首先必须知道自己所能耐受的最大心率。随着运动强度的增加,摄氧量和心率也增加,在最大负荷强度时,摄氧量不能随着心率的增加而继续增加,这时心率达到了最高水平,这就是最大心率。最大心率时,心脏不能通过心跳加快而继续增加输出的血液量,反而会因心跳太快而使输出量降低,这会带来危险。

最大心率的测定方法有多种,最常用的是公式计算,《全民健身指南》推荐用这一公式来推算正常人的最大心率:

最大心率(次 / 分)=220- 年龄(岁)。

有氧运动时,不同的心率代表不同的强度,会引起不同的生理反应和健身效果。

50%~60%最大心率为热身区间,主要用于培养基本体能,或起到热身和放松的作用。运动前热身和运动后放松都很重要。

60%~70%最大心率为燃脂区间,用于改善基本体能,燃烧脂肪,改善心血管功能。如果你以减肥为主要目的,这一心率区间最好,太慢不燃烧脂肪,太快则不能长时间坚持,也就无法更多地消耗脂肪。有血脂高、动脉硬化风险者适于此区间。

70%~80%最大心率为有氧耐力区间,可以提高锻炼者的心脏每搏输出量,增加肺活量,提高最大摄氧量,有效锻炼心肺功能。如果你以改善心肺功能为目的,就应该在这一区间进行锻炼。

80%~90%最大心率为无氧耐力区间,摄入的氧气已经不足以满足需求,乳酸开始堆积。长期有氧运动训练后,运动能力进入平台期,很难进一步提高,这时,就需要进行这种无氧耐力训练,以提高身体消除和容纳乳酸的能力,使运动成绩进一步提高。

90%~100%最大心率为极限区间,用于爆发力练习,此时乳酸快速堆积,易于受伤,需要严格控制此区域运动时间。

▌▶ 有氧运动的方式有哪些？

有氧运动的方式多种多样,只要是通过大肌肉群的规律运动,使心率加快,就是好的有氧运动方式。

健步走和跑步是最好的有氧运动方式。但是,这对膝关节有一定的要求,要注意下肢力量训练。考虑到运动方式多样化的原则,不宜将此作为唯一的运动方式。其他还有骑行、登山、游泳等,都各有长处。

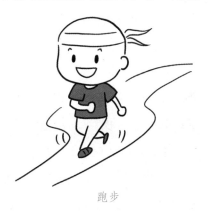

跑步

游泳是一个较好的有氧运动方式,对下肢要求不高,非常安全。除了游泳以外,骑行对膝关节的损害也非常小,膝关节不好的人可以选择。

▌▶ 步行是好的有氧运动方式吗？

这个问题不能简单地用"好"或"不好"来回答,必须有一个前提才能回答,这个前提是:步行对你来说是多大强度的运动。

总的来说,步行健身有很多优点,是最常见、最简便易行的健身方法,老少皆宜。进行步行运动不仅能从中得到精神上的愉快感,而且还有助于降低人体内胆固醇的含量,帮助降低血压,并能起到减肥、助睡眠、增精力和体力等功效。对于平时不活动的人来说,如果你喜欢步行,就已经胜过了很多人,因为很多人都爱久卧或久坐。

步行健身的缺点就是强度太低,普通步行很难达到中高强度。不过,对于身体弱、活动少、有氧运动能力差的肿瘤患者来说,这就不是缺点了,因为绝对强度较低的运动,对他们来说相对强度就不低了。如果步行能够使心率达到目标区间,就可以起到好的有氧运动效果。

99

所以,步行健身适合有氧运动能力差的患者、平时不活动的人群和身体虚弱的人群,用于增强基本体能。

▌▶ 如何进行步行健身?

如果想通过步行健身得到实质性的健康获益,需要把握步行健身的几个要点:

第一,注意运动强度。参照前文的有氧运动强度监测方法,这里不再赘述。简单地说,要走得足够快,最好达到气喘吁吁、讲话费力的程度,同时注意量力而行。

第二,注意运动安全。老年肿瘤患者要特别注意心脏安全,其他人需要注意关节磨损问题。步行对膝关节的损害,不亚于跑步,特别是快步走的时候。所以,不要将步行作为唯一的有氧运动方式。

第三,学学竞走技巧。这样不仅易于达到较大的运动强度,还可以减少运动损伤。如果你把步行作为主要运动方式,那就必须练习一下竞走技巧。不过,竞走具有一定技术难度,需要花时间学习和掌握。

▌▶ 什么是力量练习? 有何益处?

力量练习属于肌肉强化运动,也被称为阻力训练、肌肉力量和耐力练习。泛指那些能够增加骨骼肌肉力量,加强爆发力、耐力和肌肉体积的运动方式。我国《全民健身指南》用力量练习来指代肌肉强化运动。

力量练习包括非器械力量练习和器械力量练习。非器械练习是指克服自身阻力的力量练习,包括俯卧撑、原地纵跳、仰卧起坐等;器械力量练习是指人体在各种力量练习器械上进行的力量练习。

力量练习有助于维持或改善骨骼密度、肌肉质量、身体平衡和协调能力,这些都对于预防身体功能的衰老很重要。很多人有腰痛的毛病,或容易膝关节受伤,主要的原因是腰部和大腿肌肉无力造成的。肩颈痛也常与局部肌肉薄弱有关。肌肉力量差,还会影响身体的平衡与协调能力。为了防止跌倒,老人应该加强力量练习。可以说,没有肌肉力量,运动的效果也会打折扣。

抗衰老,首先要做的还是保持机体的心肺功能水平,这主要靠有氧运动。然后才是通过练习肌肉力量,起到抗衰老的效果。随着年龄的增长,人们会发现臀大肌、肱前肌,还有腹肌、背肌,这些肌肉都会慢慢变少。从一个人的 30 岁到 70 岁,这些肌肉的体积和力量最后只会剩下一半。力量练习可以延缓外表和体力的衰老,保持挺拔的身姿、紧致的肌肤、流畅而饱满的肌肉线条,给人充满活力的美。

力量练习是运动计划的重要组成部分,但运动计划的主要内容应该是有氧运动。对于以促进身体健康为运动目的的癌症生存者来说,有氧运动尤其重要,对此要有清晰的认识,不可本末倒置。

▓▶ 力量练习强度如何判断? 各有何健身效果?

骨骼肌细胞又称为肌纤维,分为红肌纤维与白肌纤维两种,前者主要负责肌肉耐力,后者主要负责力量和爆发力。所以,善于奔跑的人力量不一定大,壮硕的大力士不一定有持久的耐力。耐力不仅与心肺功能有关,也与肌肉耐力相关。

力量练习的负荷重量越大,运动强度越大。在进行力量练习时,常采用最大重复负荷(RM)表示负荷强度的大小。最大重复负荷是指在力量练习时,采用某种负荷时所能重复的最多练习次数。例如,一个人在做哑铃负重臂屈伸时,其最大负荷为 20 千克,且只能重复一次,那么,20 千克就是他的负重臂屈伸的 1 次最大重复负荷(1RM),即 1RM=20kg。如果他能以 15 千克的负荷最多重复 8 次负重臂屈伸,那么,15 千克就是他负重臂屈伸的 8 次最大重复负荷(8RM),即 8RM=15kg。在非器械力量练习时,一个人可以完成 8 次俯卧撑,相当于 8RM,以此类推。

力量练习负荷强度可分为小强度、中强度和大强度三个级别,练习强度与健身效果密切相关。大强度练习,相当于 1 ~ 10RM,每种负荷重量的重复次数为 1～10 次,每个部位重复 2～3 组,组间休息 2～3 分钟,主要用于提高肌肉力量。中等强度练习,相当于 11～20RM,每种负荷重量的重复次数为 10～20 次,每个部位重复 3 组,组间休息 1～2 分钟,用于提高肌肉力量,增加肌肉体积。小强度练习,相当于20RM 或以上,每种负荷重量重复 20 次以上,每个部位重复 2 组,组间休息 1 分钟,主要用于增加肌肉耐力。

总的来说,力量练习时的阻力不宜太小。例如,如果你想练出腹肌,一次做很多个仰卧起坐是不行的。你应该调整角度,增加负重,使你只能做 10～20 个就力竭,达到所需的运动强度。

▌▶ 如何安排力量练习时间?

作为体力活动计划的一部分,儿童和青少年应该在每周至少 3 天的时间里加入肌肉力量训练。

成年人也应该进行肌肉力量训练,要达到中或高强度,涉及所有的主要肌肉群,每周 2 天或以上。这可提供额外的健康获益。

以上成年人体力活动指南建议也适用于老年人。

有一定身体残疾的成年人,只要力所能及,也应该进行肌肉力量训练,要达到中或高强度,涉及所有的主要肌肉群,每周 2 天或以上。这可提供额外的健康获益。

我国的《全民健身指南》给出了如下建议:

初期体育健身活动方案(8 周),适用于刚参加体育健身活动的人,以中等强度的有氧运动为主,配合柔韧性练习。未要求进行力量练习。

中期体育健身活动方案(8 周),以中高强度有氧运动为主,配合柔韧性练习。每周可安排 1～2 次力量练习,采用 20RM 以上负荷,重复 6～8 次。每次 6～8 种肌肉力量练习,各重复 1～2 组。

长期体育健身活动方案(8 周),以中高强度有氧运动为主,配合柔韧性练习。每周进行 2～3 次力量练习,采用 10～20RM 负荷,重复 10～15 次。每次 8～10 种肌肉力量练习,各重复 2～3 组。

▐▶ 如何认识柔韧性的重要性？

柔韧性是指各个关节的活动幅度，这取决于跨过关节的韧带、肌腱、肌肉、皮肤等组织的弹性和伸展能力。

中国有一个传统的说法："筋长一寸，寿延十年"，这强调了柔韧性的重要性，不过这一说法并未得到相关研究的证实。尽管如此，这并未影响其在运动计划中的重要位置。中国《全民健身指南》认为，柔韧性既是一种重要的运动技能，也是日常生活中重要的活动能力。有规律的位伸练习可提高肌肉和韧带的弹性，增加身体活动范围，使身体姿势优美，减少肌肉拉伤，预防和治疗中老年人关节性疾病。

▐▶ 如何通过运动锻炼改善身体的柔韧性？

以提高柔韧性为主要目的的体育锻炼者，可选择各种位伸练习、有氧健身操、太极拳、健身气功、瑜伽等运动，这些均可提高柔韧性。

对于大多数以改善身体健康素质为目的的人来说，不必单独进行柔韧性训练，只须将其作为有氧运动和肌肉力量训练的一部分，即放在准备活动和放松活动阶段进行即可。这样，既可以节省体育锻炼时间，又可以取得较好的健身效果。

训练柔韧性要靠拉伸练习，而拉伸练习包括静力性拉伸和动力性拉伸。静力性拉伸包括正压腿、侧压腿、压肩等；动力性拉伸包括正踢腿、侧踢腿、甩腰等。静力性拉伸的特点是要保持一个拉伸动作静止不动，维持动作15~30秒。它的优点是比较安全，所以我国《全民健身指南》建议，刚开始进行体育健身的人应以静力性拉伸为主，随着柔韧能力的提高，逐渐增加动力性拉伸动作。静力性拉伸不仅安全，效果也很好。但是，近年来有研究显示，静力性拉伸如果在运动前做，不仅不能防止运动损伤，还会降低肌肉力量和反应速度。所以，静力性拉伸应该放在运动之后的放松阶段来做。

在运动之前,无论是在有氧运动还是在力量练习之前,最好做动力性拉伸。动力性拉伸不要求保持一个拉伸动作静止不动,而是连续地做一些拉伸动作,每个动作做到位,然后马上进行下一个拉伸动作。在准备活动的动力性拉伸中,要活动到所有需要运动的关节,包括踝关节、膝关节、髋关节、肩关节、肘关节、腕关节,以及腰部。

▌▶ 如何通过运动锻炼改善骨质疏松?

骨质疏松不仅常见于老年人群,对于癌症生存者来说更为常见,内分泌或激素治疗者尤其如此。骨质疏松还会引起腰背疼痛、脊柱变形,发生骨折的风险加大。骨折使老人的运动能力进一步下降,心肺功能迅速恶化,还可能会带来死亡。

为了改善骨健康状况,癌症生存者应该避免危及骨骼的不良生活方式,如体力活动少、过量饮酒、吸烟、过多饮用含咖啡因的饮料、高钠饮食和膳食不平衡。其中体力活动少,也就是运动锻炼少,是首要不良生活方式。

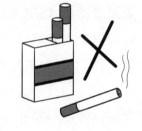

不要吸烟

骨强化运动,是指能够提高骨骼系统强度的体育运动,这类运动对骨骼产生冲击力或张力,从而促进骨骼的生长和强化。负重练习是强化骨骼最有效的运动,如跑步、跳跃、跳绳、快步走和举重。

骨强化运动要达到一定的负荷强度才有效果,至少在运动量或强度上要比日常活动更大,骨强化运动的目的就是对骨骼施加更大的冲击力、压力和张力。想让自己的骨骼更健康,就要增加骨骼的负担。如果骨骼长期没有处于超负荷的状态,成骨细胞的活性会降低,破骨细胞活性增强,结果就是骨量丢失,骨质疏松。

《2008美国体力活动指南》中,对于少年儿童以及老年人的骨强化运动非常重视。该指南认为:

有强有力的研究依据证实,骨强化运动可以改善少年儿童的骨骼健康。

有相当充足的研究依据证实,骨强化运动可以降低老年人骨折的风险,增加老年人骨密度,防治骨质疏松。

在衰老过程中,骨密度的下降可以通过增加体力活动来减缓,这需要中高强度的运动才起作用。

需要指出的是,如果没有危险部位的骨转移,对于面临骨健康问题的癌症生存者来说,骨强化运动同样适用,且更加重要。

▮▶ 如何通过运动锻炼增强平衡能力?

在《全民健身指南》中,平衡能力占综合运动能力评价总权重的5%,特别是对老年人来说,平衡能力尤为重要。国家卫生健康委员会于2011年9月公布的《老年人跌倒干预技术指南》指出,跌倒是我国意外伤害死亡原因的第四位,而在65岁以上的老年人中则为首位。

老年人跌倒的原因很多,包括生理、疾病、环境、心理、药物等各方面原因,其中首要原因是平衡能力的下降。所以,预防跌倒的首要干预措施是加强运动锻炼,改善平衡能力。平衡能力是身体素质的重要指标,包括维持静止平衡及动态平衡的能力。平衡训练也包括静态平衡和动态平衡的练习。

《2008美国体力活动指南》指出,对于有跌倒风险的老年人群,有充分的研究证明:运动是安全的,且能够明显降低老年人的跌倒风险。所以,该指南建议,如果有跌倒风险,老年人应该进行可以维持或改善平衡能力的体育锻炼。老年人应如何锻炼平衡能力呢?该指南提供的练习方法包括退着走、侧身横行、用脚后跟行走、踮起脚用脚趾行走、反复坐下站起。如果有困难,可以先手扶固定物练习。该指南还专门指出,打太极拳有利于预防跌倒。

另外需要指出的是,平衡训练不仅事关平衡能力,还非常有益于改善脑功能。从事平衡训练可提升小脑的功能,虽然小脑只占脑体积的10%,但却包含整个脑部50%的神经元,参与身体协调和思维协调。

对于那些因神经系统损伤导致平衡能力下降的癌症患者来说,进行平衡锻炼时更加需要保护,防止跌倒损伤。

▐▶ 如何安排一次运动健身活动的内容?

根据《全民健身指南》,正确的运动顺序是这样的:准备活动(包括动力性拉伸)、基本活动(有氧运动或力量练习),最后是放松活动(静力性拉伸)。

准备活动一般时长 5 ~ 10 分钟,主要包括两方面内容:一是进行适量的有氧运动,如快走、慢跑等,使身体各器官系统"预热",提前进入工作状态;二是进行各种拉伸训练,增加关节活动度,提高肌肉、韧带等软组织的弹性,预防肌肉损伤。

基本活动是体育锻炼的主要运动形式,主要是有氧运动或力量练习,持续时间一般为 30 ~ 60 分钟。

放松活动是指主要运动之后进行的身体活动,包括行走、慢跑等小强度活动和各种拉伸练习。运动后做一些适度放松活动,有助于消除疲劳,减轻或避免身体出现一些不舒服症状,使身体各器官系统功能逐渐从运动状态恢复到安静状态。放松活动是训练柔韧性的最佳时机,这时进行拉伸练习效果最好,也不易拉伤。

▐▶ 刚参加运动锻炼的人如何安排运动方案?

本问题的回答内容来自《全民健身指南》。

刚参加运动锻炼的人,运动负荷要小,每次运动的持续时间相对较短,使身体逐渐适应运动负荷,逐步提高运动能力。刚开始运动计划时,应选择自己喜欢或与健身目的相符的运动方式。运动后要有舒适的疲劳感,疲劳感觉在运动后第二天基本消失。

开始运动锻炼的初期,增加运动负荷的原则是先增加每天的运动时间,再增加每周运动的天数,最后增加运动强度。

初期运动锻炼的时间约为 8 周,具体方案为:

运动方式:中等强度有氧运动、球类运动、中国传统运动项目如武术、柔韧性练习。

运动强度:55%最大心率,逐渐增加到 60%。

持续时间:每次运动 10~20 分钟,逐渐增加到每次 30~40 分钟。

运动频度:3 天 / 周,逐渐增加到 5 天 / 周。

初期运动方案示例见表 2.6。

表 2.6　初期运动方案

活动内容	星期一	星期二	星期三	星期四	星期五	星期六	星期日
有氧运动	休息	行走 1 千米, 心 率 100 次/分以下	休息	蹬车 3 千米, 心 率 100 次/分以下	休息	郊游或登山 30 分钟	休息
力量练习							
拉伸练习		轻度拉伸		轻度拉伸		轻度拉伸	
基本描述	一般持续时间为 8 周, 每周运动 3 天, 每次 10~20 分钟有氧运动,3~5 分钟拉伸。每两周运动递增 3~5 分钟。第 8 周时,运动时间增加到 30~40 分钟						
自我感受 与评价	运动后有舒适感,精神愉悦						

▶ 运动锻炼一段时间以后,如何调整运动方案?

本问题的回答内容来自《全民健身指南》。

从事 8 周运动锻炼后,人体已基本适应运动初期的运动负荷,身体功能和运动能力有所提高,可以进入中期运动阶段。在这一阶段,继续增加运动强度和运动时间,中等强度有氧运动时间逐渐增加到每周 150 分钟或以上,使机体能够适应中等强度有氧运动。中期运动锻炼的时间约为 8 周,具体方案为:

运动方式:保持初期的运动方式;适当增加力量练习。

运动强度:有氧运动强度由 60%~65%最大心率,逐渐增加到70%~80%最大心率;每周可安排一次无氧运动,力量练习采用 20RM 以上负荷,重复 6~8 次。

持续时间:每次运动 30~50 分钟;如安排无氧运动,每次运动 10~15 分钟;每周 1~2 次力量练习,每次 6~8 种肌肉力量练习,各重复 1~2 组,进行 5~10 分钟拉伸练习。

运动频度:3~5 天/周。

在这一阶段,运动方案基本固定,逐步过渡到长期稳定的运动方案。中期体育健身活动方案举例见表 2.7。

表 2.7 中期运动方案

活动内容	星期一	星期二	星期三	星期四	星期五	星期六	星期日
有氧运动	休息	快走 1 千米,慢跑 2 千米,最大心率 130~140 次/分	快走 3 千米,心率 110~120 次/分		休息	郊游或登山 45 分钟	快走 3 千米或蹬车 10 千米,心率 110~120 次/分
力量练习				力量练习 4 个部位 20~30RM			
拉伸练习		拉伸练习	拉伸练习	拉伸练习		拉伸练习	拉伸练习
基本描述	一般持续时间为 8 周,每周 3~5 天,每次 30~40 分钟,其中有氧运动 2~4 天,力量练习 1~2 天,每次运动后拉伸 5~10 分钟						
自我感受与评价	运动后有舒适感,精神愉悦,体力增强。完成同样强度运动,身体感觉轻松						

长期进行运动锻炼的人如何安排运动方案?

本问题的回答内容来自《全民健身指南》。

当身体机能达到较高水平且养成良好运动习惯后,应建立长期稳定、适合自身特点的运动方案。长期稳定的运动方案每周至少应进行 200~300 分钟的中等强度运动,或 75~150 分钟的高强度运动;每周进行 2~3 次力量练习,不少于 5 次的拉伸练习。具体方案为:

运动方式:保持中期的运动方式。

运动强度:中等强度运动相当于 60%~80% 最大心率,高强度运动达到 80% 以上最大心率;力量练习采用 10~20RM 负荷,重复 10~15 次;

各种拉伸练习。

持续时间：每次中等强度运动 30～60 分钟，或大强度无氧运动 15～25 分钟，或中等、大强度交替运动方式；8～10 种肌肉力量练习，各重复 2～3 组，每次进行 5～10 分钟牵拉练习。

运动频度：运动 5～7 天 / 周，高强度运动每周不超过 3 次。

长期运动方案示例见表 2.8。

表 2.8　长期运动方案

活动内容	星期一	星期二	星期三	星期四	星期五	星期六	星期日
有氧运动	休息	快走 1.5 千米，跑步 3 千米或 4 千米，最大心率 140 ～150 次/分		快走 4 千米或蹬车 15 千米，心率 100~120 次/分	快走 1 千米	郊游或登山 60 分钟	跑步 4 千米，心率 140 ～ 150 次/分
力量练习			6~8 个部位，20~30RM，每个部位 2-3 组		6~8 个部位，20~30RM，每个部位 2-3 组		
拉伸练习		拉伸练习	拉伸练习	拉伸练习	拉伸练习	拉伸练习	拉伸练习
基本描述	相对稳定的运动方案，每周 3~7 天，3~4 天中等强度运动，1~2 天高强度运动，每次运动 30~60 分钟，每周 1~2 次力量练习，每次运动后 10 分钟拉伸练习						
自我感受与评价	运动后有舒适感，精神愉悦，体力增强。有氧运动能力、肌肉力量和柔韧能力均有不同程度提高。完成同样运动，身体感觉轻松						

▉▶ 如何评价自己的运动活跃程度？

根据有氧体力活动强度和每周总量，《2008 美国体力活动指南》将人们的运动活跃水平分成了四个等级：不活跃、低度活跃、中等活跃和高度活跃。无论在理论上还是实践上，这种半量化的分级都是非常有价值的。

不活跃（不活动）是指没有基线活动以外的体力活动。这种状态下是不健康的。

低度活跃是指有基线活动以外的体力活动，但没有达到每周至少 150 分钟中等强度或 75 分钟高强度体力活动的要求。这可以带来一定的健康获益。对于不活跃的人来说，低度活跃应该是他们的第一目标。

中等活跃是指达到每周至少 150 分钟中等强度或 75 分钟高强度体力活动的要求，但是没有达到每周至少 300 分钟中等强度或 150 分钟高强度体力活动的要求。这可以带来实质性的健康获益。

高度活跃是指达到每周至少 300 分钟中等强度或 150 分钟高强度体力活动的要求。这可以带来更多的健康获益。

癌症患者们可以对照这个标准，看看自己处在哪个位置，这会有助于建立积极运动的决心，坚定运动康复的信心。

▶ 运动越多越好吗？运动过量有害吗？如何判断是否运动过量？

总的来说，运动活跃水平越高，获益越大。但是，运动并不是越多就越好。长期过量的运动锻炼会引发一种被称为"过度训练综合征"的疾病，造成机体免疫力低下、食欲下降、睡眠障碍、疲乏、焦虑、易怒。这种病症常见于过度训练的专业运动员。

但是，关于体力活动促进健康的上限在哪里，由于科研伦理，科学家们无法进行相关的前瞻性研究。可以肯定的是，如果你的体力活动没有达到高度活跃的状态，你就不必担心运动过量的问题。

如果运动以后，你的食欲更好，精神更佳，睡眠更香，尽管运动当天有疲乏感，只要第二天疲乏感消失，或者只留下些许肌肉酸痛，那么就没有运动过量。

其实无须过分担心运动过量的问题，一般人很少会运动过量。

▶▶ 儿童和青少年运动锻炼的总体要求有哪些？

《2008 美国体力活动指南》建议：

儿童和青少年每天应有至少 60 分钟的体力活动。

有氧运动：上述每天至少 60 分钟的体力活动中，大部分应该是中或高强度的有氧运动，每周至少有 3 天是高强度运动。

肌肉力量训练：作为体力活动计划的一部分，儿童和青少年应该每周至少有 3 天加入肌肉力量训练。

骨骼强化运动（负重运动）：作为体力活动计划的一部分，儿童和青少年应每周至少有 3 天进行骨骼强化运动。

鼓励儿童和青少年参加符合他们年龄特点的、趣味性、多样化的体力活动。

▶▶ 老年人运动锻炼有何特殊要求？

根据《2008 美国体力活动指南》的建议，成人体力活动指南要点也适用于老年人。此外，以下指南要点仅针对于老年人。

当老年人不能每周做 150 分钟中等强度有氧体力活动时，在体能和身体条件允许的情况下，他们应该尽量积极进行体力活动。

如果老年人有跌倒风险，他们应该做有助于保持或改善平衡的体力活动锻炼。

老年人应该明确了解自身健康状况所允许的体力活动水平。

患有慢性病的老年人应了解他们的病情，以及这些病情会对他们的体力活动安全造成何种影响，以及如何影响。

▶▶ 残疾人运动锻炼的总体要求有哪些？

《2008 美国体力活动指南》建议：

有残疾的成年人，只要力所能及，就应该每周进行至少 150 分钟中等强度或 75 分钟高强度的有氧运动，或与此相当的中高强度结合的体力活动。每次至少运动 10 分钟,每周的运动量应分摊到每天当中。

有残疾的成年人,只要力所能及,也应该进行肌肉力量训练,要达到中或高强度,涉及所有的主要肌肉群,每周两天或以上。这可提供额外的健康获益。

有残疾的成年人,如果不能做到指南要求的体力活动量,也应避免不活动,而是根据自己的能力积极进行有规律的体力活动。

残疾人应向健康工作者咨询适合他们能力的体力活动量和方式。

▋▶ 瑜伽和太极拳对癌症康复有益吗?

瑜伽和太极拳都是既可以锻炼身体,又可以修养身心的体育运动。一个源于印度,一个始于中国,都是东方文明的杰出代表,都是对癌症生存者有益的运动锻炼方式。

在美国癌因性疲乏的医学指南中,瑜伽备受推崇,专家组将其作为一类推荐,成为癌症积极治疗期间和治疗后疲乏的首选干预方式。在诸多运动项目中,唯有瑜伽享此殊荣。瑜伽还可作为睡前减轻压力的方式,和阅读、写日记、冥想和舒缓的音乐一起,被推荐用于改善睡眠质量。

关于瑜伽缓解癌症治疗期间的疲乏,相关研究较多。最近的一些试验表明,瑜伽对于癌因性疲乏的治疗确实有帮助。

太极拳是中国国家级非物质文化遗产,是中华文明的瑰宝。越来越多的科研人员开始关注打太极拳对身体和心理的调节和治疗作用。研究发现,太极拳对促进健康有多方面的益处,可以提高生存质量、改善身体机能,有助于疼痛管理、提高平衡能力、降低跌倒风险、增强免疫力,还能加强身体灵活性和肌肉力量。

可以预见,太极拳的潜在应用领域还会更加广泛,可应用于多发性硬化症、帕金森病、神经运动功能障碍、肺功能不全和全身的肌肉骨骼疾病等的康复治疗。

身心的综合治疗是治疗肿瘤的有益辅助手段,太极拳既能调整生理又能调节心理,可改善肿瘤患者的症状,对肿瘤的治疗和康复均可起到积极作用。

▶▶ **如何认识气功在癌症康复中的作用？**

气功是一种来源于中国传统文化的、身心同修的综合性运动或干预方法，具有一定强身健体的作用，对预防和治疗疾病也有一定作用。

气功不是玄学，更不是什么超自然的力量。气，意为宇宙中万物的生命力或生命能量；功，指通过稳定的实践培养出来的素养或技艺。气功是一种古老的传统医学，它融合了运动（身体姿势）、冥想（集中注意力）和呼吸控制，旨在增强能量或生命力，以平衡人的精神、情绪、心理和身体健康。在癌症的治疗和康复中，气功常用来减轻焦虑、疲劳和疼痛，增强免疫力。

同时，我们不应夸大气功的作用，更不能寄希望于气功来控制癌症，因为这没有任何研究依据。气功在癌症治疗中的价值，主要体现在姑息和对症治疗、癌症康复方面。

（郑爱民　王飞）

肿瘤患者的康复辅助具 ✐

▶▶ **什么叫辅助具？**

肿瘤患者常常会面临一系列功能障碍，不能独立完成日常生活活动、学习或工作。因此，需要一些专门的器具来加强其减弱的功能或代偿其丧失的功能，这些器械统称为功能性辅助具或康复辅助具。

康复辅助具通过代偿的方式来矫治畸形、弥补功能缺陷和预防功能进一步退化，使患者能最大限度地实现生活自理，回归社会。康复辅助具包括技术性辅助装置（需要能源驱动，自动化操作）和自助器具（无能源驱动，由人工操作）。常见的康复辅助具包括假肢、矫形器、助行器和自助器具。

▮▶ 哪些肿瘤患者需要辅助具?

所有类型的肿瘤患者,出现以下功能障碍时,需要选择和配置合适的辅助具:①存在上下肢关节活动受限时,需要配置矫形器来矫正和固定,以维持正常关节功能;②肿瘤侵犯骨骼(原发性或转移性),为预防病理性骨折,或术后需要保护、免负荷和稳定时,需要配置矫形器;③合并中枢性或外周神经损伤,导致偏瘫、截瘫时,需要矫形器来支撑、稳定,加强或代偿相应功能;④各种原因导致肢体截肢时,需要配置假肢;⑤各种原因导致的一些日常生活活动受限时,为提高独立生活能力(包括步行、饮食、穿衣、工作、学习、娱乐等),需要日常生活辅助具来代偿相应功能;⑥加强或代偿一些特殊功能,如吞咽、言语、听力功能;⑦各种原因导致的疼痛,需要一些辅助具来保护和限制疼痛进展。

▮▶ 常见的日常生活辅助具有哪些种类? 如何合理选择?

日常生活辅助具是为不能独立完成日常生活活动、学习或工作的患者而设计制作的。生活辅助具主要包括进食类辅助具、多功能 C 型夹、万能日常生活手套、长对掌支具、梳洗修饰类自助器、穿着类自助器、排泄自助器、沐浴自助器、阅读自助器、助听器、书写打字自助器、通讯自助器、取物自助器、文娱类自助器、厨房自助器、擦地自助器、开门自助器等。根据患者实际生活中的功能受限情况酌情选用,达到实用、便捷、省力的效果。

▮▶ 什么叫矫形器? 常见的矫形器有哪些?

为了预防或矫正四肢、躯干畸形,或治疗骨关节及神经肌肉障碍并补偿其功能,装配于人体四肢、躯干等部位的体外器具统称为矫形器。

根据功能,常见的矫形器包括固定性(静止性)和功能性(可动性)两大类。前者没有运动装置,用于固定、支持、制动;后者有运动装置,允许肢体活动或用于控制、帮助肢体运动。根据装配位置,常见的矫形器又分为上肢矫形器、下肢矫形器、矫形鞋和脊柱矫形器。

▮▶ 对于肿瘤患者,矫形器可以发挥哪些功能?

（1）稳定与支持功能。通过限制肢体或躯干的异常运动来保持关节的稳定性,恢复承重或运动能力。

（2）固定与矫正。对已出现畸形的肢体或躯干,通过固定病变部位来矫正畸形,或防止畸形加重。

（3）保护与免负荷。通过固定病变的肢体或关节,限制其异常活动,保持肢体、关节的正常对线关系,对下肢承重关节可以减轻或免除长轴承重。

（4）代偿与助动。通过某些装置如橡皮筋、弹簧等来提供动力或储能,代偿已经失去的肌肉功能,或对肌力较弱部分给予一定的助力,以辅助肢体活动或使瘫痪的肢体产生运动。

▮▶ 肿瘤患者在准备佩戴矫形器时, 需要经过怎样的康复流程?

在装配矫形器前,应经过康复医生专科评估,进行相应的配置前康复治疗（如增强局部肌力,改善关节活动范围,提高协调能力等）,为使用矫形器创造条件。

在矫形器正式使用前,要进行试穿,了解矫形器是否达到处方要求,舒适性如何,对线是否正确,动力装置是否可靠,并进行相应的调整。然后,矫形器工程师会教会患者如何穿脱矫形器,如何穿戴矫形器进行功能活动。在试穿之后, 需要再检查矫形器的装配是否符合生物力学原理,是否可以达到预期的目的和效果,了解患者使用矫形器后的感觉和反应。

以上流程合格后,才可交付患者正式使用。对需要长期使用矫形器的患者,应每3个月或半年随访一次,以了解矫形器的使用效果及病情变化,必要时进行调整。

▮▶ 肿瘤患者常用的上肢矫形器有哪些？它们发挥哪些作用？

常用的上肢矫形器包括肩肘腕手矫形器、肘腕手矫形器、腕手矫形器和手矫形器。上肢矫形器除了保持肢体处于功能位、防止关节挛缩、预防或矫正上肢畸形外，最重要的功能是补偿或代偿上肢瘫痪肌肉的运动功能,从而最大限度发挥手功能,完成日常活动。以下情况需要上肢矫形器:①肿瘤所致的上肢神经损伤,导致腕、肘或肩关节周围肌肉缺失或肌力不足,无法将手放置在合适位置,矫形器可以代偿肌力不足或缺失肌肉的功能,如无法保证正常抓握的肌力不足的肌肉;②骨肿瘤术后,尤其是脊柱肿瘤术后,矫形器可提供骨骼损伤部分的承重,防止软组织损伤,以促进愈合;③肿瘤可引起的各种关节疼痛,矫形器有助于控制疼痛,减缓炎症进展;④肿瘤合并外周或中枢神经损伤时,可以使用矫形器预防上肢畸形,或牵拉痉挛的上肢肌群;⑤肿瘤合并上肢软组织挛缩时,可以使用上肢矫形器来固定和牵拉相应的肌肉挛缩。

▮▶ 肿瘤患者常用的下肢矫形器有哪些？它们发挥哪些作用？

常见的下肢矫形器包括髋膝踝足矫形器、膝矫形器、膝踝足矫形器和踝足矫形器,主要作用是支撑体重,辅助或替代肢体功能,限制下肢关节不必要的活动,保持下肢稳定,改善站立和步行时的姿态,预防和矫正畸形。

▮▶ 选择下肢矫形器时需要注意什么？

选择下肢矫形器必须注意:①穿戴后肢体不应有明显的压迫感,例如膝踝足矫形器,在屈膝 90°时不能压迫腘窝;②肿瘤患者容易发生淋巴水肿,所以对存在下肢水肿的患者,矫形器不宜紧贴皮肤;③制作下肢矫形器时,需要严格的生物力线评估,这对于患者的行走功能非常重要;④对于需要关节活动的患者,矫形器需要与患者的生理关节严密的吻合,避免运动时生物力线不一致,导致疼痛、关节肿胀、皮肤磨损等问题。

▋▶ 什么情况下肿瘤患者需要佩戴踝足矫形器？如何选择合适的踝足矫形器？

肿瘤患者的足下垂常见原因可能包括:①肿瘤侵犯或压迫、化疗反应或术后导致的下肢外周神经损伤,引发胫前肌和(或)小腿三头肌无力;②原发性或继发性肿瘤导致中枢神经损伤,出现小腿三头肌痉挛导致足下垂;③长期制动导致的小腿三头肌挛缩;④踝周力量减弱,无法支持步行。以上情况下,患者可选择配置踝足矫形器来预防和控制挛缩和痉挛,代偿支撑能力以恢复步行。

选择踝足矫形器时必须仔细评估并根据患者需求来最终决定。普通成品踝足矫形器的适用范围最广,可以基本覆盖所有功能。但如果患者挛缩/痉挛程度较重,或普通材质的踝足矫形器无法支撑体重时,可选择更加坚固的材料定制踝足矫形器。碳纤维材质的踝足矫形器较轻便,易于穿戴,适用于长期佩戴使用,避免笨重、耗能。

▋▶ 什么情况下肿瘤患者需要配置膝关节矫形器？

肿瘤患者因各种原因导致膝关节疼痛、膝周力量减弱,或膝关节及附件出现损伤时,需要配置膝关节矫形器。尤其是当患者因膝关节功能障碍,不能站立或行走时,为改善患者活动能力,避免长期卧床,实现生活独立,需要佩带膝关节矫形器,起到保护、固定和支撑膝关节的作用,减轻膝关节压迫性疼痛。

肿瘤侵犯膝关节周围,在保守治疗中或在术后,也可以选择配置膝关节矫形器来固定、保护和支撑膝关节。

▶ 为什么说一双合适的鞋对患者很重要？ 如何选择合适的矫形鞋？

鞋作为下肢的基底,直接影响下肢的整体功能,因此,当肿瘤患者出现步行障碍时,需要仔细评估患者是否需要定制合适的鞋,任何包含脚部在内的下肢矫形器也需要定制合适的鞋。

选择鞋时需要考虑的因素包括鞋的大小、形状,是否合脚及其功能。在选择鞋时,双脚的长度和宽度都应测量,一般选择适合较大的那只脚的那双鞋,对较小的那只脚的鞋需要用一些特殊材料填充。建议使用两只不同大小的鞋。选择鞋时,应该在站立时确认,因为在承重时和一些病理条件下,脚的形状会发生改变,而且需要在站立时、行走时及快速停下时均对鞋加以测试。

▶ 患者如何自己检测鞋是否合适？ 如何适应一双新鞋？

一双鞋很合适,最好的证据就是,连续几小时的穿戴和行走之后,仍觉得它很舒适。合脚,不引起疼痛、皮肤受损或足部变形,是合适的鞋的第一要求。

一双好的鞋,应当使足横弓的功能正常,体重均匀分布在足底,前足在鞋内没有滑动,在内外侧鞋边没有空隙,后跟支撑架紧紧包住跟骨,但没有挤压到跟骨,并只有少量的活动。鞋边的高度应足够让鞋容纳脚,不容易脱出。

如果肿瘤患者的脚是处于丧失感觉的病理状态下,新鞋的穿戴时间应该从每天 2 小时逐渐增加,每天应对脚部皮肤进行仔细的检查。

▣▶ 脊柱矫形器有哪些？它们发挥什么作用？

脊柱矫形器主要用于固定和保护脊柱,矫正脊柱的异常力学关系,减轻躯干的局部疼痛,保护病变部位免受进一步的损伤,支持瘫痪的肌肉,预防和矫正畸形,通过对躯干的支持、运动限制和对脊柱对线的再调整,达到矫正、治疗脊柱疾患的目的。

脊柱肿瘤患者,当脊柱处于不稳定状态时,需要配置硬质脊柱矫形器以支持和保护脊柱,例如颈胸腰矫形器、腰骶矫形器;当脊柱稳定性尚可,只是为了限制脊柱活动,以缓解局部疼痛,可以配置腰围、颈托等。

▣▶ 常见的颈部矫形器有哪些类型？如何选择颈部矫形器？

常见的颈部矫形器包括:①软颈托,有较强的颈椎屈伸控制能力;②胸枕颌固定性颈部矫形器,不但可以较好地控制颈椎的屈伸、侧屈和旋转活动,而且可以让患者在仰卧位上穿戴,然后再坐起来;③头环式颈胸椎矫形器,具有良好的限制颈椎活动、保护对线良好、减轻轴向负荷的功能。

不同的颈部矫形器对颈椎活动的控制作用和效果有很大差别,包括限制效果最小的软性围领到限制效果最好的环圈式支架。为了充分实现矫形器限制活动的效果,必须正确地选择和穿戴矫形器。

软性颈托常被作为颈椎过度屈伸损伤患者早期治疗的处方措施,其治疗的有效性还在检验中,这种矫形器仅是提醒患者不要去活动,适合于治疗各种原因导致的轻度肌肉痉挛和轻度软组织损伤。

预制的硬性颈托用于治疗前的固定,或患者颈椎持续损伤需要长期治疗的情况。

对于需要长期护理的患者来说,可选择费城颈托,费城颈托是两片式结构设计,由泡沫塑料制成,用于支撑下颌和枕骨。

▐▶ 什么是保护性腰围？什么时候需要佩戴保护性腰围？

保护性腰围可以限制腰椎运动，可减少腰椎及椎间盘的负荷，适用于辅助治疗肿瘤患者各种原因导致的腰痛。

保护性腰围通常是由预制好的纤维制作而成的，前面使用尼龙搭扣或拉带围住腰部和腹部。此类矫形器设计形式各异，包括腰带或腹带、保暖型腰围和腰骶腰围。后者也可以进一步改进，加入硬性后撑带。

对于合并胸部以下瘫痪的肿瘤患者，除了缓解腰部疼痛外，保护性腰围还有维持体位姿势的作用，帮助血管收缩，增加膈肌活动，提高通气量以支持呼吸。

▐▶ 常见的保护性腰围有哪些种类？如何正确佩戴？腰围需要长期佩戴吗？

保护性腰围根据材料分为布腰围、弹力布腰围和皮制腰围。布和弹力布腰围易于与体型相符，穿着舒适；皮制腰围多呈花篮状，固定性和透气性好。为了增加固定性能，各种腰围在腰椎两侧可加用弹性或硬性钢条。

佩戴腰围时必须紧紧地围绕腰部和下腹部包裹，以便于提高腹压。

腰骶腰围比普通腰围要长，前上沿边缘略低于剑突下缘，下侧缘略高于耻骨联合。腰围应舒适地贴合于躯干。

使用腰围时应注意加强腰背肌训练，防止由于长期使用腰围引起腰肌萎缩。只要症状有缓解，可停止使用。建议在专科医生复诊后再决定是否解除腰围。

▐▶ 肿瘤患者常常存在步行困难，哪些辅助具可以帮助患者实现步行？

肿瘤患者若出现步行障碍，可以使用助行器来帮助患者代偿步行能力。

辅助人体支撑体重、保持平衡和行走的工具称为助行器。根据其结构和功能,可分为无动力式助行器、功能性电刺激助行器和动力式助行器。无动力式助行器结构简单,价格低廉,使用方便,是最常见的助行器。日常生活中最常见的无动力式助行器就是各种类型的拐杖和步行器。

▶ 日常生活中常见的拐杖有哪些?各有什么帮助?

根据拐杖的结构和使用方法,可分为手杖、前臂杖和平台杖和腋杖四大类。

(1)手杖。是指可以用一只手扶持以助行走,可分为:①单足手杖(如图 A),适用于握力好、上肢支撑力强的患者,如偏瘫患者的健侧、老年人等;②多足手杖(如图 B),支撑面广且稳定,用于平稳能力欠佳、用单足手杖不能安全行走的患者。

(2)前臂杖(如图C)。适用于握力差、前臂力较弱但又不必用腋杖者。优点为轻便、美观,使用时,该侧手仍可自由活动。例如,需要用该手开门时,手可脱离手柄去转动门把,而不用担心拐杖会脱手,因为臂套仍将拐杖保持在前臂上。缺点是稳定性欠佳。

(3)腋杖(如图 D)。稳定可靠,用于截瘫而上肢功能正常或外伤较严重者,腋杖的长度一般可以调节。

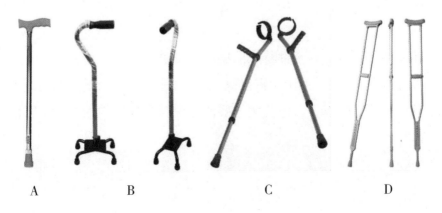

A   B   C   D

▮▶ 常见的步行辅助器有哪些？选择合适的步行器需要注意什么？

相比于拐杖，步行辅助器可支持体重，便于站立或步行。其支撑面积较拐杖大，故稳定性好。最常见的步行辅助器有助行架、老年人用步行车和截瘫助行器。

在选择合适的步行辅助器时需要注意：①扶手高度合适，高度调整后应支撑稳定；②框架有足够的支撑稳定性；③患者有能力向前移动才可选择步行器。

▮▶ 常见的助行架有哪些类型？如何选择合适的助行架？

助行架是一种三边形（前面和左右两侧）的金属框架，一般用铝合金材料制成，自身质量很轻，可将患者保护在其中。常见的助行架根据结构可分为固定型、交互型和有轮型，适用标准如下：

（1）固定型。使用时双手提起两侧扶手同时向前放于地面代替一足，然后健腿迈步。适用于下肢不能长时间负重者。

（2）交互型。体积较小，无脚轮，可调节高度。使用时先向前移动一侧，然后再向前移动另一侧，如此交替移动前进。适用于立位平衡差、下肢肌力差的肿瘤患者，其优点是方便如厕。

（3）有轮型。适用于上肢肌力差、提起步行器有困难者，可以向前推动助行器。

日常生活中，还有一种特殊的助行架为老年人用步行车，它有 4 个轮，移动容易。使用时不用手握操纵，而是将前臂平放于垫圈上前进。适用于步行不稳的老年人，但使用时要注意保持身体与地面垂直，否则容易滑倒。

▐▶ 肿瘤患者在使用轮椅时,需要有什么特殊定制要求?

肿瘤患者若需要长期使用轮椅来实现长距离移动,需要选择合适的轮椅。

普通轮椅一般由轮椅架、轮(大车轮、小脚轮)、刹车装置、椅座、靠背四个部分组成。乘坐轮椅者承受压力的主要部位是坐骨结节、大腿及腘窝、肩胛区。因此,在选择轮椅时要注意这些部位的尺寸是否合适,避免出现皮肤磨损、擦伤及压疮。

为满足特殊患者的需要,轮椅可以设计特殊的部件,如增加手柄摩擦面,便于患者推动轮椅;安装防震装置、防滑装置、延伸车闸;在扶手上安装臂托、轮椅桌以方便患者吃饭、写字等。

除了手动轮椅外,如患者无法推动轮椅,可以选择护理员使用的推动式轮椅,若患者需要长距离外出,可选择电动轮椅,以增加患者独立外出能力。

▐▶ 如何选择合适的轮椅?

选择合适的轮椅时,需要测量的内容包括座位宽度、长度、高度,靠背高度、扶手高度及坐垫。

(1)座位宽度。即轮椅两侧扶手侧板之间的距离。测量坐下时臀两侧之间最宽的距离,再加5cm,即可使坐下后两边各有2.5cm的空隙。座位太窄,上下轮椅比较困难,臀部及大腿组织受到压迫;座位太宽则不易坐稳,操纵轮椅不方便,双上肢易疲劳,进出门困难。

(2)座位长度。即轮椅靠背到座位前缘之间的距离。测量坐下时后臀部至小腿腓肠肌之间的水平距离,将测量结果减去6.5cm。座位太短,体重主要落在坐骨上,局部易受压过多;座位太长会压迫腘窝,影响局部血液循环,并容易刺激该处皮肤。大腿较短或髋膝屈曲挛缩的患者,使用短座位轮椅较好。

(3)座位高度。测量坐下时足跟(或鞋跟)至腘窝之间的距离,再加

4cm。在放置脚踏板时,板面至少离地5cm。座位太高,轮椅不能驶入桌旁;座位太低,坐骨承受的压力过大。

(4)坐垫。为了舒适和防止压疮,座位上应放坐垫,可用泡沫橡胶(5~10cm厚)或凝胶垫子。为防止座位下陷,可在坐垫下放一张0.6cm厚的胶合板。

(5)靠背高度。靠背越高越稳定,靠背越低上身及上肢的活动范围就越大。低靠背:测量坐面至腋窝的距离(一臂或两臂向前平伸),将此结果减去10cm。高靠背:测量坐面至肩部或后枕部的距离。

(6)扶手高度。指轮椅座面到扶手之间的距离。坐下时,上臂垂直,前臂平放于扶手上,测量椅面至前臂下缘的高度,加2.5cm。适当的扶手高度有助于保持正确的身体姿势和平衡,并可使上肢放置在舒适的位置上。扶手太高,上臂被迫上抬,易感疲劳;扶手太低,则需要上身前倾才能维持平衡,不仅容易疲劳,还可能影响呼吸。

▮▶ 为什么要为轮椅选择合适的坐垫?如何选择合适的坐垫?

良好的坐垫既可以解决轮椅患者的皮肤管理和舒适度问题,也可以减少骨骼畸形的发生。对于需要长期坐轮椅、有感觉障碍、无法转变重心或极度消瘦的患者,皮肤管理非常重要。常见的皮肤损伤或者压疮的外因包括骨突部位长期受压、长期受到摩擦力和剪切力的作用,以及高温和潮湿影响;内因包括无法移动、营养不良、血管疾病和软组织缺乏弹性等。

由于压疮的诱因各异,坐垫的选择也随之而异。如对于出汗较多或大小便失禁的患者来说,可选择通气性较好、压力分布均匀的坐垫。对于易发生压疮的患者来说,要优先考虑能够强有力分散压力的蜂窝型坐垫。

▮▷ 什么时候需要配假肢？假肢有哪些种类可供选择？

当肿瘤患者必须截去部分肢体，为了代偿其肢体缺损和失去的功能，可以为其专门制造、装配假肢。但某些情况下，虽然截肢者都希望能恢复被截去的肢体，尽可能保持正常的肢体外观，但在装配假肢时，要充分考虑到穿戴假肢后对基本功能的影响，以功能代偿为主。例如，有些截肢者装配了装饰性假手，反而失去了残手的感觉，由此妨碍了残手发挥功能，此时则不需要勉强装配。

假肢按结构分为内骨骼式和外骨骼式假肢；按用途分为装饰性、功能性、作业性和运动性假肢；按安装时间分为临时假肢和正式假肢。需要根据患者个人需求来配置合适的假肢。

▮▷ 不是所有的残肢都适合配假肢，装配假肢的标准是什么？

（1）残肢的长度要适当，过短缺乏足够的杠杆力去控制假肢，过长则缺乏安装假肢的空间。

（2）残肢皮肤应耐压、耐磨、感觉正常、切口瘢痕呈线状、与骨无粘连。

（3）应有适量的皮下组织，使残端有较好的承重能力。

（4）残肢的局部应无压痛。

（5）截肢侧的关节应无畸形并有良好的功能。

（6）临时性假肢应该在术后尽早装配。永久性假肢要在若干个月后装配。

▮▷ 如何选择合适的下肢假肢？

根据患者的截肢部位和适用范围，可以将下肢假肢分为半足假肢、踝部假肢、小腿假肢、膝关节离断假肢、大腿假肢和髋关节离断假肢。

下肢假肢最重要的功能是具有良好的承重功能，因此需要与健侧肢体长度相等,残肢与假肢接受腔接触紧密,接受腔内移动小,步态接近于正常。

一旦患者体会到接受腔的舒适感,可以开始评估和正确选择相应部件,保证患者在坐、站、移动、行走和跑步时发挥最大的独立性和功能。

最后,下肢假肢也要考虑装饰性,需要外观逼真、容易操纵、轻便耐用、穿脱方便。

▣▶ 上肢假肢的作用有哪些？如何选择合适的上肢假肢？

上肢假肢要求能基本达到上肢的功能,外观逼真,容易操纵。同时,假肢要轻便耐用,穿脱方便。常用的上肢假肢类型包括装饰性假肢、功能性假肢、工具性假肢、电动假肢等。

(1)装饰性假肢。用皮革、橡胶、聚氯乙烯树脂或硅橡胶制成,能弥补上肢外观缺陷,起到装饰和平衡身体的作用,适用于上肢各部位截肢者使用。

(2)功能性假肢。也称自身动力假肢,假肢末端装置有手的外形,外套塑料装饰手套。拇指、四指的对掌可以通过肩肘关节的运动,拉动牵引索,控制假手的展开与闭合。按截肢部位分为腕离断功能手、前臂功能手、肘离断功能手和上臂功能手。适用于单侧上肢截肢后,需要用残手辅助健侧上肢做双手活动的患者,以及双前臂截肢者,帮助其恢复其独立生活与工作能力。

(3)工具性假肢。由残肢接受腔、工具连接器和各种专用工具构成。没有手的外形,但结构简单、耐用、功能好。适用于上肢各部位截肢者在劳动中使用。

(4)钩状手。结构简单,动作灵巧、实用,是一种"万能"工具手,因可利用自身动力或外部动力操纵钩状手的张开、闭合,因此也是一种特殊的功能性假手。

(5)电动假肢。采用微型直流电机为驱动力,驱动假手张开、闭合。控制方式包括:①开关控制,用微动开关控制电机,线路简单,但功能有限;②肌电控制,利用肢体残端肌肉收缩产生肌电信号,控制电机驱动。假肢可以达到两个自由度活动。缺点是故障率高,价格相对较高。

▶▶ 骨肿瘤截肢术后患者,在装配假肢前后需要接受康复训练吗?

当然需要,假肢训练是康复过程中的重要组成部分,影响假肢的成功使用和接纳。

配置假肢前应该持续进行对全身力量和残肢近端活动范围的训练。制作完成假肢后,应由假肢团队成员检查,确保假肢适配舒服,操纵系统调整到最大功能。在假肢使用和训练早期,每隔 15~30 分钟就要脱下假肢检查, 查看是否有由接受腔适配不良导致的压力过大或刺激现象。由于皮肤耐受性增加,假肢穿着时间在最初几天逐渐增加,其后可以快速增加。一副适配良好的假肢,可以让上肢截肢者在适应 1~2 周之后即可整天穿戴。

专门的康复训练内容包括指导如何穿戴假肢和脱下假肢、调整残肢袜套的层数,以及如何清洁并护理残肢和假肢。

上臂截肢者要求能操纵手部装置、位置活动并锁定肘关节,能在有经验的治疗师的指导下,抓起物体和放下物体、移动物体,完成手部装置的功能活动定位。此外, 要求患者在训练中进行和模拟日常生活活动、家务活动、职业活动、娱乐活动。

在上肢假肢操纵训练中, 体外力源的假肢相对自身力源假肢来说要复杂得多,除了上述训练之外,患者必须学会区分、调整并维持随意肌肉收缩,有选择地操纵假肢的动力功能。相比人体自身力源假肢,训练体外力源(电动)假肢往往需要更多的时间。

▶▶ 鼻咽癌术后患者可以使用哪些辅助具?

鼻咽癌患者在术后需要保留气管切开时, 可以在气管套管口安放一个单向通气阀,用于改善吞咽、通气和说话功能,其主要目的是为拔除气管插管创造条件,恢复吞咽与说话功能,又称为"说话瓣膜"。

对于鼻咽癌术后存在说话能力严重缺损者,也有广泛的辅助具可用。例如,对发声小、呼吸支持差,以及说话很轻者,有许多便携式的扩音器可用,还有一些器具对构音障碍者清晰发言有用,如语音放大器,使用者对准麦克风说话,声音被处理后,再从系统的音箱中发出。国外还有一些低技术语音输出的 AAC 器具,能简单地编程和使用,如语音符号写字板、Go Talk 和 Tech Talk 8 等沟通器具,都使用了数字语音输出,使用者只要简单地压住一个按钮激活,就可以将预先录好的短语说出来,这些短语都是为快速沟通而事先设定的简单短语,如"您好""好的""一起吧"等。

▓▶ 存在肢体肿胀的肿瘤患者可以选择哪些辅助具帮助消肿?

肿瘤患者常常出现肢端肿胀,大多数原因可能是肿瘤压迫或侵犯淋巴管、静脉,也有可能是深静脉血栓形成。因此,当患者出现肢体肿胀时,应首先进行全面诊断,明确肿胀原因。

当排除相关禁忌,医生建议可以进行消肿治疗时,临床首选的减轻水肿的最简单方法是抬高患肢,因此,可以给患者配置合适的悬吊带。

顽固性淋巴水肿可以采用加压绷带或穿压力衣来加强淋巴回流的治疗效果。患者可以量身定制合适的压力衣,也可以选择局部成品(如压力袜、压力袖套等)穿戴。

穿戴压力制品时,应告知患者和家属注意观察肢体末端皮肤血运情况,若出现远端肢体苍白、发凉、麻木等不舒服的症状,应及时脱卸压力制品。

▣▶ 如果肿瘤患者需要配置矫形器、辅助具和假肢，需要去哪里进行评估和定制？

若肿瘤患者需要配置康复辅具，一般先去康复医学科挂号咨询，由康复专科医生进行评估，由康复团队给出矫形器处方、设计和制作，最后再进行穿戴、调试和训练。

首先，患者应至康复医学科就诊，由康复医生从患者体检和心理学等检查的结果中，了解患者的全面情况，经过分析后，制订整体的康复治疗计划和训练方案，根据这一方案对假肢矫形器及其他辅助具提出要求，包括种类、形式、主要部件和制作材料、装配部位、装配目的等。

其次，康复团队技术人员按处方要求，测量尺寸、绘图、取型、修型、制作、组装和试样，初步完成后提交初期检验。

检验完成后，对患者进行试戴，依据试戴时的测量和评估资料，确定最终方案。完成制作后应进行适用性评定和临床效果评定，说明使用注意事项，安排复查日期，并结合患者情况，对其康复及日常生活提出新的建议。

在安装前、初检后与装配完毕后，训练的要求由康复医师制订，项目由治疗师安排。

▣▶ 什么情况下需要更换矫形器？

以下情况均提示矫形器或假肢不合适：①患者本人无法准确、轻松地穿脱矫形器；②穿戴后，矫形器会阻碍坐或站，影响步行，出现异常步态；③脱下矫形器后，出现皮肤压迫症状。一旦出现这些情况，患者应尽快复诊，要求调整，或重新设计并制作矫形器或假肢。

（胡筱蓉　王飞）

第三章 ◀▌▌

肿瘤康复的时机

术后康复 ✒

▐▶ 何为外科手术？胃镜下黏膜切除、气管镜下冷冻治疗、氩氦刀、射频消融等治疗是外科手术吗？

外科手术是治疗恶性肿瘤的最有效手段之一，早期及中期的恶性肿瘤患者大多首选手术治疗。外科手术一般是指破坏组织完整性（切开），或使完整性受到破坏的组织复原(缝合)的操作,并且一般需要将患者全身麻醉。目前手术一般分为开放手术和微创手术,微创手术又包括电视辅助腔镜手术及达芬奇机器人手术两种（无论选择何种手术方式,手术目的均是完整切除肿瘤组织）。上述的胃镜下黏膜切除、气管镜下冷冻治疗、氩氦刀、射频消融等治疗均不属于外科手术的范畴。

▐▶ 术后康复从什么时机开始？

外科手术一般会对患者身体造成比较大的创伤,且需要配合全身麻醉,故肿瘤患者术后应尽早采取康复医疗措施,促进患者从手术创伤中迅速恢复,改善机体功能,巩固手术治疗的效果,减少术后并发症。术后康复应该自患者术后回到病房的那一刻就开始了,这个阶段主要由医生及护士主导,患者家属主要做好观察及配合工作,如密切观察患者的生命体征及随身各种管道(引流管、输液管、尿管等)的在位及是否通畅。注意保持呼吸道通畅,以免分泌物或呕吐物阻塞气管,可帮助患者多做深呼吸和咳嗽动作,促进肺扩张,防止出现坠积性肺炎;帮助患者翻身、拍背,防止褥疮的发生;帮助患者尽早下床,促进生理功能和体力的恢复,还可以促进胃肠功能,减少局部及全身并发症的发生。

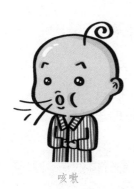

咳嗽

▮▶ 术后需要随访吗？一般随访哪些内容？

患者术后定期复查是观察手术疗效，监测并预防肿瘤复发或转移的重要措施之一，对于患者的病情监测及远期疗效的判断具有重要意义，故术后随访是十分必要的，可使患者及家属对疾病的进展有所了解，并且可以帮助医生更好地掌握患者疾病的进展情况，更好地指导患者治疗。术后随访根据患者的具体病情而定，术后早期或病情较重时，建议 3~6 个月随访一次；术后时间较长，病情比较稳定时可 6 个月至 1 年随访一次。随访内容包括患者近期的自我感觉、身体状况、有无特殊不适及症状、近期的检查结果等。

▮▶ 手术后再戒烟还有意义吗？

吸烟与多种肿瘤发病有关，其中吸烟和肺癌关系最为密切，为其独立危险因素，早在 20 世纪 50 年代的流行病学研究就已经证实了这一点。吸烟时产生的烟雾含有 3000 多种化学物质，包含众多的致癌物质，如 N- 亚硝胺、多环芳香烃、芳香胺等。手术之后戒烟同样具有减少肿瘤再发、复发及转移的作用。戒烟还可以减少呼吸道的分泌物，促进气管纤毛摆动以利痰液排出，降低肺部并发症的发生率。

▮▶ 手术后切口疼痛怎么办？

手术后切口疼痛是比较常见的并发症，一般情况下无需特殊处理。如果疼痛比较严重，可以选择以下几种缓解及治疗方式。

（1）心理干预，如帮助患者放松，包括简单的呼吸锻炼、放松肌肉、冥想、听音乐等，这些方式均可分散患者的注意力并可调节情绪。

（2）物理疗法，包括热敷或冷敷、安抚、按摩等，帮助患者松弛下来，分散对疼痛的注意力。

（3）适度锻炼，可以增加肌肉的力量，有助于恢复身体的协调和平衡，改善患者的身心状态，增加舒适感，分散对疼痛的注意力。

(4)药物治疗,包括非阿片类药物、阿片类药物及一些辅助药物,需要在医生指导下合理服用。

▶ 术后患者食欲不佳怎么办？饮食安排需要注意什么？

外科手术一般对患者身体的创伤比较大，且对患者各个系统及脏器产生一定的影响,故术后往往会出现食欲不佳。此时可以帮助患者适度锻炼,增加身体的消耗以促进食欲,并且可以促进胃肠蠕动,防止肠粘连,以利营养物质的吸收。可以少食多餐,并且保证摄入适量的营养基本要素,如蛋白质、脂肪、碳水化合物、维生素及矿物质。蛋白质是机体组织生长和修复所必需的物质,脂肪和碳水化合物为机体提供能量,维生素和矿物质参与调节机体的新陈代谢,均需要从日常饮食中获得。鱼类、各种肉类(牛、羊、猪及禽类)、蛋类、乳类、豆类等可为人体提供蛋白质。米面类(如大米、面条、饼干、面包等)可为人体提供碳水化合物和热量。所有的蔬菜、水果、果汁、干果等可为人体提供所需的维生素和矿物质。脂肪及油类(如动物油、植物油、奶油等)可以供给人体热量和维生素 E。术后饮食应包含以上各种食物并合理安排搭配。

▶ 患者术后可以饮酒、喝茶,吃鱼、虾类海鲜等"发物"吗？

患者术后可以适量饮酒、喝茶,食用鱼、虾类海鲜等食物,但是需要适量,并且与其他各类食物合理搭配。食物制作宜清淡、松软、易消化,避免进食辛辣、刺激及生冷的食物。流行病学调查发现,常吃高脂肪、高蛋白(如牛羊肉)、低纤维的饮食也与部分癌症的高发生率有关,因此要合理调配饮食。

▶ 术后患者需要吃补品吗？

患者术后饮食,需要注意保证摄取适量的营养基本要素,并且合理搭配即可,并不一定需要进食人参、鹿茸等补品。并且一些补品如丹参等,会增加术后早期出血的风险,故不建议早期服用。术后康复期进食补品,宜根据食物本身的四气五味和归经的性质,结合患者的情况,以及四时气候、地理环境、生活习惯等变化,实施辨症施食,应因病而异,因人而异,因地而异,因时间而异,因治疗方法而异,这是进食补品的基本原则。补品主要是补益机体气血亏虚,兼具改善食欲、增强免疫力的效果。

▮▶ 术后患者可以继续工作吗?

一般而言,术后恢复顺利,身体状况较好,病情缓解且稳定的患者经过必要的康复阶段后,完全能够恢复工作或部分恢复工作,自食其力,重新回归社会。但由于疾病本身及手术治疗的影响,有部分患者在病情稳定后已经不宜回到原来的工作岗位,应进行适当的训练,学会从事新职业的技能,以便尽早回归社会,使自身的人生价值继续得到体现。这样有利于患者自我心态的调节,使其更加积极、主动、乐观地面对疾病,增加疾病治愈的概率。

▮▶ 术后患者可以参加体育活动吗?

运动疗法是人类最古老的康复治疗方法。肿瘤患者术后适度运动可以维持和改善机体的功能状态,使低下的功能得到恢复,丧失的功能得到代偿,从而对机体产生良好的调节作用,在促进身体各项功能恢复的同时,提高抗病能力,是术后重要的康复措施之一。但是患者需要根据自身的年龄、病情和体质,选择适宜的运动项目、强度及时间,量力而行,循序渐进,逐渐加大运动量,并且要持之以恒,长期坚持。一般而言,适合肿瘤患者术后康复的运动项目有散步、慢跑、骑自行车、打太极拳、做康复体操等。这些运动项目大都强度适宜,简单且易于长期坚持。建议每天坚持运动,每次时间15分钟至1个小时为宜,运动时适宜最大心率为(160 – 年龄)次/分。

▓▶ 术后患者日常起居需要注意什么？

肿瘤患者术后日常起居健康是康复过程的重要内容。只有起居规律、生活健康，才能促进患者病情的缓解和稳定，有效防止肿瘤的复发和转移，增强抗病能力。日常起居需要关注如下内容：

（1）生活作息应有规律性。制订一套符合生理需求的作息制度，养成按时作息的良好习惯。

（2）睡眠应充足。睡眠能有效消除疲劳、恢复体力，也是调节各项生理功能、促进机体损伤修复、增强抗病能力的重要环节，通常睡眠时间以每天 9~10 小时为宜。

（3）衣着以宽松柔软为好，不宜过紧，天气变化时及时增减衣物，注意保暖，天冷时戴帽子和围巾，避免感冒。

（4）居住环境以安静、舒适为宜。可以养鱼种花，不仅净化空气，还能增添乐趣，调节情绪。室内应保持光线充足，空气流通。

▓▶ 术后患者睡眠不佳怎么办？精神状态需要如何调整？

引起患者术后睡眠不佳的原因很多，如精神焦虑、内分泌失调、切口疼痛等，需要对症治疗。引导患者积极正面认识疾病，尽早回归工作；进行适度体育锻炼，调节精神状态。定期复查各项生理指标，通过饮食及药物调节人体内部环境。适量服用止痛及助眠药物，改善睡眠质量，调节精神状态。

▓▶ 术后可以服用其他药物吗？

患者术后有可能发生其他任何正常人可能罹患的疾病，可以在医生指导下对症服用治疗药物，包括中草药，但是需要向医生说明既往肿瘤疾病史以及手术治疗情况，以帮助医生合理选择药物，防止出现不良反应及药物禁忌。

▌▶ 患者术后康复中，家属需要注意哪些问题？

肿瘤患者术后康复中，家属发挥着重要的作用，应注意如下事项：

（1）训练患者的日常生活能力，使其尽可能在生活中做到自理，如练习穿脱衣服，自己清洗餐具，尽可能独立上厕所，自己洗澡、洗头等，独立使用家具及家用电器。

（2）训练患者的社会交流能力，使其尽可能参加正常的社会交流，尽早回归工作、回归社会。要帮助患者控制悲观情绪，可多陪其散步、听音乐、参加社会活动等。鼓励其积极参加职业技能培训，尽早恢复工作，发挥自身价值。

（3）督促患者配合治疗，定期复查，联系医生完成随访，以便有效地调整治疗方案，达到最佳的治疗效果。

▌▶ 据说有种外科治疗方式叫"快速康复外科"，具体是什么意思？

手术后能够快速康复一直是外科医生追求的目标，传统的外科手术不可避免地会因为手术创伤而引起身体应激反应、炎症反应和神经内分泌变化，严重者还可能导致器质性病变，引起手术并发症，甚至死亡。"快速康复外科"理念最早是丹麦外科医生 Kehlet 于 1997 年提出的，他发现通过外科手术医生单方面减少手术应激反应和手术并发症，效果并不令人满意。经过研究和实践，他提出了多模式、多途径、集成综合的方式，在手术前后优化外科、麻醉、护理措施，多学科共同合作，减少手术创伤和手术应激反应，主要包括全面良好的术前教育、快速通道麻醉、微创技术、最佳镇痛技术及强有力的术后护理（如术后早期进食、运动）等。其中最为重要的围术期措施包括 5 项：①多模式的止痛方案，避免或减少阿片类止痛剂的使用；②避免或减少鼻胃管的使用；③术后早期下床活动；④术后早期恢复经口进食、饮水；⑤避免过多或过少地静脉输液等。

肿瘤患者可以去快速康复外科吗？效果怎么样？

快速康复外科能够应用于肺癌、胃癌、肠癌、宫颈癌、卵巢癌等肿瘤患者，这是基于微创手术用于肿瘤患者的发展和应用，包括胸腔镜、纵隔镜、腹腔镜等，与传统治疗方式相比，经快速康复外科系统治疗的肿瘤患者，手术后恢复时间短，免疫重建快，营养损失少，不影响手术后放化疗，更有利于患者的长期生存。

腹腔镜手术具体过程是什么样的？

腹腔镜手术是近年来新发展起来的微创方法，不仅应用于非肿瘤患者，也是肿瘤患者手术方法发展的必然趋势。腹腔镜手术方法是在患者腹部做2~3个1厘米的小切口，各插入一个名为“trocar”的管道状工作通道，腹腔内充入一定气体，以增加盆腹腔空间，有利于手术操作。腹腔镜一切操作均通过这几个管道进行，再用特制的加长手术器械在电视监控下完成与开放手术同样的步骤，完成手术。最近临床已有单孔腹腔镜的使用，对患者的损伤更小。总之，腹腔镜特点是手术创伤小，出血少，恢复快。

相对于传统的开腹手术，腹腔镜手术有什么优势？

腹腔镜手术不需要开腹，通常在密闭的盆腔、腹腔内进行，可用于腹腔、盆腔恶性肿瘤的手术，手术时腹腔和盆腔内环境受到的干扰很小，还可以在不牵动腹腔脏器的前提下从不同角度和方向检查，甚至可以看到一些很深的位置，减少漏诊，减少创伤。经过临床实践和对比，腹腔镜手术的优点不仅是外观上创伤很小，而且对腹腔内周围组织的损伤降至最低，手术清扫的淋巴结数目更多，出血量少，术后发生粘连更少，伤口疼痛明显减轻，手术后恢复更快，并发症和后遗症明显减少。

▮▶ 胸腔镜手术过程与腹腔镜手术一样吗？

胸腔镜手术被称为 20 世纪末胸外科的重大突破，是胸部微创外科的代表性手术，具体名称为电视辅助胸腔镜手术，就是使用现代电视摄像技术和高科技手术器械装备，在胸壁套管或微小切口下完成胸内复杂手术的微创胸外科新技术，通常在胸壁上开 3~4 个 1.5cm 的小切口，部分疑难病例需要辅助 5~10cm 小切口，医生是看着电视用特殊的手术器械完成手术，手术视野、病变显现、手术切除的范围以及安全性甚至优于开胸手术。这类手术对医生的要求更高、更严格，必须经过严格的胸腔镜手术培训。

▮▶ 胸腔镜手术有哪些优点？

胸腔镜手术属于微创手术的一种，优点是手术创伤小、术后疼痛轻，并发症少，恢复快。普通开胸手术的创伤很大，切口一般在 25cm 以上，胸壁损伤严重，切断了胸壁各层肌肉，要强行撑开肋间 10~20cm，有时需要切除部分肋骨，术后超过一周才能下床活动，胸痛持续时间长，手术后大部分患者失去劳动能力。胸腔镜手术后患者 24 小时即可下床活动，术后 2~4 周即可进行体力活动。随着胸外科技术的发展，几乎所有的开胸手术都能够在胸腔镜下完成，是胸外科未来的发展方向。

▮▶ 胸腔镜手术适合哪些肿瘤患者？有哪些禁忌证？

胸腔镜手术因其无需开胸，创伤小，并发症少，使一些肺功能较差的患者获得了手术治疗的机会，扩大了胸部手术的适用范围。对于肿瘤患者来说，适合肺癌、胸膜肿瘤和 <5cm 的纵隔肿瘤、部分食管癌。主要禁忌证为不能耐受单肺通气麻醉、曾有胸腔疾病使胸膜腔闭塞、严重的心肺功能不全。

▶▶ 最近听说有一种达芬奇机器人手术，是机器人给患者做手术吗？具体操作过程是什么样的？

达芬奇机器人手术技术是由美国斯坦福研究所研发的手术技术，"达芬奇"得名于500年前画家达·芬奇在图纸上画出的最早的机器人雏形。达芬奇机器人手术最早于2000年被美国药监局正式批准投入使用，是全球首套可以在腹腔手术中使用的机器人手术系统。达芬奇机器人手术系统主要包括控制台和操作臂。控制台由计算机系统、手术操作监视器、机器人控制监视器、操作手柄和输入输出设备等组成。

达芬奇机器人手术采用最先进的主–仆式远距离操作模式，由经过训练的高年资外科医生进行操作，外科医生坐在远离手术台的控制台前，头靠在视野框上，双眼接收来自不同摄像机的完整图像，共同合成术野的三维立体图，将手术视野放大15倍，医生双手控制操作杆，手部动作传达到机械臂的尖端，尖端较人手小，灵活的"内腕"可消除医生手部的颤抖，能以不同角度在手术器官周围的有限狭窄空间内操作，大大提高了手术的精确性和平稳性。使外科医生可以更集中精力，创伤更小，术后恢复快，愈合好，且扩大了微创手术使用范围。

化疗患者的康复 ✎

▶▶ 什么是化疗？什么是化疗药物？

化疗是治疗恶性肿瘤的一种重要手段，通过使用化学药物直接杀死患者体内的肿瘤细胞，或者通过肿瘤细胞营养物质的摄取、遗传物质的合成等途径抑制肿瘤的生长；化疗药物，也就是那些用于化疗的化学治疗药物。化学治疗药物主要包括三类：①抗微生物药，主要指抗生素、抗菌药；②抗寄生虫病药，如治疗蛔虫的肠虫清（商品名阿苯达唑);③抗恶性肿瘤药(也叫细胞毒性药物)。

▶ 哪些患者需要化疗?

肿瘤的治疗手段主要包括外科手术、内科治疗和放射治疗,其中内科治疗的手段包括化疗、内分泌治疗、靶向治疗、生物和免疫制剂治疗、基因治疗等诸多手段。一个患者刚被确诊为恶性肿瘤,或者经一阶段治疗后病情发生变化时,最佳的治疗决策应该是多个科室或者多个专业一起讨论、综合并且个体化地评估病情,制订最有利于延长患者生存时间、提高生存质量的方案。

对于一些肿瘤(如睾丸肿瘤、滋养叶细胞肿瘤和儿童白血病等),化疗可取得根治性效果,也就是治愈。一些肿瘤可以在手术后应用化疗,降低术后复发、转移的发生率;也可以在手术之前应用化疗,争取肿瘤缩小,使手术更易成功。或者采用姑息性化疗,延缓肿瘤进展,延长生存时间。

▶ 晚期肿瘤患者化疗还有用吗?

化疗药物可以随着血液循环遍布全身绝大部分器官和组织,所以肿瘤晚期,也就是肿瘤侵犯范围广泛或者已经转移到其他部位的时候,治疗应以化疗为主。随着化疗药物、方案的研究进展,止吐等支持治疗的进步,患者对化疗的耐受程度不断提高。化疗同时联合放疗、靶向治疗或生物治疗等,可以延长生存时间。

▶ 手术都切干净了,为什么还要化疗?

外科手术只能切除肉眼看得见的肿块、肿瘤周围可疑被侵犯的组织,并清扫肿瘤容易侵犯的淋巴结。根治性手术常规都会做手术切缘的病理,在显微镜下看是否有肿瘤细胞。但术前机体内就有可能存在我们检测不到的转移灶,或者术中有少量肿瘤细胞脱落在手术切口周围。百万个肿瘤细胞聚集在一起也不过针尖大小,难以检测。通过化疗杀灭这些残存的肿瘤细胞,可以达到预防复发和消灭转移的目的。手术后的化疗被称为"辅助化疗"。

▮▶ 化疗就是输液吗?

化疗给药的形式多种多样,有的是口服给药,有的是经静脉给药,有的则是通过胸腔、腹腔、脑脊液穿刺引流管推注。常规的静脉或者口服化疗药物,有时候无法到达或者很难到达我们身体的某些部位或组织,如脑、脊髓等,必须采取特殊的给药途径来保证药物在相应组织中的浓度,才能控制肿瘤。例如,将化疗药物经腰椎穿刺直接注入脑脊液,控制脑脊膜转移的肿瘤。此外,还可以将化疗药物直接注射到肿瘤所在部位,如经肝动脉注射、腹腔注射顺铂、膀胱注射丝裂霉素等方式,目的均为使化疗药物浓聚于肿瘤所在的局部,同时降低全身药物浓度,避免不可耐受的毒性。

▮▶ 医生根据什么来制订化疗方案?为什么同是肿瘤,不同的患者药物不一样?

化疗方案主要包括两个方面,一是用什么药,二是用多大剂量。用什么药主要是由肿瘤的病理类型决定的,而病理是依据显微镜下肿瘤细胞的形态、免疫组织化学结果等判断的。所以,肿瘤科的医生一定要获得患者体内的肿瘤细胞(手术切除或穿刺活检),并送到病理科确定病理类型。此外,还得考虑患者是否存在所用药物的禁忌证等。用多大剂量则主要依据患者的身高体重、脏器功能及身体状况而定。最理想的化疗方案是争取达到治疗肿瘤目标的同时,尽量减少不良反应。概括来讲,就是根据患者的身体状况、肿瘤的病理类型及侵犯范围、进展趋势,有计划地、个性化地制订方案,以期尽可能提高治愈率。

▒▶ 化疗一定要住院吗？

化疗不是简单地吃药、打针和输液，前面提到的化疗药物，也就是细胞毒性药物本身可能引起严重不良反应或过敏反应，必须谨慎对待，所以化疗患者，尤其采用较危险的化疗方案、存在并发症、风险较大的患者，需要住院治疗，做到预防和观察，及时处理化疗药物毒性及过敏反应。当然，有些化疗可以在日间门诊进行，如有不适，必须及时和主管医生沟通。

▒▶ 为什么医生建议肿瘤患者"放根管子"来输液？

所谓的"放根管子"，实际上是中心静脉置管。这里需要明确"静脉"和"中心静脉"的概念：①静脉是外周血液回流到心脏的血管，因为比动脉管壁薄，血液压力低、流速慢，距离体表更近，比较容易穿刺，是临床输液最常选取的血管；②中心静脉，简单来说就是距离心脏更近的大静脉，血管更粗，血流速度更快，如上腔静脉、下腔静脉等。

▒▶ 为什么化疗的时候不是让护士扎一针，而要在中心静脉置管呢？

这是由化疗药物输注要求和外周静脉的特点决定的，经外周静脉输注化疗药物一方面容易出现静脉炎，同时药物一旦渗漏在局部组织会引发痛苦的组织损伤，尤其有些药物需要连续 3～5 天持续泵入血管，患者需要保持一个姿势好几个小时，确实苦不堪言。

▒▶ 同样是"放根管子"，锁穿、PICC、输液港，如何选择呢？

锁穿、PICC 及输液港都是常见的中心静脉置管，均需要有经验的医务人员，严格按照无菌操作原则小心放置，有些甚至需要在手术室局部麻醉下操作。

锁穿即锁骨下静脉穿刺,可以保持 1 个月左右连续输液,价格相对低廉。但输液接口在颈部,清洁和护理不方便,舒适性差,操作时可能出现气胸等并发症,且目前临床建议每周两次到医疗机构换药及冲管,比较麻烦。PICC 可以使用 1 年左右,价格中等,入口在肘部,对活动影响较锁穿小,每周一次由医疗机构换药冲管,置管侧不能测血压。输液港是完全植入人体内的闭合输液装置,需要在手术室局部麻醉下置入,可以终身使用,外表看不到管路,不影响形象及活动,也不影响磁共振检查,但置入及维护费用较高,"撤港"相对复杂,且管路脱落到心脏的风险较高。

▮▶ **肿瘤都确诊了,大夫要进行化疗前预处理,让患者"等一等",会耽误肿瘤的治疗吗?**

化疗前预处理的主要目的是预防某些特殊并发症,如胃肠道反应、过敏反应等, 而且某些化疗前的预处理可以降低化疗药物后期的不良反应。常见的化疗前预处理有较大剂量顺铂使用时的水化和利尿;紫杉醇、多西他赛等药物使用前地塞米松及苯海拉明预防过敏;培曲美塞化疗前口服叶酸、肌肉注射维生素 B_{12} 以减少贫血。"磨刀不误砍柴工",这些都是事关患者安全及舒适性的十分必要的准备工作,不能省略。这些准备一般在数日内即可完成,不会耽误治疗。

▮▶ **有时在化疗前或者化疗中要使用激素,这是为什么呢?**

当化疗方案中存在培美曲赛、紫杉醇、多西紫杉醇等药物时,化疗预处理往往会予以糖皮质激素,主要是地塞米松,以预防过敏反应。对顺铂等强诱发呕吐的化疗药物,激素可以减轻呕吐等消化道不良反应。

尽管激素目前在一定程度上存在滥用问题,但我们不要谈激素而色变。事实上,化疗预处理及化疗过程中使用的激素一般剂量不大,疗程很短,不良反应主要以食欲增加、睡眠减少为主,不会造成依赖。但是对于存在消化道溃疡的患者,还是要谨慎使用,以避免消化道穿孔;对于糖尿病患者,要检测血糖,因为激素会造成血糖的波动。患者应主动向医生说明病情,提请医生注意。

▮▶ 化疗都会引起呕吐吗?

化疗相关呕吐的原因有很多,其中主要与药物的种类、剂量相关,如顺铂、环磷酰胺、链佐星、达卡巴嗪很容易引起呕吐;而氟尿嘧啶、依托泊苷、博来霉素、苯丁酸氮芥、吉西他滨等则很少诱发呕吐。同样是阿霉素,大剂量时更容易引起呕吐。此外,晕车、晕船和孕期严重呕吐的肿瘤患者在化疗时,呕吐可能会更重。

▮▶ 化疗在什么时候会引起呕吐?

化疗引起的呕吐有一定规律, 可分为急性、延迟性及预期性呕吐,其中最常见的是急性和延迟性呕吐两大类。所谓急性呕吐,是给药后当天,甚至数分钟后即出现的呕吐,一般5~6小时达高峰,24小时之内缓解。延迟性呕吐则在用药后24小时才出现,并持续数天。止吐药物主要用于这两种呕吐,主管医生主要关注的就是这两种呕吐的程度和控制情况。少

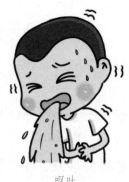

呕吐

数患者则是在经历过严重的化疗相关呕吐后, 在下一周期化疗给药前就开始出现预期性呕吐,这往往和焦虑的情绪、紧张不安的心情有关,建议积极调整心态,或在专业医生的指导下使用相关药物治疗。

▮▶ 怎样用药预防和治疗化疗导致的呕吐?

肿瘤科医师会在治疗期间给予包括止吐药物在内的减少化疗不良反应的药物,只要遵医嘱服用,多数患者都能够将呕吐控制在可接受范围内;部分反应剧烈的患者,需要和主管医生保持沟通,医生会根据反应程度调整药物使用种类、时间和剂量。止吐药,尤其是口服剂型,最佳

使用时间是呕吐发生前预防性使用,一旦呕吐发生,服药效果便会大打折扣。

❚❚▶ 化疗导致呕吐时需要注意哪些?

剧烈的呕吐除了严重影响患者的舒适度, 还会造成胃食管黏膜出血乃至撕裂,所以预防呕吐,避免发生剧烈呕吐很重要。如果出现了剧烈呕吐,甚至连带服用的止吐药一并呕出,就需要积极寻求医生的帮助。在呕吐缓解之前,一定要避免平卧,以免造成呕吐物堵塞呼吸道。

如果是间断且不剧烈的呕吐,需要做到:①遵医嘱规律服药;②饮食调整,逐渐建立自己纳受良好的食谱;③调整心态,将注意力从自身感受转移至周围环境、人际交往。此外,呕吐合并其他症状,比如腹胀、排气减少、肚子新出现一个活动的疙瘩,就要警惕肠梗阻等疾病了。

❚❚▶ 化疗中为什么会出现口腔溃疡?

我们的口腔黏膜上皮细胞代谢很快,会迅速新老更替,和胃肠道黏膜一样很容易受到化疗药物的影响,患者会出现口腔干燥、疼痛、溃疡甚至进食困难等症状,从而严重影响患者的生存质量及后续的治疗。化疗方案中包括氨甲蝶呤、氟尿嘧啶、阿霉素和博来霉素等药物时尤甚。

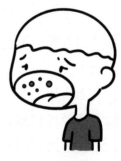

口腔溃疡

❚❚▶ 化疗相关的口腔黏膜炎怎么预防或者治疗?

化疗期间应摄入高蛋白及富含维生素的饮食,保持大便通畅,尽量不要食用刺激性的食物,注意口腔清洁卫生,包括使用软毛牙刷刷牙、勤漱口。一旦出现口腔黏膜炎,应注意消炎止痛、防止感染、促进愈合。可以使用利多卡因等局部镇痛药物含漱;进食后应用复方硼砂液或3%

过氧化氢漱口,预防口腔黏膜炎后的继发感染。如果合并真菌感染,应使用含制霉菌素的液体漱口或局部涂抹。此外,还可以应用重组人表皮生长因子外用溶液等药物,促进口腔黏膜修复与再生。如果因为疼痛无法进食,应该尽快到医院就诊,酌情通过静脉补充液体及营养。

▌▶ 为什么化疗患者经常要检查血常规?

肿瘤细胞区别于我们体内正常细胞的特点之一就是增殖快、复制活跃。所以化疗药物的细胞毒性对复制活跃的细胞作用明显;而人体内代谢活跃的细胞主要分布在骨髓、消化道黏膜及毛囊,所以骨髓抑制是化疗常见的不良反应。因为骨髓承担着人体主要的造血任务,血液的三大成分即红细胞、白细胞、血小板均为骨髓产生,然后释放到血液中,所以通过查血常规就可以大致判断化疗药物对骨髓的影响,不必做骨穿刺检查。

▌▶ 为什么化疗后首先降低的是白细胞?

白细胞由骨髓产生后释放到血液。化疗影响的主要是骨髓中的原始造血细胞,而对已经存在于我们血液中的白细胞、红细胞、血小板影响较小。

那为什么化疗后总是白细胞,特别是中性粒细胞最先降低? 主要原因是成熟的白细胞,例如中性粒细胞,生存时间只有短短的 6 小时,而血小板可以存活 5~7 天,成熟的红细胞则有 4 个月。如果骨髓不再向血液中输送新的白细胞, 血常规里的白细胞值很快就下来了。举个例子,白细胞正常值是$(4\sim10)\times10^9$/L,也就是 4000/mm^3,化疗后白细胞一般是从化疗停药后 1 周开始降低,两周左右降到最低,此后逐渐恢复,直至 28 天左右恢复正常,个体差异较大。

▌▶ 化疗后白细胞降低该怎么办?

白细胞包括中性粒细胞、淋巴细胞、单核细胞、嗜酸性粒细胞、嗜碱性粒细胞,主要功能是参与机体的防御和免疫过程。所以化疗后如果白细胞降低,最关键的就是预防感染,例如,保证环境空气流通,在公共场所佩戴口罩,勤漱口,大便后清洗肛周等。

骨髓抑制一般能够自行好转,但白细胞不足 $2 \times 10^9/L$ 即 $2000/mm^3$ 时,或中性粒细胞不足 $1 \times 10^9/L$ 即 $1000/mm^3$ 时,就要遵医嘱口服或注射升白细胞的药物,并且下次化疗前告知主管医生本次白细胞降低的程度。

▮▶ 注射升白针后,可能出现什么不良反应?

常见的升白针有短效和长效两种,短效的需要每天打一针,直到白细胞升至目标水平(通常是 $10 \times 10^9/L$),为重组人粒细胞刺激因子;长效的打一针能持续 1~2 周,为聚乙二醇化重组人粒细胞刺激因子。使用升白针后最常见的不适是发热、头痛、乏力和骨骼酸痛,这是骨髓造血的征象,一般来说无需特殊处理,少数患者体温会超过 38.5℃,在除外感染等其他原因后可以服用对乙酰氨基酚等解热镇痛药物。

▮▶ 化疗后血小板降低怎么办?

血小板的正常值是(100~300)× $10^9/L$,也就是(10~30)万 $/mm^3$,血小板在血液中可以存活 5~7 天,所以骨髓抑制持续 1 周左右,血常规化验单中血小板就会降低。血小板主要功能是预防出血,血小板降低时最关键的就是预防出血。例如,避免剧烈运动和冲击、磕碰,刷牙时动作轻柔,甚至可以改为多次漱口。此外,也不必因为化验结果太紧张;有研究显示血小板低于 $10 \times 10^9/L$,并不增加致命的出血风险,可能和体内凝血系统的存在及健存的血小板更为"精壮"有关。血小板低于 $50 \times 10^9/L$,即不足 5 万 $/mm^3$ 时需要进行升血小板治疗,包括吃药、打针、输血小板或血浆,同时警惕出血症状。

▌▶ 打了升血小板的针，为什么没效果？

相比重组人粒细胞刺激因子、聚乙二醇化重组人粒细胞刺激因子升白细胞的效率，重组人白细胞介素 11、重组人血小板生成素升血小板的效率确实不那么明显。为什么会这样呢？那得从血小板的母亲——巨核细胞说起，白细胞、红细胞、血小板的共同祖先是造血干细胞，造血干细胞们经历了一个我们称为分化的分工过程，逐渐形成白细胞、红细胞和巨核细胞，前两者可以释放入血了，可巨核细胞还得留在骨髓里，经历原始巨核细胞、幼稚巨核细胞、颗粒型巨核细胞，直到成熟为产板巨核细胞才能产生血小板释放入血，被血常规检测到。所以不是没效果，是相对慢一些。此外，恶性肿瘤的骨髓侵犯、再生障碍性贫血、脾功能亢进等一系列疾病也会引起血小板减少，需要在医生的指导下排除。

▌▶ 化疗后血小板降低，输了血小板为什么还低？

如前所述，血小板在血液中的生存时间仅有 5～7 天。血小板是从献血者的血液中直接采集的，如果骨髓造血受到化疗药物的抑制，无法产生血小板，即使献血采集当天就给患者输注，那 3 天后再查血常规，和"没输"是一样的。此外，血小板参与止血、凝血过程，即使体内有微小的出血事故，也会消耗掉一部分血小板。有一种情况需要注意，就是体内对输注的血小板产生了抗体，抗体破坏掉输进来的血小板，产生"越输越低"的现象，这时候就需要输入特殊的配型血小板了。

▌▶ 化疗后贫血了怎么办？

化疗导致的贫血过程一般较为缓慢，表现为化验单上血红蛋白缓慢下降，随着骨髓抑制解除，新产生的红细胞会纠正该原因所致的贫血，血红蛋白又会回升。如果化疗后很快出现了贫血，或者短时间内血红蛋白下降显著，一定尽快咨询医生，寻找原因，警惕出血及溶血（血细胞破裂），严重时需要输血治疗。此外，肿瘤本身会影响造血功能，即慢性病因性贫血,与化疗无关,可以使用促红细胞生成素来纠正贫血状态。

▐▶ 化疗后发热了怎么办?

化疗后发热常见的原因包括:①化疗后白细胞下降,机体的防御和免疫受损,合并感染;②化疗后严重粒细胞减少时出现的粒细胞缺乏性发热;③粒细胞集落刺激因子、白细胞介素–2等药物相关的发热。一旦出现发热,首先要测体温,如果腋窝温度超过38.5℃,予以退热药物。同时注意一定要去医院评估病情,酌情查血常规等,在医生的指导下用药。

▐▶ 化疗都会引起脱发吗?

脱发不仅是头发,眉毛、睫毛、阴毛都会不同程度地脱落。化疗是否引起脱发,与化疗方案以及药物剂量有关,不是所有化疗药物都会导致脱发,而且目前没有任何药物能够减缓或者逆转化疗导致的脱发。有研究显示,使用化疗药物时可给患者戴冰帽,减少头皮血供从而降低化疗药的局部浓度,但效果因人而异,且过程较为复杂不便。有些人是化疗后头发迅速全部脱落,有些人是慢慢地脱落,持续很长时间。化疗结束后,绝大部分患者会在数周内长出新的头发,而且患者发质可能发生改变,有的变细,有的变粗,有的变卷。

▐▶ 哪些患者容易出现化疗后手脚麻木?

手足麻木是外周神经毒性的主要表现。大部分患者可以忍受,但部分患者需要减少化疗药物用量或中止化疗。是否出现外周神经损伤,主要与患者自身是否有糖尿病、是否嗜好烟酒,以及化疗药物剂量、给药方式等相关。通常随着化疗周期的增加,外周神经毒性发生率及严重程度也会增加。奥沙利铂和紫杉醇的外周神经毒性较为常见,约一半患者的慢性外周神经毒性反应在停药后4个月逐渐好转。

▐▶ 如何预防化疗后手脚麻木？

在应用奥沙利铂时，患者应避免接触冷的物体，冬季建议从化疗开始当天佩戴毛线手套。禁止饮用冷水，建议患者刷牙、漱口、洗手等均用温水。如果出现了四肢麻木，可采取热敷、按摩来减轻不适感，同时适当增加活动量，既可防止肌肉挛缩，又可促进局部血液循环。有研究显示，化疗前输入葡萄糖酸钙、谷胱甘肽，有助于缓解化疗相关的神经毒性反应。

▐▶ 化疗后肌酐高了就是肾损害吗？

因为肾脏病的血液学指标较少，血肌酐就成了医生关注的肾功能指标之一。事实上，肿瘤患者肌酐升高最常见的因素是恶心呕吐，不能进食的同时大量丢失水分，此时机体将血液循环重新分布，重点照顾心、脑等核心器官，作为清洁工的肾脏得不到充分的血液供应。此外，肾结石、输尿管结石、膀胱功能障碍所致的尿潴留也会导致肌酐升高。因此在明确原因之前，不要一出现肌酐升高就怀疑肾损害。

▐▶ 化疗结束后患者如何饮食？

化疗后饮食的原则就是吃了不难受，即饮食不会导致腹痛、腹胀，也没有加重恶心、呕吐，同时小便每日达到 600mL（相当于一个矿泉水瓶的量）以上，1~2 日大便 1 次，未有明显的体重下降。可以阅读肿瘤营养及支持治疗相关书籍，或咨询这方面的专科医生，了解肿瘤的代谢特点，调配肿瘤专用型的营养配方食品。

（杨敏 封磊）

放疗后康复

▶ 放疗期间每周都要复查血常规，在放疗结束后还要继续检查吗？

如果是单纯放疗的患者，建议放疗结束后再复查 1 周血常规，监测白细胞等变化。若为曾经多次化疗的又再做放疗的患者，建议至少监测 1 个月血常规，因为骨髓损伤修复是一个长期的过程。

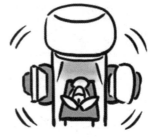

放疗

▶ 放疗期间及放疗结束后有什么饮食禁忌吗？

头颈部肿瘤放疗的患者，禁忌辛辣、刺激的食物。放疗疗程中后期出现口咽部疼痛、溃疡等现象时，建议半流食、软食，以减轻疼痛。食道癌患者建议从治疗初期食用软食，避免芹菜、青椒、饼干、坚果等粗纤维、质硬的食物；中期开始出现吞咽疼痛时，行半流食；后期疼痛明显时，行流食。但建议加强营养，必要时使用肠内营养剂或肠外营养。胃癌患者可能出现呕吐等不良反应，建议食用易消化吸收的食物，可少食多餐。其余部位的放疗，患者不必刻意忌口，依据自身体质安排合理膳食即可。

▶ 头颈部肿瘤放疗引起的口腔溃疡大概多久可以修复？

放疗会引起一定程度的损伤，头颈部肿瘤患者的放疗会引发口咽部溃疡。随着放疗的结束，口腔黏膜会慢慢自我修复，若行软食、半流食，维生素摄入充足的患者可一周左右即开始恢复，平均两周左右可痊愈。

▌▶ 头颈部肿瘤放疗引起的口腔溃疡可以应用什么药物缓解？

出现口腔溃疡等现象，还是建议要尽可能地进食以补充营养，因为缺乏营养会导致不良反应的加重。针对溃疡，每日可行呋喃西林溶液漱口，预防口腔感染，保持口腔卫生。破溃较多时，可同时加用维生素 B_{12} 漱口。

▌▶ 头颈部肿瘤什么部位的放疗需要进行张口训练？

放射线在治疗肿瘤的同时，周围软组织、肌群亦会受到放射线照射，在治疗结束后，随着时间的推移，有可能会出现肌肉变硬等症状，故我们建议接受口咽、口腔、颊部、颈部等放疗的患者要进行针对性的张口训练及颈部活动度的训练。建议于放疗中期即可开始训练，并持续半年以上至一年。

▌▶ 张口训练的具体锻炼方式是什么？

将口张到最大，坚持 15 秒。可选用一块干净的小毛巾，卷成适宜自己张口大小的形状，置于口中充分地将口撑开，力争坚持较久时间。建议每日至少训练两次，时长共计 30 分钟左右。

▌▶ 头颈部肿瘤什么部位的放疗需要进行颈部训练？

进行颈部淋巴引流区照射的患者，均应进行颈部肌群的锻炼。尤其是颈部伴有淋巴结转移而给予较高剂量的患者。

▌▶ 放疗后皮炎、皮肤破溃等不良反应，多久可以恢复正常？

在放射治疗过程中，若照射部位邻近皮肤，皮肤受到放射线照射，可能出现放射性皮炎甚至皮肤破溃等。放射治疗结束后，发红或破溃的皮肤等放射性皮炎症状会慢慢消失,皮肤会恢复正常。恢复时间因人而异,一般 3 周左右。

▣▶ 针对皮肤破溃等，有什么方法可以减轻症状或促进其恢复？

一旦出现皮肤发红、破溃等症状,应避免穿着质地较硬的衣物,造成皮肤出现刺痒等不适,忌搔抓,避免热水刺激。忌用市面上各种软膏涂抹,应找放疗科主管医生就诊,让其给予相应的治疗药物对症处理。

▣▶ 鼻腔鼻窦癌放疗后,鼻腔干燥如何对症治疗？

放射线治疗鼻腔鼻窦癌的患者,鼻腔黏膜会因局部的放射线照射而出现萎缩,故出现鼻腔干燥不适,甚至有鼻腔出血的可能。患者可用雾化生理盐水,忌用激素类药物。以生理盐水定时喷鼻,并使用加湿器使室内湿度增加。出现鼻腔出血,若出血量少可局部敷冰块止血,应用复方维生素 B_{12} 溶液喷鼻加速黏膜愈合,若出血量较多,应及时就诊。

▣▶ 放疗后出现照射野内的肺纤维化怎么办？

使用放射线治疗肿瘤的同时，必然会带来周围正常组织的相应损伤,在肺部则表现为局部照射野内的放射性肺纤维化。部分患者特别担忧放射性肺炎,其实只有在出现胸闷、憋气等症状时才称为放射性肺炎,大多数患者只是出现局部的肺纤维化,无自觉症状,且并不影响日常生活。

▣▶ 放疗会引起白细胞、血小板等降低吗？

单纯放疗一般不会带来血常规的改变，但同步放化疗的患者或已进行多次化疗的患者可能会出现血常规三系的降低。另外,大面积照射扁骨的患者、进行全脑全脊髓放疗的患者也会出现血常规三系降低。因此,我们要求所有放疗的患者每周检验一次血常规。

▐▶ 若放疗期间出现白细胞降低,治疗结束后多久能恢复?

放疗期间出现白细胞降低的患者,平时外出应戴口罩以隔离病原体,多吃营养丰富的食物,可口服升白细胞的药物。白细胞进行性降低时,可给予升白细胞针剂对症支持治疗。

▐▶ 放疗期间出现的恶心、呕吐等胃肠道不良反应,在放疗结束后多久能恢复,如何处理?

一般照射区域在胃部及周边区域时,会出现恶心、呕吐等现象,可给予止吐、抗胃酸分泌、保护胃黏膜等对症支持药物的治疗。随着放射治疗的结束,即可慢慢恢复。

▐▶ 放疗后的放射性肠炎如何处理?

接受盆腔区域照射的患者,在治疗过程中经常出现便频或排黏液便等放射性肠炎的症状,首先应保持会阴部、肛门区清洁,可温水坐浴,同时及时就诊,给予止泻药物。

▐▶ 头颈部放疗后脖子肿了是怎么回事?

如前所述,放射治疗肿瘤的同时,必然会带来周围正常组织一定程度的损伤,而颈部淋巴组织比较丰富,放射线照射导致淋巴管闭塞,引起淋巴回流受阻,形成局部水肿。建议颈部避免受寒或高温,等新的淋巴回流建立,有的水肿可缓慢消退。

▐▶ 头颈部放疗后多久能拔牙?

一般建议放疗三年以后再进行拔牙等口腔治疗,尤其是口咽部、下颌部肿瘤进行放疗的患者。遇特殊情况必须进行口腔操作时,请向口腔医生说明何时做过放射治疗。

▌▶ 为什么乳腺癌放疗后会有部分患者出现嗓子疼痛,针对此症状如何处理?

进行了乳腺癌改良根治术的患者,出现淋巴结转移而需要照射锁骨上淋巴引流区时,因淋巴引流区距离咽部较近,在治疗后期部分患者会出现咽部不适或疼痛感,此情况无需特殊处理,待放疗结束后可自行恢复。

▌▶ 对头颅或盆腔区等距离肺组织很远的肿瘤进行放疗,康复期会出现放射性肺炎吗?

将放射性肺损伤称为放射性肺炎是不对的,当放射线布野经过肺部时会出现放射性肺损伤,而大部分患者无不适反应,仅表现在放疗后体检时肺部的照射野区域的纤维化改变,不会对正常生活产生影响。极少部分患者出现的憋气等肺炎症状才称为放射性肺炎,需要入院治疗。放射性肺损伤只存在于放射治疗时放射线布野经过肺组织。例如,对于直肠癌患者,放射线照射治疗盆腔部位,与肺部没有关系,不会出现放射性肺损伤,更不会出现放射性肺炎。

(陈点点　陈田子)

介入治疗后康复 ✐

▌▶ 什么是介入治疗?

介入治疗是指在血管造影机、CT、超声或磁共振等影像设备的引导和监控下,通过人体自然孔道或采用穿刺技术将特定的介入器械(导管、球囊、支架等)导入人体病变部位进行诊断和治疗的一系列微创技术的总称。介入治疗的技术种类很多,大体上可以分为血管和非血管两大类,比如经肝动脉化疗栓塞治疗原发性肝癌,属于血管介入,而经皮射频消融治疗肝癌属于非血管介入。

▋▶ 介入治疗后能否进食?多长时间就可以下床活动?

介入治疗属于微创治疗,通常采用局部麻醉。介入治疗不是传统意义上的手术治疗,对人体正常生理机能干扰较少。一般来说,治疗后就可以少量进半流食和水。但是由于部分介入手术中会用到化疗药物或栓塞材料,会引起恶心、呕吐、局部疼痛等不适感觉,所以这些患者需要灵活掌握开始进食的时间,并给予对症处理。

介入治疗后应该尽早下床活动,以利于身体机能恢复,同时避免下肢深静脉血栓形成。根据介入治疗穿刺部位不同,使用介入器材的型号粗细不同,对肢体制动的时间有不同的要求。以常见的右侧股动脉穿刺为例,我们一般要求患者右腿在加压包扎状态下伸直6小时,6小时后就可以在床上进行弯腿活动,但是不能坐起来,24小时后可以下地行走。

▋▶ 介入治疗后穿刺部位为什么出现一大片瘀青,或者过一段时间后局部出现一个"包"?

介入治疗穿刺过程中或手术结束压迫止血时,可能会有少量血液进入皮下组织,过几天就会到达皮肤表面形成瘀青,血量多少决定瘀青的大小,这些瘀青通常会被慢慢吸收,因此不必担心。

在穿刺部位摸到的"包",首先要看它疼不疼,其次要看它有没有变大。如果它既不疼也不变大,可能是局部组织增生,不必担心;如果摸着很疼,还逐渐变大,有可能形成了假性动脉瘤,需要找医生处理。

▌▶ 原发性肝癌患者介入治疗后出现右上腹胀痛、厌食、胃部不适、恶心、呕吐等情况是否正常？出现腹胀、不排气是肠梗阻吗？

原发性肝癌患者介入治疗后会出现以右上腹胀痛为主要症状的症候群，包括发热、厌食、胃部不适、恶心、呕吐、腹胀、不排气等，被称为栓塞后综合征，多数症状持续约一周。栓塞后综合征主要与肝脏局部缺血水肿、肝功能损伤有关，也可能由少量异位栓塞导致，因此除了对症处理以外，还需要保肝和保护胃黏膜治疗。

▌▶ 原发性肝癌患者介入治疗后持续发热是什么原因？需要处理吗？

原发性肝癌患者介入治疗后大多数都会出现体温升高，一般从介入后第二天开始。由于肿瘤大小和化疗栓塞的范围不同，体温升高的幅度和持续的时间也不一样。巨块型肝癌如果栓塞完全的话，刚开始几天体温最高可以超过39℃，之后逐渐下降，发热持续时间最长可达一个月。目前认为这种发热是肿瘤坏死导致的，可采用物理降温或给予退烧药。

需要注意的是，患者的这种发热一般不会感到特别难受，在发热之前也不会出现发冷、发抖的现象，如果是先有发冷、发抖再发热，那么需要排除是否存在肝脓肿等感染情况。

▌▶ 原发性肝癌介入治疗后右侧肩背部疼痛不适是什么原因，是转移吗？

当肝癌病灶位于肝右叶边缘，经常会有右膈下动脉参与供血，介入治疗时处理膈下动脉会导致右侧肩背部疼痛不适，是一种常见的不良反应,并不是肿瘤转移。这种疼痛会持续较长时间,会逐渐减轻,必要时可服用止疼药物。

▶ 原发性肝癌患者在日常生活和饮食方面需要注意什么?

大多数的原发性肝癌患者合并肝炎后肝硬化,因此在日常生活中要注意作息规律,保证充足睡眠,不能熬夜;饮食上要注意不能喝酒,酒精会加重肝脏损伤;有食管胃底静脉曲张的患者不能吃坚硬的食物,以免食物划破血管造成消化道出血;应遵从医嘱,坚持服用抗病毒药物,否则肝炎会影响肿瘤的治疗效果。

▶ 原发性肝癌介入治疗后怎么随访?

原发性肝癌介入治疗后 4 周应常规复查肝脏 CT 平扫、肝脏增强磁共振,化验肝功能、血常规和肿瘤标志物。介入治疗前肿瘤标志物明显升高的患者,如果治疗后 4 周肿瘤标志物恢复正常,结合肝脏 CT 和磁共振无明确异常表现,可以继续随访观察;如果肿瘤标志物仍然较高,肝脏 CT 和磁共振提示残留病灶,可再行介入治疗;如肿瘤标志物仍高,但肝脏 CT 和磁共振未提示异常,则需要行胸部 CT 和骨扫描以排除其他部位转移。介入治疗前肿瘤标志物正常的患者应以肝脏 CT 和磁共振作为主要监测手段。如果肝癌病灶控制良好,可以逐渐延长随访间隔时间,但以不超过半年为宜。

▶ 经皮肝穿胆道外引流术后为什么出现右上腹疼痛不适?

部分患者胆道外引流 3~5 天后出现右上腹疼痛,深呼吸时加重,通常是因为肝内引流管向外脱出,在腹壁和肝脏之间摩擦而导致疼痛,需要在透视下将引流管拔出少许即可缓解。这种疼痛常见于经肝右叶穿刺引流的患者,经肝左叶穿刺引流患者则十分少见。

▮▶ 胆道引流管里面有血性液体是正常的吗？应如何处理？

胆道外引流术后，引流管里面会有少量血性液体或血块，但是会逐渐减少，直到变成完全金黄色的黏稠胆汁，胆红素指标也会明显下降。如果血性液体或血块减少后又增多，这种情况反复出现，并且化验显示胆红素指标不下降甚至上升，说明胆道内有活动性出血，需要找医生处理。

如果引流管胆汁颜色完全正常后，突然有一天出现大量血性液体，则可能是引流管向外脱出，导致通过侧孔引流了肝脏血管内的血液，需要在透视下调整引流管的位置。

▮▶ 胆道引流管周围大量渗液是什么原因？需要如何处理？

部分做胆道引流的患者会出现引流管周围大量渗液，目前认为有可能是胆汁引流不畅造成的，改为单纯外引流后，渗液情况会好转；还有部分患者渗液主要是由于腹水，除了内科治疗腹水以外，还可以考虑放置金属胆道支架，等支架发挥作用后就能拔除引流管。

▮▶ 留置胆道引流管的患者出现寒战、发热是怎么回事？

留置胆道引流管的患者出现寒战、发热，一般来说是胆管炎的表现，通常是胆汁引流不畅造成的，应及时到医院就诊。患者及家属可以学习用生理盐水冲洗引流管，坚持每隔 2~3 天冲洗一次，可以长时间保持引流管通畅，降低胆管炎的发生率。

▮▶ 胆道引流管每天引流多少胆汁是正常的？

正常成年人每天分泌胆汁量 500~1000mL。患者的病情不一样（胆道梗阻部位不同，胆道穿刺引流范围不同，肝功能状态不同等），引流的胆汁量也会大不一样，200~1000mL/d 都属于正常范围，而且还可能有一定幅度的波动。胆汁引流量应该和"自己"比较，突然减少的情况应引起注意。

　　胆汁突然减少有可能是管腔堵塞，可以尝试用少量生理盐水冲洗，如果冲洗后胆汁量仍然不多，则有可能是引流管脱出胆道，应及时就医。

▣▶ 发现胆道引流管脱落了怎么办？

　　如果发现胆道引流管脱落，应及时就医。长时间留置引流管后，窦道比较成熟，即使引流管脱落，窦道也不会马上闭合，只要及时就医，医生仍然可以通过原先的窦道重新放置引流管，避免再次穿刺带来的痛苦和治疗风险。

▣▶ 留置胆道引流管应该如何护理，可以洗澡吗？

　　留置胆道引流管后应注意保持穿刺点干燥清洁，建议每天或隔天用医用酒精或碘酒擦洗穿刺点一次，或者当敷料污染或浸湿时马上擦洗并更换敷料。敷料不用盖得很厚，避免内层敷料潮湿后仍不觉察，增加感染的风险。留置胆道引流管的患者可以用贴膜盖住穿刺点后淋浴，不能盆浴。留置其他类型的引流管（如腹腔引流管、肾盂穿刺造瘘引流管等）也可以按照上述方法护理。

▣▶ 胆道引流术后食欲不佳怎么办？

　　虽然胆汁是一种消化液，而且还含有各种电解质，但是大多数患者能够自我调节，逐渐适应大量胆汁丢失的情况，因此留置胆道引流管并无特殊不适。也有少数患者术后不能适应，出现食欲不佳、身体乏力等症状，可以考虑将单纯外引流改为内外引流，或考虑放置金属胆道支架，也可以放置一根鼻腔肠管，将每日引流的胆汁输回肠道。

▣▶ 胆道引流管需要定期更换吗？

　　一般建议胆道引流管至少每 3 个月更换一次。胆道引流管长期使用后接触胆汁的部分会形成胆泥,阻塞管腔和侧孔,导致引流不畅,容易引发胆管炎,表现为寒战、发热。也有部分患者坚持每隔2~3天冲洗引流管,可以用到半年而不堵塞。

▌▶ 金属胆道支架植入后一直很好,为什么最近经常发热?或者为什么又出现黄疸?

金属胆道支架植入后因为肿瘤向支架内或支架两端生长,可导致支架内再闭塞。反复发热是胆管炎的表现,表明支架内已经狭窄,胆汁排出不畅;支架内狭窄进一步进展至闭塞,则会出现黄疸。

▌▶ 金属胆道支架植入后可以做放疗吗?

金属胆道支架植入后不建议做放疗(外照射)治疗局部肿瘤,因为容易发生胆道或十二指肠穿孔,引发严重后果;还会增加消化道出血的风险。同样道理,已经做了放疗的患者,短期内(3个月)也不建议植入金属胆道支架。

▌▶ 鼻腔肠管使用时需要注意什么?

很多患者因为病情需要长期留置鼻腔肠管进行肠内营养,使用时要注意:①将空肠管体外部分固定牢靠,防止空肠管不慎脱落;②患者频繁、剧烈呕吐时可能会将管子吐出来,应对症处理或另外下一根胃减压管;③空肠管管径较细,最好饲喂液态食物或药物,以免堵塞管腔,药物磨碎后溶在水中注入也有可能导致堵塞,要特别小心,每次饲喂后必须用清水冲洗管腔;④少量多次饲喂,一次性注入过多食物会出现不耐受的情况。

▌▶ 为什么要选择经皮胃造瘘或胃空肠造瘘?

目前我国需要长期进行肠内营养的患者多数选择鼻胃管或鼻腔肠

管。其实，与鼻胃管和鼻腔肠管相比，经皮胃造瘘和胃空肠造瘘是更理想的肠道内营养方式。首先，胃造瘘和胃空肠造瘘管的管径更大，可以饲喂的食物种类更多，而且不容易堵管；其次，胃造瘘和胃空肠造瘘不会刺激鼻黏膜，相对更舒适；再次，胃造瘘和胃空肠造瘘管可用衣物遮盖，对患者的心理影响较小，有利于患者回归社会。采用介入途径进行胃造瘘和胃空肠造瘘的技术已经非常成熟，成功率很高，并发症很少，建议患者优先选择。

胃造瘘管周围渗液应如何处理？

胃造瘘管周围渗漏的液体通常是腹水，较多的腹水应在胃造瘘之前和术中给予相应的处理，术后出现腹水渗漏可以通过内科方法减少腹水量，还可以在皮肤入口做一个荷包缝合。另外渗漏的液体也可能来自胃内，可以通过向胃内注入带颜色的液体来鉴别，如果是胃内液体渗漏，通常要更换大一号的造瘘管。

怎样护理胃造瘘管？

每隔一两天用医用消毒液擦洗胃造瘘管周围皮肤，更换敷料；每次饲喂后用水冲洗瘘管；淋浴前用塑料薄膜仔细包盖敷料，周边用胶布贴牢，淋浴后除去塑料薄膜，更换敷料；发现瘘管边缘肿胀、疼痛、发红或引流出脓液，要及时联系医生处理；发现瘘管脱落也要及时联系医生，脱落后短时间内比较容易从原来的通道重新置入瘘管。

不想使用胃造瘘管可以拔除吗？

不想使用胃造瘘管可以拔除，但前提是必须由医生确认经皮通道已经成熟。经皮通道一般在置管后 1~3 周成熟，每个患者会因为病情、营养状态、组织愈合能力等不同而出现个体差异。

▌▶ 什么情况下需要将胃造瘘管换成胃空肠造瘘管？胃空肠造瘘管使用时要注意什么？

如果患者胃排空能力较差，饲喂的食物大量残留在胃内或者出现食物反流引起吸入性肺炎，应考虑将胃造瘘管换成胃空肠造瘘管。在饲喂的食物中加入带颜色的物质可以帮助鉴别食物反流引起的吸入性肺炎或其他原因引起的肺炎。胃空肠造瘘管使用时需要遵循少量、多次的饲喂原则，或者用灌注泵缓慢、持续地注入。

▌▶ 食管支架植入术后怎样注意饮食？总是反酸、胃灼热怎么办？

植入食管支架后不应着急进食，应先饮用适量温水，24 小时后再进流食，然后逐步过渡到半流食、软食。平时应少量多餐，彻底咀嚼，缓慢吞咽，少吃粗纤维食物，避免黏稠的食物（如年糕、烤红薯等），黏稠食物容易卡在支架内，进食后应喝温水以冲洗食管内食物残渣。

食管下段及贲门植入支架后容易出现胃灼热症状，可以通过药物抑制胃酸分泌，也可以采用半卧位睡姿及睡前避免大量进食来减轻不适。防反流支架可以起到一定作用，但是防反流装置经常用一段时间就会失效。

▌▶ 食管支架植入术后吃饭、喝水时呛咳是什么原因？

如果植入食管支架一段时间以后，出现吃饭、喝水时呛咳，有可能是发生了食管穿孔或食管气管瘘，应联系医生进一步检查。食管碘水造影可以明确诊断是否存在食管气管瘘。这种迟发的食管气管瘘可通过再植入支架得到治疗。

吃饭喝水时出现胸痛症状也应联系医生检查，食管穿孔除了会造成食管气管瘘，还可以漏进纵隔或胸腔，造成疼痛不适及感染。

▶▶ 双 J 管置入后还需要保留肾盂造瘘引流管吗？肾盂造瘘术后引流管多长时间更换一次？

双 J 管又称为输尿管支架，一般通过膀胱镜逆行置入输尿管，一端位于肾盂，另一端位于膀胱。当通过膀胱镜逆行放置不成功时，可以通过经皮肾盂穿刺的方法顺行置入。经皮穿刺肾盂的通道需要留置引流管，等待窦道成熟后拔除，不然尿液可能蔓延至腹膜后造成感染。

如果双 J 管效果不理想，就需要长期保留引流管。引流管的护理方法同胆道引流管。肾盂造瘘引流管应每隔 3~6 个月更换一次。

▶▶ 盆腔肿瘤（直肠癌、膀胱癌、宫颈癌等）患者出现尿血、便血或阴道出血，可以做介入治疗吗？会有哪些不良反应？

盆腔肿瘤晚期的患者可能出现尿血、便血或阴道出血等并发症，在内科保守治疗无效的情况下，可考虑行动脉栓塞止血。动脉栓塞止血对大部分患者有效，但是由于盆腔脏器血供丰富，侧支较多，也有少数患者无效。另外，动脉栓塞只是一种止血的措施，对病灶本身并无治疗效果。如果疾病继续进展，还可能再次出血。盆腔肿瘤行动脉栓塞止血最主要的不良反应是双侧臀部疼痛，是一种缺血反应，持续几天就会逐渐消失。

▶▶ 贲门癌患者介入治疗后为什么会出现胃痛？

贲门癌介入治疗的靶血管主要是胃左动脉，胃左动脉是胃的供血动脉之一。介入治疗中使用的化疗药物和栓塞材料也会进入部分正常的胃组织，造成一定的损伤，引起胃痛等不适，严重的会出现胃黏膜糜烂或溃疡，需要给予保护胃黏膜的药物。

（刘涛　赵坤）

分子靶向与免疫治疗后康复 ✐

▐▶ 什么是肿瘤分子靶向治疗？

分子靶向治疗是针对肿瘤细胞特有的一个或几个靶点来设计相应药物，药物进入体内后与相应靶点结合发生作用，继而杀死肿瘤细胞的治疗方法。正常细胞中没有或较少有这种靶点，因此对正常细胞影响较小，不像传统化疗药"敌我不分"，所以分子靶向治疗又被称为"生物导弹治疗"。分子靶向治疗大幅度提高了肿瘤治疗的精度，使治疗更为个体化，是肿瘤治疗领域进展最快、最受人关注、最有前景的治疗方法之一。

大多数分子靶向治疗药物是小分子药物或者单克隆抗体，根据药物的作用靶点或药物性质进行分类。目前临床上常用的抗肿瘤靶向治疗药物主要有以下几类：小分子酪氨酸激酶抑制剂、抗肿瘤血管生成药物、单克隆抗体、多靶点抗肿瘤药、免疫检查点抑制剂等。

分子靶向治疗可以单独或者与放化疗联合用于晚期肿瘤患者，比较适合老年人及体质虚弱者。建议在用药前对治疗相关的靶点进行检测，找到正确的靶点后，再应用分子靶向药物才会取得预期疗效；没有相应靶点用药属于无的放矢，既浪费了金钱，也容易错失宝贵的治疗时机。

▐▶ 分子靶向治疗与常规化疗有何区别？

分子靶向治疗是作用于新位点的药物治疗，其实化疗和分子靶向治疗都是药物治疗，化疗主要作用于细胞与代谢、增殖密切相关的各个位点。目前，传统化疗药物（细胞毒药物）的研发存在很大困难，肿瘤化疗遇到了瓶颈。

肿瘤的生长除细胞内的有丝分裂过程还有其他过程，例如，肿瘤组织的血管生成、肿瘤细胞周围环境改变对肿瘤的影响。恶性肿瘤需要启动不同信号传导通路引起无限增殖过程，如果阻断这些信号传导，即可阻止细胞增殖，针对这些靶点研制的药物就是现在比较热门的分子靶向药物。

分子靶向药物与常规化疗药物最大的不同在于其作用机制。常规化疗药物通过杀伤生长活跃的细胞发挥作用，但不能准确识别肿瘤细胞，因此在杀灭肿瘤细胞的同时也会殃及正常细胞，容易产生较为明显的不良反应。而分子靶向药物是针对肿瘤异常分子和基因开发的，它能够结合肿瘤细胞或组织特有的异常靶点，阻断某一特定通路，从而杀灭肿瘤细胞或阻止其生长。因此分子靶向药物有着与化疗完全不同的不良反应，而且总体来说，不良反应较化疗小。

▮▮▶ 目前，分子靶向治疗在肿瘤治疗中的地位是怎样的？

随着近年来分子靶向治疗的快速发展和进步，每年都有几种到十几种新型分子靶向治疗药物问世，这给很多肿瘤的治疗带来了革命性变化，使得有些肿瘤可以得到根治，很多肿瘤患者的生存期得到了大幅度延长。目前的肿瘤治疗到了"言必谈靶向"的地步，很多患者对分子靶向治疗期望值甚高。

然而，需要注意的是，很多分子靶向治疗药物有其明确的靶点，只有携带特定生物标志的患者适合治疗，盲目扩大适应证甚至滥用会适得其反，在疗效和经济负担方面都得不偿失。肿瘤治疗也是一个系统性工程，提倡各种有效抗肿瘤治疗方法相互配合的"综合治疗"，在治疗中应该依据新近的研究证据，科学合理地安排治疗。

▮▮▶ 是不是所有肿瘤患者都推荐做基因检测，首先要检测什么基因？

如果条件允许的话，建议拟接受具有明确生物标志的分子靶向药物治疗的患者都要进行检测。以肺癌为例，患者应该检测 EGFR 基因状态，其突变阳性的概率在我国非小细胞肺癌患者中能够达到 30% 以上，约 1/3 的患者一线就适合接受 EGFR-TKI 药物治疗。患者可能需要较长的时间（两周）等待基因检测结果，但是这个等待是值得的。此外，还应检查 ALK、ROS-1、C-MET 等基因，如果这几个基因阳性，另一个分子靶向治疗药物克唑替尼也值得应用。对于晚期结直肠癌患者，如果存在 RAS 基因突变，显然不适合接受 EGFR 单抗类药物的治疗。

但是，还有一些分子靶向治疗药物虽然应用多年，至今尚无明确的疗效预测标志可供临床参考使用，进行基因检测的价值并不大，例如，贝伐珠单抗和一些小分子多靶点 TKI 类药物。应该注意的是，随着研究的进展，一些新的生物标志会不断被发现，影响临床决策，所以是否需要做基因检测，还要和医生进行反复、全面的讨论后，再行决定。

▶ 哪些人群比较容易基因突变？跟性别、年龄、种族有关系吗？

不同人群中，携带敏感基因突变的概率是有所不同的。拿肺癌来说，包括中国人在内的东方人群 EGFR 基因突变概率就明显高于西方人群，非小细胞肺癌可达到 30% 以上，腺癌可达到 50%。从人群来说，一般女性、不吸烟的腺癌患者突变率可高达 60%~70%，另外，高龄人群突变率可能要比年轻人群的突变率更高一些，例如，70 岁以上人群的突变率要高于 50 岁以下人群的突变率。虽然目前所用的吉非替尼、厄洛替尼是西方人研发的，但实际上对东方人群更加有效。

▶ 靶向治疗为什么会发生耐药？耐药后怎么办？

肿瘤细胞群体具有内在的、高度有序发展的抗药能力，同其他肿瘤治疗一样，应用分子靶向治疗药物一段时间后也会发生耐药。耐药又称抗药性，系肿瘤细胞对于药物作用的耐受性，耐药性一旦产生，药物的作用就明显下降。

关于耐药的产生有多种理论和假说。耐药应是多种机制综合作用的结果，与肿瘤细胞的生物学特性和自然界中普遍存在的生物对生存环境的适应性有关，如同细菌对抗生素的耐药，肿瘤细胞的耐药也是环境和适应的结果。

不同癌种耐药后的选择：

非小细胞肺癌 EGFR 靶向：吉非替尼、厄洛替尼、埃克替尼耐药后可选择二代阿法替尼，出现 T790M 突变选择奥希替尼。

非小细胞肺癌 ALK 阳性突变：克唑替尼耐药后可选择色瑞替尼。

肝癌靶向药：索拉非尼耐药后可选择乐伐替尼或瑞戈非尼。

肾癌靶向药：舒尼替尼耐药后可选择阿西替尼、依维莫司。

前列腺癌用药：阿比特龙耐药后可选择恩杂鲁胺。

靶向治疗已经为很多肿瘤患者带来新生的希望。关于耐药，医学研究者并没有坐以待毙，而是不断地发现耐药机制和研发新药，希望在不久的将来能有更大的突破。

▮▶ 如何获得可靠的分子靶向治疗药物？

国内正规医疗机构处方：部分靶向药物已在国内上市，在医院和药店凭处方就可以购买。

正规跨境医疗机构购买：部分海外才有的靶向药物，可以找正规的机构，签好服务协议，获取与国外医疗机构的联系，直接获得药品资源。

国外自主就医购买：出国自主就医比较耗费人力和财力。该药品为医生处方药品，必须提供医生处方才有购买资格。所以需要带上所有的病历报告、基因检测报告等，找好翻译，去当地医院或者诊所，问诊后凭处方在当地购药。

私人渠道获得药物：不合法并且没有安全保障。未经药品监督管理部门批准，个人不得私自进口国外生产的药品。而且现在药品造假情况屡见不鲜，患者的权益无法保证。

▮▶ 分子靶向治疗只针对肿瘤细胞，是不是就没有不良反应？

只要是药物就有正面作用和不良反应。分子靶向治疗药物选择性作用于肿瘤相关分子靶点，通常疗效更高、不良反应更小，不良反应表现也与传统化疗药物的不良反应有所不同。

常见的分子靶向治疗药物的不良反应包括过敏反应、皮肤反应、心血管反应、间质性肺炎和免疫抑制等。总的来说，分子靶向治疗药物的不良反应较传统的化疗药物明显更低，但随着分子靶向治疗药物在临床的广泛应用，以及患者对治疗期间生存质量要求的不断提高，这类药物的一些特异性不良反应越来越受到关注。

▮▶ 分子靶向治疗的主要不良反应有哪些？

不同的分子靶向治疗药物，不良反应会有所不同，治疗前充分了解这些不良反应的基本情况，对于提高用药的安全性和有效性会大有帮助。

常见不良反应

皮肤毒性：EGFR-TKI 类（吉非替尼、厄洛替尼、西妥昔单抗、尼妥珠单抗）；多靶点酪氨酸激酶抑制剂（索拉非尼、舒尼替尼）。主要表现为皮疹。

心血管毒性：HER2 抑制剂（曲妥珠单抗）；VEGF 抑制剂（贝伐珠单抗）；多靶点酪氨酸激酶抑制剂（索拉非尼、舒尼替尼）。

胃肠道毒性：EGFR-TKI 类（吉非替尼、厄洛替尼）；ALK 抑制剂（克唑替尼）。

较为少见的不良反应

血栓栓塞：VEGF 抑制剂（贝伐珠单抗）；多靶点酪氨酸激酶抑制剂（索拉非尼、舒尼替尼）。

胃肠道穿孔:VEGF 抑制剂(贝伐珠单抗)。

肝毒性:酪氨酸激酶抑制剂(甲磺酸伊马替尼);抗 CD20 单克隆抗体(利妥昔单抗)。

血液学毒性:多靶点酪氨酸激酶抑制剂(舒尼替尼)。

蛋白尿:VEGF 抑制剂(贝伐珠单抗)。

神经系统毒性:VEGF 抑制剂(贝伐珠单抗).

进行性多病灶脑蛋白质病:抗 CD20 单克隆抗体(利妥昔单抗)。

还有一些罕见的不良反应,用药时需要保持警惕,出现病情变化,及时与医生联系,早期发现,避免严重不良事件的发生。

▮▶ 分子靶向治疗相关不良反应的一般处理原则是什么?

相对化疗药物而言,分子靶向药物的不良反应总体较轻,大多数为 1~2 级,可以耐受;大多数不良反应"可逆",停药或药物减量后可自行缓解;多数不良反应出现在治疗开始后的前几周,在后续的治疗中耐受,反应逐渐减轻甚至消失,无需特殊处理。少数患者出现重度不良反应时需要停药或者对症处理;间质性肺炎、血栓栓塞、大出血及继发性感染等致命性严重不良反应比较罕见,一旦出现,造成的损伤难以恢复,治疗十分棘手。

▮▶ 应用一些分子靶向治疗药物后出现皮疹,应如何处理?

皮肤毒性为 EGFR-TKI 类药物最常见的不良反应。存在该不良反应的原因是毛囊角化细胞增殖区域中存在 EGFR 的表达。EGFR-TKI 类药物在对突变的 EGFR 产生作用的同时,也会影响野生型的 EGFR 信号传导,所以患者服用 EGFR-TKI 后,皮肤代谢受阻,则会引发炎症,形成皮疹。皮疹一般发生于服用 EGFR-TKI 后两周内。皮疹的发生率与药物剂量有关,但严重程度与药物剂量无关;出现皮疹往往提示 EGFR-TKI 治疗有效。

治疗对策为：

对于轻度皮疹，一般不需要调整药物剂量，可局部使用 1% 或 2.5% 氢化可的松软膏或 1% 克林霉素软膏或红霉素软膏，皮肤干燥伴瘙痒者，用薄酚甘油洗剂或苯海拉明软膏涂抹瘙痒局部。两周后对皮疹程度行再次评估（可由专业人士或患者自己进行），若情况恶化或无明显改善，则向医生求助。对于重度皮疹患者，可酌情考虑减量或推迟治疗。

▶ 应用哪些分子靶向治疗药物容易出现出血或血栓栓塞？应该如何处理？

出血及血栓栓塞主要是 VEGF 抑制剂的不良反应。贝伐珠单抗引起出血的发生率为 30% 左右，最常见的是轻度鼻出血，较严重的出血少见。舒尼替尼在治疗晚期转移性肾癌患者中，轻微鼻出血和其他部位的出血发生率为 26%。研究显示，服用索拉非尼的肿瘤患者，3 级以上出血发生率为 2.2%，其中索拉非尼治疗肝癌的致死性出血事件 1 例，为颅内出血。在使用贝伐珠单抗的患者中，其动脉栓塞率为 3.8%，舒尼替尼则为 1.4%。

治疗对策为：

建议在整个治疗期间监测患者大便常规、凝血指标及相关临床表现；年龄 65 岁以上，既往有动脉栓塞史及高血压的患者动脉栓塞风险高，应密切关注；一旦发生动脉栓塞事件，立即停药。

▶ 为什么有些患者应用分子靶向治疗后会有气促、喘憋的症状？医生说的间质性肺炎是什么情况？

间质性肺炎为 EGFR-TKI 少见但极为严重的并发症，发生率低于 1%，一旦发生，如果未及时处理，很可能会导致患者死亡。症状表现为新发作的或加重的呼吸困难，无明显诱因下胸片出现新发渗出液；一旦肺纤维化形成，将出现不可逆的肺功能减退，有肺部并发症的患者更容易出现。

治疗对策为：

立即停用致病药物（EGFR-TKI），支持治疗、吸氧、使用糖皮质激素进行经验性治疗。

▮▶ 什么是肿瘤免疫治疗？

肿瘤免疫治疗是通过刺激或抑制免疫系统来帮助身体对抗肿瘤、感染和其他疾病的疗法。某些类型的肿瘤免疫治疗仅针对免疫系统的某些细胞，另一些则通过提升机体免疫系统功能来控制肿瘤。正常情况下，每一种临床上可检测到的相关肿瘤均可通过免疫系统消除。微小癌灶一旦形成，其表达的异常蛋白将产生所谓的"新抗原"，该新抗原可以被免疫系统识别。肿瘤通过该过程被编辑，可能在此时被消除，即所谓的"免疫监视"。有些肿瘤可以进入免疫系统的平衡状态。如果这种平衡受到年龄、疾病或医源性病因干扰，同时为了生存和生长，肿瘤细胞能够采用不同策略，抑制机体的免疫系统，从而可以逃脱并逃避免疫控制。

肿瘤免疫治疗就是通过重新启动并维持肿瘤－免疫循环，恢复机体正常的抗肿瘤免疫反应，从而控制与清除肿瘤的一种治疗方法。目前的免疫治疗药物主要包括单克隆抗体类免疫检查点抑制剂、治疗性抗体、癌症疫苗、细胞治疗和小分子抑制剂等。其中，负性免疫检查点信号传导可能是肿瘤细胞逃避免疫系统的关键机制。近几年，免疫检查点抑制剂肿瘤免疫治疗取得了重大进展，目前已在多种肿瘤（如黑色素瘤、非小细胞肺癌、肾癌和前列腺癌等实体瘤）的治疗中表现了强大的抗肿瘤活性，多个肿瘤免疫治疗药物已经获得批准并应用于临床。

▌▶ 肿瘤免疫治疗包括哪些内容？

机体免疫系统十分复杂,免疫治疗的内容也十分广泛,一般来说肿瘤免疫治疗可以按照以下方式分类:①主动刺激免疫系统或被动改变免疫系统信号或细胞群;②治疗靶向特异性,已知抗原靶标或非特异性刺激免疫系统。

1.主动非特异性肿瘤免疫治疗

卡介苗(BCG)是最早和最常用的肿瘤免疫治疗方案之一。结核分枝杆菌活减毒株经膀胱内灌注可减少切除的非肌层浸润性膀胱癌的复发。作用机制为非特异性炎性反应。不良反应可能包括排尿困难和其他下尿路症状。

免疫刺激性细胞因子,如干扰素-α 和白介素-2 曾是转移性肾癌和黑色素瘤的主要治疗方案,干扰素-α 用于切除的高危黑色素瘤的辅助治疗。

溶瘤病毒(如 T-VEC 和 CAVATAK)是减毒或修饰的病毒,可直接注入肿瘤组织或静脉注射。

2.主动特异性肿瘤免疫治疗

肿瘤疫苗可以靶向单肽、蛋白质或同种异体癌细胞,但大多数疫苗未能改善患者临床结局。例如,Sipeleucel-T 不是一种预防性疫苗,和防止感染病毒的麻疹、肝炎疫苗不同,它是一种所谓的治疗性疫苗,用于晚期前列腺癌的治疗。

3.被动非特异性肿瘤免疫治疗

淋巴因子激活的杀伤细胞(LAK)和肿瘤浸润淋巴细胞(TIL)是取自外周血或肿瘤组织,并在体外扩增的自体患者免疫细胞。TIL 经过大幅扩增,然后再次注射入患者体内。

4.被动特异性肿瘤免疫治疗

人源化单克隆抗体通过多种机制导致癌细胞死亡，如抗体直接作用(受体阻断或激动活性,药物或细胞毒性传递)、补体依赖性细胞毒性、抗体依赖性细胞毒性。

放射免疫治疗应用与抗体结合的放射性同位素的特异性进行治疗。

抗原特异性 T 细胞可以 TIL 类似的方式在体外扩增。

▐▶ 什么是免疫检查点抑制剂？

免疫检查点对于肿瘤免疫逃逸非常重要，因此免疫检查点抑制剂相关设计如雨后春笋般广泛展开。许多免疫检查点抑制剂已经应用于临床实践，还有多种药物正处于临床试验和早期研发阶段。

目前，免疫检查点信号传导调控主要集中于负性调控分子，检查点抑制剂作用机制相对简单。检查点被激活时，免疫系统处于平衡状态。如果肿瘤细胞增加检查点信号，免疫系统会被抑制。应用抗体阻断 CTLA-4、PD-1/PD-L1 信号传导通路可以纠正这种平衡，使得免疫系统能够重新建立对肿瘤的控制。

Ipilimumab(Yervoy®)是第一类检查点抑制剂，可阻断负调控检查点 CTLA-4。细胞内 CTLA-4 分子表达于 T 细胞表面时，CTLA-4 与 B7 结合，关闭 T 细胞活化。Ipilimumab 与 CTLA-4 结合并抑制 CTLA-4 和 B7 结合。这意味着 T 细胞仍然被激活。Ipilimumab 作用部位仍不明确，但可能有助于扩大肿瘤和远处淋巴结的免疫应答。Tremelimumab 是另一种抑制 CTLA-4 检查点蛋白的抗 CTLA-4 抗体。这两种抗体的活性和不良反应可能类似。

Pembrolizumab(Keytruda®)和 Nivolumab(Opdivo®)是抗 PD-1 抗体，可以阻断 PD-1 与 PD-L1 和 PD-L2 结合。PD-L1 在癌细胞上过表达，从而被癌细胞利用逃避免疫系统的杀伤作用。Atezolizumab、Avelumab 和 Durvalumab 是抗 PD-L1 抗体，可以阻断 PD-L1 与 PD-1 结合。PD-L1 抗体的活性和不良反应可能相似，但相较于 PD-1 抗体，可能疗效欠佳，但毒性较低。目前正在研究检查点抑制剂之间联合，以及免疫检查点与其他抗癌药物联合的疗效，例如，Ipilimumab 和 Nivolumab 组合可使黑色素瘤和肾细胞癌患者明显获益。

▌▶ 免疫检查点抑制剂的主要不良反应有哪些？

近年来，免疫治疗取得了很大进步，主要缘于免疫检查点抑制剂治疗一系列肿瘤的临床研究取得成功。但随着治疗病例的积累，免疫治疗导致的免疫毒性（irAE）也越来越引起广大临床医生的关注。免疫检查点抗体的不良反应是由于自身免疫过度激活。irAE 可发生于任何部位，最常发生的部位包括内脏、皮肤、内分泌腺体、肝和肺等。常见不良反应为腹泻和皮疹，多为轻度且易处理，但有时也会危及生命。临床试验时，自身免疫性疾病患者多被排除在外，因此对于这类患者来说，免疫检查点抑制剂治疗潜在的安全性尚不可知。

胃肠道免疫相关不良反应：检查点抑制剂引发的结肠炎始于腹泻，但可能进展为穿孔和腹膜炎。

皮肤免疫相关不良反应：躯干常出现斑丘疹，如果产生抗黑色素细胞抗原免疫应答，可引发白癜风。

内分泌免疫相关不良反应：类似于产后自身免疫疾病，检查点抑制剂可引起甲状腺炎和垂体炎。

肝脏免疫相关不良反应：肝炎和胰腺炎不常见。

呼吸道免疫相关不良反应：与肺炎和鼻窦炎相关。

经免疫检查点抑制剂治疗的患者出现的任何临床情况，均应排除自身免疫性疾病。

▌▶ 免疫检查点抑制剂出现不良反应，该如何处理？

对免疫检查点治疗相关不良反应的管理因症状而异，根据分级情况、症状严重程度安排临床管控措施。

级别	症状	肿瘤治疗	临床管理	具体方案举例
1	轻微	继续	支持性	洛哌丁胺治疗腹泻，润肤剂和氢化可的松乳膏治疗皮疹
2	棘手	暂停	逆转	口服强的松 1mg/kg，4 周后逐渐停药
3	严重	停止	住院治疗	甲基强的松龙静滴 2mg/kg×3 天，然后口服强的松
4	非常严重	终止	加强治疗	英夫利昔单抗静滴或霉酚酸酯口服，然后应用糖皮质激素

▮▶ 应用免疫治疗可能会出现免疫相关性肺炎，如何预防和处理呢？

由 PD-1/PD-L1 免疫检查点抑制剂引起的非特异性间质性肺炎多出现在用药后半个月至 24 个月，中位时间为 2.6 个月。肺癌患者免疫相关性肺炎的发生时间早于黑色素瘤和淋巴瘤患者，这可能与肺癌患者肺部肿瘤负荷重，较早出现肺部症状有关。

临床特点

使用 PD-1/PD-L1 阻断剂时，早期临床试验免疫相关不良反应肺炎的发生率约为 10%，且偶有危及生命可能。一项 Nivolumab 治疗晚期实体瘤的临床试验出现了 3 例（入组 296 例）免疫相关性肺炎导致的死亡。也有报道肺癌患者或既往存在肺气肿、哮喘、肺纤维化、肺部放疗病史的患者，发生免疫相关性肺炎的可能性更大、病情更重。

临床表现

免疫相关性肺炎主要表现为干咳、进行性呼吸困难、发热、胸痛等症状。当怀疑患者出现免疫相关性肺炎时，应行肺 CT 检查，最常见影像学表现为机化性肺炎，呈双肺内多发病灶，如磨玻璃样改变、网格状改变、肺实变等，且免疫检查点抑制剂导致的免疫相关性肺炎病灶多位于下肺。

治疗

对于免疫相关性肺炎的治疗，医生应根据不良反应的严重程度分级,采取不同的治疗方案。

轻度免疫相关性肺炎采取对症药物治疗即可,如口服泼尼松 1~2mg/(kg·d)。对于中度及以上的患者应首先停用 PD-1/PD-L1 抑制剂,给予口服或静脉注射激素治疗。重度者永久停用免疫治疗,并行支气管镜检查,请呼吸科医生会诊,以排除肺部感染和恶性肿瘤肺转移的可能。病情不缓解或重度免疫相关性肺炎的患者需要住院,持续应用大剂量的皮质激素,如甲泼尼龙 2~4mg/(kg·d),必要时还应联合应用免疫抑制剂,如霉酚酸酯、环磷酰胺、英夫利昔单抗。

▐▶ 如何科学看待免疫检查点治疗?

可以肯定的是,检查点免疫治疗对于部分患者疗效显著。一些检查点抑制剂,如 Ipilimumab、Pembrolizumab 和 Nivolumab,疗效显著且持久,给患者和临床医生带来了很大希望。

用药后临床获益可能需要较长时间。免疫检查点抑制剂不是直接抗癌药物,而是通过激活机体免疫系统发挥作用,因此,临床获益需要数周或数月才能显现。对于患者及其家属而言,这可能是一个非常紧张和艰难的时期。

按传统疗效评价标准来看,肿瘤稳定(SD)较肿瘤缩小(ORR)更为常见。许多患者的肿瘤会缩小,但更常见的情况是肿瘤稳定。这不是一件坏事,患者可以获得很长的生存期和良好的生存质量。

许多肿瘤对免疫检查点抑制剂无反应。目前尚不清楚免疫检查点抑制剂的获益人群。多数研究聚焦黑色素瘤、肺癌、肾癌和膀胱癌,还有很多肿瘤的相关研究正在进行中。

免疫检查点抑制剂治疗的患者必须同时接受良好的姑息治疗和临终关怀咨询。虽然有些患者可以从接受 Nivolumab 或 Pembrolizumab 免疫治疗中获益,但许多患者将继续进展并最终因癌症死亡。

(刘慧龙)

第四章

各系统肿瘤的康复

乳腺癌的康复 🖋

▮▮▶ 酒和咖啡会不会刺激乳腺癌复发？

世界卫生组织早就宣布，酒精是一级致癌物。所谓一级致癌物，就是在人体和动物体内都有最高等级的致癌证据，可以引发诸如口腔癌、胃肠道癌、食管癌、肝癌、乳腺癌等多种肿瘤。酒精还是促癌剂，就是指酒精还会增强致癌物质的致癌作用，使致癌物质溶于其中，随血液循环走遍全身，作用于机体器官，从而引起癌变。不管什么样的酒，都含有酒精，哪怕啤酒都含有 5% 左右的酒精，葡萄酒和黄酒含 15% 左右的酒精，更不用说高度白酒了。所以，尽量不要饮酒。

2016 年，世界卫生组织把咖啡从可疑致癌物名单中剔除了，并且把咖啡列为防癌饮品。这二者的差别为什么这么大呢？众所周知，咖啡冲调需要热水，并且趁热饮用时会有额外的香气。但过烫的饮品，对于食管及胃黏膜是有损伤的，长期接触温度过高的饮料，消化道黏膜会引起癌变。所以不是咖啡，而是过高的温度才是可疑的致癌因素，如果咖啡改成温饮或冷饮则没有致癌作用。研究还发现，咖啡可以在一定程度上降低子宫癌和肝癌的风险。所以，没必要对咖啡过分神圣化或妖魔化，如果喜欢喝，且不影响睡眠，可以适量地温饮。

▮▮▶ 大豆含雌激素，乳腺癌能不能吃？

乳腺癌是一种激素依赖性肿瘤，也就是说，如果有外界雌激素刺激或体内雌激素过盛，便可能刺激肿瘤生长。那么大豆含有雌激素，是不是就应该忌口不吃呢？其实，大豆含有的是植物雌激素，并不是通常说的激素。由于大豆生长过程中形成的代谢产物大豆异黄酮，有一定的生物活性，因此从植物中提取，并且和雌激素结构类似，大家通常叫它植物雌激素。其他植物如葛根、葵花籽、小麦、黑米、苹果、橙汁等，也都含有大豆异黄酮。

化学合成的雌激素，只能单向调节，发挥雌激素样作用。而大豆异黄酮作为植物雌激素，有双向调节作用，针对不同体质，既能发挥雌激素样作用，又能发挥抗雌激素作用。动物实验显示，对于体内高雌激素水平者，比如年轻动物或雌激素化动物，大豆异黄酮有抗雌激素活性，不但不会刺激乳腺癌生长，相反可以显著降低乳腺癌发病率；而对于低雌激素水平者，比如切除卵巢模拟绝经的动物，则显示出雌激素活性。因此，消化功能和肾功能正常的乳腺癌患者，适量吃豆制品，一定程度上可以减轻乳腺癌内分泌治疗的去雌激素化不良反应，有助于延缓骨质疏松、潮热、血脂异常等更年期症状；对于年轻患者则可以抑制过高的雌激素水平，尽可放心享用。

▮▶ 乳腺癌手术后能戴什么样的乳罩？

乳罩对于女人来讲，就是最贴心的内衣，不仅可以遮挡隐私部位，具有保护作用，还兼有修饰体型，使身材美观、挺拔的作用。但乳腺癌患者常有疑虑，"我做了手术还能戴什么样的乳罩？"

如果做的是保乳手术，那按照常规选择合适的乳罩就可以了，建议选用吸汗、透气的材质。如果是改良根治术，一侧乳房切除了，并且已经做了假体植入，也没问题，按常规选择；如果没做植入，现在一侧乳房缺损，那应该选择义乳文胸二合一的专用乳罩，医疗用品店以及网络上都可以买到，按照自己的尺码和喜好选择即可。

乳罩分为有钢托型和无钢托型。有钢托的修身定型效果更好，但收拢胸部的同时，难免会挤压乳腺组织，不利于乳腺血液淋巴循环，因此不建议仅为了美观，长期穿戴有钢托的乳罩。而相对舒适的无钢托乳罩，也要避开围术期及围放疗期穿戴，同样为了避免血液淋巴循环不畅。

每天穿戴乳罩不要超过 12 小时，睡眠时要让乳房充分放松，千万不要相信"睡觉时不戴乳罩会乳房下垂"的传言。另外，要学会选择合适的乳罩，避免束胸过紧、肩带调整不合理、过度挤压乳房。

◀▶ 哪种情况适合做乳房重建术？哪种情况不适合？

如果肿瘤较大无法做保乳手术，只能做改良根治术。有的保乳手术患者放疗后，乳腺组织变形，将面临一侧乳房的缺失，或两侧乳房不对称。即便选择有义乳的乳罩，也存在定型不稳的困难，乳罩不能完全贴合胸壁，日常活动时会觉得尴尬不方便。这时患者可以选择在适当时机做乳房重建，以重塑身形，使两侧乳房外形基本对称，更加自信地回归正常的社会和生活角色。

对于长期吸烟、体型超重、肥胖的患者，假体植入物和自体组织重建手术的并发症和风险会大幅增加，最好不要冒风险做乳房重建，可以选择有义乳的乳罩代替。

经常有患者希望切除肿瘤时要保留乳腺皮肤和乳头，但如果肿瘤侵及乳头、乳晕，保留乳头可能要冒着癌灶残留的风险；此外，炎性乳腺癌的特点是乳房皮肤受肿瘤侵犯较广泛，且疾病进展相对较快，手术需要切除大量乳房皮肤，并尽快开始辅助放疗。所以，一定请医生根据自身实际情况处置。

◀▶ 乳房重建术什么时候做？选择什么重建方式好？

根据乳房重建时间不同，分为即刻重建和延期重建。即刻重建是指在乳腺切除手术时，一次麻醉，同台完成乳房重建手术。延期重建是指乳腺切除术几个月甚至几年后，根据重建的需要及可行性，择期进行。乳房重建有不同的方式，需要一个多学科抗肿瘤综合策略团队的沟通合作，包括乳腺外科、肿瘤内科、放疗科及整形科。根据重建材料的不同，分为自体组织重建（从患者自身取皮瓣）、植入物重建（假体），以及联合两种材料重建（皮瓣联合假体植入）。具体患者适合哪种重建手术方式，请一定提前与肿瘤治疗及重建团队交流，并结合自身身体状况和疾病特点，选择最适合的个体化治疗方案。

▮▶ 乳腺癌手术后应该怎样锻炼上肢？

乳腺癌患者做肿瘤根治手术以后，会有较长时间的加压包扎，以减少渗液。因此患者会感觉手术后肩关节活动受到限制。患者此时一定要循序渐进锻炼上肢功能，不要急于求成，否则不但会影响伤口愈合，还会引起上肢不同程度的肿胀。

根据中国抗癌协会乳腺癌分会的建议，手术后的上肢功能锻炼应遵循以下步骤：

（1）术后 1~2 天，练习握拳、伸指、屈腕。

（2）术后 3~4 天，做前臂伸屈运动。

（3）术后 5~7 天，患侧手摸对侧肩、同侧耳（可用健肢托患肢）。

（4）术后 8~10 天，练习肩关节抬高、伸直、屈曲至 90°。

（5）术后 10 天后，进行爬墙及器械锻炼，以锻炼肩关节。

功能锻炼的达标要求是：两周内患侧上臂能伸直、抬高绕过头顶摸到对侧耳。达标后仍应继续进行功能锻炼。术后 7 天内限制肩关节外展。术后严重皮瓣坏死者，术后两周内避免大幅度运动。皮下积液或术后 1 周引流液超过 50 mL 时，应减少练习次数及肩关节活动幅度（限制外展）。植皮及行背阔肌皮瓣乳房重建术后，要推迟肩关节运动。

▮▶ 术侧的手臂肿胀怎么办？

乳腺癌患者腋窝淋巴结清扫后，会带来淋巴引流的障碍；如果用力或锻炼不当，就可能造成术侧的手臂肿胀。一般情况下，淋巴水肿的分类是这样规定的：术侧的上肢周径比健康上肢的周径大 3cm 以内为轻度水肿，3～5cm 为中度水肿，超过 5cm 为重度水肿。患者会感觉术侧上肢不同程度的胀痛不适，严重的患者甚至出现渗液或感染。那么应怎样预防上肢肿胀呢？

（1）避免术侧上肢负重，生活中不要使用术侧上肢做任何推、拉、提重物的动作；更不能参加掷铁饼、扔铅球、摔跤、搏击等剧烈竞技运动。

（2）不在患肢做抽血、输液等创伤性操作，保持皮肤清洁，预防感染。

（3）患肢不要热敷，沐浴时水温不要过高，不蒸桑拿。

（4）手术后初期有意识抬高患肢，沿着从手到胳膊的向心性方向按摩患肢，有利于淋巴回流。

（5）手术后循序渐进地进行适当强度的运动锻炼，不要操之过急。

（6）如果患肢红肿热烫，皮肤变肿变硬，高度怀疑感染，必须尽早就医治疗。

▮▶ 患乳腺癌后还能有性生活吗？会不会刺激肿瘤复发？

乳腺癌尽管在一定程度上影响了患者身体的完整性，但治疗结束处于康复阶段的患者，完全可以有正常的性生活。

使女性产生性欲的性激素是雌激素。女性的雌激素绝大部分来源于卵巢，少部分来源于肝脏、肾上腺和乳腺分泌。尽管乳腺癌治疗可能会降低雌激素水平，但通常情况下很少量的雌激素就可以维持性欲所需要的正常水平。因此，在乳腺癌康复期间觉得毫无"性致"的患者，不是因郁闷而心理上有压力，就是劳累而身体上有压力，这时需要摆正心态，接受现实，勇敢地面对患病的事实，与伴侣好好沟通。愉悦的夫妻生活会增进夫妻感情，心情舒畅，有利于抑制肿瘤进展，防止肿瘤复发。

▮▶ 治疗期间停经了还需要避孕吗？

很多年轻的女性患者在乳腺癌治疗期间，由于化疗或内分泌治疗，可能会出现不同程度的月经紊乱，甚至一段时间的闭经。这是否意味着到了绝经期？性生活从此不需要避孕了呢？

首先要明确的是，治疗期间的停经绝对不等同于绝经。所谓绝经是指因为卵巢合成的雌激素持续性减少，月经的永久性终止。绝经出现于四类人群，即大于 60 岁的老年女性；或尽管年龄小于 60 岁，但自然停经超过 1 年（自然停经，就是指没有接受化疗、内分泌药物治疗，激素水平在绝经后范围内);或年龄小于 60 岁,正在吃三苯氧胺或托瑞米芬,激素水平在绝经后范围内;或无论什么年龄,做了双侧卵巢切除手术的女性。这几种情况属于绝经,可以不再避孕。

至于年轻患者治疗期间由于药物的作用,出现短暂性的月经紊乱,甚至长达数月闭经,并不意味着绝经。经常会有患者治疗结束几个月后月经又来潮,也会有患者因为闭经了就不注意避孕,结果意外怀孕。因此是否为绝经需要到医院就诊,交给专业医生判断。在这之前,一定要注意性生活中做好避孕,保护好自己。

▮▶ 我还年轻,治疗后怀孕和生产安全吗? 还能母乳喂养吗?

目前我国乳腺癌年轻化趋势明显,40 岁以下的乳腺癌患者约占20%,加上国家全面放开二胎和三胎政策,因此生育需求是乳腺癌患者经常会面临的问题。

从目前现有资料看,乳腺癌规范抗肿瘤治疗结束后,生育并不会影响患者的长期生存。相反,有不少研究者发现,乳腺癌治疗后怀孕并生产的患者,病程的整体预后反而比未生育者相对更好。

不可忽视的是,怀孕期间激素水平的变化的确可能在短期内加速肿瘤生长,因此在决定孕育之前,必须与医生进行充分的沟通,全面考虑患者复发的风险,以及抗肿瘤治疗对后代健康的影响。患者要放松心情,同时家属要提高警惕,定期监督患者进行复查。一旦发现可疑的复发指征时,一定要做进一步的细致检查。

乳腺癌患者治疗后的哺乳问题,目前尚无系统性研究。对于接受保乳手术的患者,手术及放疗后多数患者的患侧乳房乳汁分泌量会显著减少,但仍具有哺乳功能。同时需要注意,很多药物可以通过乳汁排出,包括某些化疗药物、内分泌治疗药物及靶向治疗药物等,哺乳期间应避免使用。

▶▶ 乳腺癌患者什么时候怀孕比较合适？怎样才能孕育健康的宝宝？

这是一个复杂的多学科问题。如果乳腺癌患者有生育需求，最好在治疗开始前，预先咨询生殖医学科，综合患者年龄、肿瘤类型、疾病分期、激素受体状态、家庭情况、生育预期等各方面因素，做好个体化生育评估，考虑保留生育能力。同时对备孕的乳腺癌患者加强病情监测和生育关怀。

目前多数专家认为抗肿瘤治疗完全结束两年以后再生育比较安全。因为乳腺癌在最初的两年内有一个复发高峰窗口期。并且化疗药物如烷化剂（环磷酰胺）等，会对卵巢功能造成较大的损伤，需要较长的时间来恢复。对于需要内分泌治疗的年轻患者，建议在完成 5 年的标准内分泌治疗后再考虑妊娠。但对于乳腺原位癌，因为属于疾病早期，手术和放疗结束且身体恢复后，即可考虑孕育。

除了出于安全性考虑孕育时机外，孕育的可行性同样也不可忽视。化疗对成熟卵泡的损伤可以引发可逆性停经，对原始卵泡的损伤则可能带来永久性停经及卵巢早衰，从而导致不育。由于卵巢储备功能随年龄增加而下降，化疗导致卵巢早衰的风险也会随年龄的增长而加大。因此随着治疗周期延长，患者年龄增长，生育能力也会逐渐下降。尤其漫长的内分泌治疗后，患者可能已经不再适合生育，或因内分泌治疗而闭经。研究发现，戈舍瑞林可以减少化疗药物对原始卵泡的损害，从而一定程度上保护卵巢。如果患者较为年轻、肿瘤分期较早，推荐化疗期间联合使用戈舍瑞林。如果患者年龄相对较大、治疗后卵巢功能丧失可能性比较大，则建议考虑人工辅助生殖技术。但辅助生殖技术需要进行超刺激排卵，注射卵泡激素。对于激素受体阳性的患者，有可能会加速肿瘤的生长、复发或转移。所以要充分权衡利弊后再决定方案。

189

▮▶ 乳腺癌会遗传给下一代吗？

其实大多数肿瘤并不是性染色体异常的遗传性疾病。目前国际公认的结论是，除非患者存在 BRCA1 或 BRCA2（乳腺癌相关基因）突变，否则没有数据表明乳腺癌患者的后代患癌症的风险会增加。所谓BRCA 基因，是抑制肿瘤发生的抑癌基因之一，可以修复损伤，促进细胞正常生长。当 BRCA 基因发生突变时，患双侧乳腺癌的风险可达50%~85%，患卵巢癌的风险可达 10%~20%，远远高于正常人。好莱坞影星安吉利娜·朱莉就因为携带 BRCA 基因突变，而激进地预防性切除了自己的卵巢和双侧乳房，并进行了乳房重建手术，以便杜绝可能发生的恶性肿瘤。

但在现实生活中，朱莉的做法并不推荐。因为携带基因突变并不一定会进展成癌症，只是有遗传易感性而已。日常发现的家族性癌症，除了部分确实与染色体异常的遗传相关之外，更多是由于共同的生活习惯及心理状态，比如家庭不和谐，气氛压抑，容易生闷气，或喜欢高脂肪饮食、煎炸食品、腌制食品、过热饮食、家族性肥胖、吸烟、酗酒等等。长期共同的心理状态及生活习惯，可以引起代谢障碍，日积月累导致家族群发某种类型的肿瘤。如果家族某位成员患癌后，其余成员积极鼓励、配合治疗，保持健康科学的饮食、锻炼，以及乐观开朗的性格习惯，那么非染色体遗传的肿瘤很难出现家族聚集情况。

▮▶ 生病后患者郁闷、烦躁、老爱生气，怎么办？

乳腺癌患者经历了一系列手术、放化疗、内分泌治疗后，很多人会感觉心烦气躁，闷闷不乐，郁郁寡欢，看谁都不顺眼，小事情都会触发坏情绪，弄得周围家人和朋友都敬而远之，有被孤立的无助感。患者的自身认知也受到影响，常常会想："乳腺是女人重要的第二性征，切了一侧乳房，还能是一个完整的女人吗？家人、朋友会怎么看待我？还有机会融入社会吗？"此外，由于治疗期间激素水平紊乱，甚至提前进入绝经状态，出现潮热、烦躁、心慌、疲乏，身心功能受损……凡此种种，均可能影响患者的治疗效果和生存质量。

其实，乳腺癌相对其他部位的恶性肿瘤，恶性程度没有那么高，预后相对较好。反观乳腺癌患者，大多性格隐忍，有气不发，气机不畅，劳累过度，休息不当。患者需要有意识地锻炼自己，接纳自己，与知心好友倾诉沟通，与伴侣、家人开诚布公地谈论自己治疗期间激素水平变化可能带来的不自主的情绪波动，并主动到开阔的大自然运动、旅游，逐渐让自己开朗起来，心胸开阔，处理事情不急躁，面对困难不退缩，主动回归家庭和社会，在家人、朋友的陪伴下顺畅地走完这段艰难的治疗之路。

▌▶ 放疗后患处皮肤破溃脱皮怎么办？

近些年早期乳腺癌保乳手术开展比较广泛，该术式能够维持乳房外形，提高患者的生存质量。保乳术后需要辅助乳腺组织放疗，主要不良反应是皮肤反应，如不同程度的干燥、泛红、水肿、干性脱皮、湿性脱皮，严重的甚至会溃疡、出血、皮肤坏死。如果再合并乳腺癌本身对患者造成的负面心理刺激，有的患者会误以为病情加重了。

可以放宽心的是，放疗反应只是放射治疗的不良反应，并不代表病情加重。放疗期间的皮肤反应如果处理得当，绝大部分是暂时的、可逆的。放疗期间建议穿着宽松、柔软、纯棉的开衫，不要戴乳罩，避免摩擦刺激。洗澡时水温不宜过热，不要用力揉搓皮肤，避免使用粗硬毛巾、刺激性强的洗浴用品，保持照射野皮肤清洁干燥。随着放疗剂量增加，皮肤发干、瘙痒、紧绷、烧灼感会愈加明显，并逐渐出现色素沉着、脱屑。这

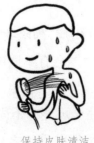

保持皮肤清洁

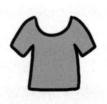

穿低领柔软的衣服

时千万不要用手抓挠，不可涂酒精等消毒液止痒，可用婴儿止痒粉涂抹。干燥脱皮时千万不要搓撕干屑，应任其自然脱落。如果出现烧灼痛，水泡形成，合并渗出，更要加强皮肤护理，建议就诊，找专科医生处理。

▇▶ 化疗后脱发怎么办？

一头柔美的秀发为女人的美丽加分。但得了乳腺癌，化疗期间头发大把大把地脱落，镜子里的自己，头发稀疏没有几根，甚至连眉毛都会脱落。这该怎么办？

脱发是化疗最常见的不良反应之一，乳腺癌的化疗方案中，一些常用化疗药物（如蒽环类）造成脱发的作用尤其明显。这是由于成人头皮约90%的毛囊细胞处于增殖阶段，而这种增殖细胞对化疗药物非常敏感。化疗药物能够通过血液到达头皮，作用于头皮毛囊细胞，引起毛囊细胞损伤、坏死，最终导致脱发。乳腺癌化疗常用的有效药物如蒽环类（即俗称的"红药水"）、紫杉醇类药物，在杀伤肿瘤细胞的同时，都会伴随着不同程度的脱发发生。

研究发现，头皮冷却疗法可以降低头皮温度，从而降低化疗药物在头皮的生物活性，减少头皮的血流，在一定程度上减少头皮毛囊细胞对化疗药物的暴露，从而起到预防和减轻脱发的作用。使用较高的化疗药物剂量，或者多种化疗药物联用时，会加重脱发的程度，从而降低头皮冷却的成功率，而患者初始头发状态，比如头发密度、长度及头发护理状况等因素，对头皮冷却效果没有影响。

▇▶ 放化疗后为什么会心慌、胸闷？该怎么办？

经常有患者问，"我们都是乳腺癌做放化疗，为啥我会胸闷、憋气，别人就没事？"其实，在同样治疗条件下，个体会有不同的敏感性；并且每个患者的年龄、原发肿瘤的位置、疾病状况、既往病史、采用的放疗技术及化疗药物种类等可能都不相同，所以完全可能有不同程度的症状。

如果伴有内乳淋巴结转移，或左侧乳房保乳手术之后，由于左侧乳房及内乳淋巴结与心脏相邻,照射野时常无法完全避开心脏,从而增加了心脏受损害的风险。相比全乳照射,加速部分乳腺照射风险小;采用容积旋转调强放疗内乳淋巴结,采用深吸气屏气的放疗技术都能够显著减少心脏和血管的受照剂量;大乳房可以采取俯卧位照射。因此制订放疗计划时,应结合患者年龄、体重指数、原发肿瘤位置、体型、术后乳腺大小、是否需要区域淋巴结照射,根据现有放疗设备,给予最优的放疗方案,同时减少增加心脏毒性的同步治疗。

乳腺癌的化疗药物及分子靶向药物,如赫赛汀、蒽环类、紫杉类,都有不同程度的心脏不良反应。其中心脏超声上左室射血分数下降,血生化检查中心肌酶及肌钙蛋白异常升高,心电图波形异常是最常见的心脏毒性事件。通常情况下是可控和可逆的,经过心内科医生对症治疗后大部分能够得到缓解。对于心脏基础疾病较多的高龄患者,只要条件允许,应尽量选择排除这几种药物的化疗方案。

▌▶ 化疗后肝功能异常怎么办?

肝脏是人体重要的解毒代谢器官,可以把体内及来自体外的许多药物、毒物及代谢产物分解出去。化疗药物及内分泌治疗药物都可能引起不同程度的肝细胞损伤、坏死,到一定程度就会出现肝功能异常,临床出现如消化不良、乏力、黄疸等肝病症状,进而影响到患者的正常生活。

肝功能检查发现异常该怎么办呢?首先应查明病因,然后对症治疗。肝功能异常比较常见于以前就有基础肝病的患者。比如肝炎病毒引起的病毒性肝炎、常年饮酒引起的酒精性肝炎、合并用药的药物性肝损伤、合并自身免疫性疾病引起的肝损伤,以及脂肪肝、肝炎后肝硬化等等。因此,患者在化疗前一定要与医生交流除了肿瘤之外的内科并发症。如果属于肝炎病毒引起的,应关注是否需要抗病毒治疗,因为抗肿瘤治疗可能造成肝炎病毒激活,严重的可引起爆发性肝炎,甚至肝功能衰竭。如果以前常年吃某些保健品或中药,可能出现肝功能受损。

血生化是反映肝功能异常的重要指标,比如转氨酶、胆红素等数值会升高。出现肝功能异常,需要对症治疗以前的内科病,并减少外界不良刺激,如过度劳累、熬夜,注意休息和合理的饮食。在做好这些的基础上,配合肿瘤科医生,加强降酶、护肝治疗。

▶ 化疗后手脚麻木怎么办?

有的患者接受了一段时间化疗以后,会出现不同程度的手脚麻木,感觉迟钝。轻者描述手指、脚趾针刺样麻木、刺痛、烧灼感,触觉像穿着手套或袜套一样感觉迟钝,严重者甚至不能提物或正常走路。这种症状属于化疗药物的外周神经毒性反应。那为什么有的患者没有这样的表现呢? 首先,神经毒性与化疗药物种类有关,紫杉类、长春碱类、铂类药物的神经毒性比较明显;其次,与患者的年龄、既往史及并发症有关,例如,老年人肝肾功能退化,化疗药物易于蓄积,糖尿病患者或长期大量吸烟、饮酒的人,更容易产生神经毒性;再次,化疗药物联合用药比单药神经毒性更明显。

令人欣慰的是,轻及中度的神经毒性大多属于可逆性的损伤,但重度神经毒性与患者的生存质量、化疗耐受力密切相关,甚至影响化疗药物的足量、按时给药,如果需要减量或延期化疗,就会降低化疗疗效。治疗方面,国际上没有指南推荐的治疗建议和确切的治疗药物。临床常用的甲钴胺可促进神经生长、刺激轴突再生,改善神经组织传递及代谢障碍。甲钴胺是维生素 B_{12} 在体内的活性代谢产物,是水溶性的,大剂量应用也没有明显不良反应,是一种可以广泛适用于周围神经损伤的药物,还可以借助中药外用,泡手泡脚等。

▶ 受体状况和 Ki-67 是什么内容?

乳腺癌患者复查治疗时,医生最常问的问题是:"受体是什么情况?""Her-2 是什么状态?"近些年还会问 Ki-67 高低,让患者觉得一头雾水。

　　雌孕激素受体、Her-2 基因状况、Ki-67 表达状态,是乳腺科医生制订个体化的治疗方案及判断患者预后的重要指标, 是每个乳腺癌患者除了肿瘤大小、淋巴结状况之外,需要牢牢记住的指标。下面给大家做简要介绍。

　　雌激素受体(ER)、孕激素受体(PR)是判断能否有内分泌治疗机会的指标。因为乳腺癌属于激素依赖性肿瘤,如果 ER、PR 阳性表达,并且数值较高,那么代表这类肿瘤的生长需要持续依赖激素的刺激,采用内分泌治疗可以减少复发、转移的机会。Her-2 阳性乳腺癌相对阴性的患者,肿瘤进展快,易于复发和转移,预后较差,但可以使用针对 Her-2 阳性表达的分子靶向药物控制肿瘤生长。Ki-67 是近些年来临床看重的反映肿瘤增殖的指标, 这个指标越高, 提示处于增殖周期的细胞比例增高,肿瘤生长快,需要相对积极的抗肿瘤治疗。这几个指标非常重要,医生需要根据这些指标制订治疗策略。

　　对患者而言,雌孕激素受体阳性数值越高越好,可以增加一个内分泌治疗的手段;Her-2 阴性好,转移的机会少;Ki-67 数值越低,肿瘤生长相对越慢。

▦▶ 三苯氧胺治疗期间子宫内膜增厚怎么办?

　　三苯氧胺是乳腺癌内分泌治疗的经典药物,价格便宜,疗效好,尤其对于绝经前适合内分泌治疗的患者,可以说是物美价廉的首选。但这个药物有双重作用,它的抗雌激素作用可以治疗乳腺癌,它的弱雌激素作用可以预防骨质疏松,减少骨量丢失。但同时弱雌激素作用也会引起子宫内膜增厚, 甚至说明书上说有引发子宫内膜癌的风险,让人不免担心。

　　在开始服用三苯氧胺之前,需要先检查妇科超声,最好是经阴道超声,这样能更准确地观察基础状态下子宫内膜的情况,以判断能否使用该药。如果以前就有子宫内膜增生,不建议使用该药。服三苯氧胺期间,应每 2~3 个月复查经阴道超声,观察子宫内膜情况。如果子宫内膜厚度小于5mm,不需要处理,继续服药;如果内膜厚度超过8mm,判断为子宫内膜增厚,需要停药,并进行诊断性刮宫,明确子宫内膜病理状态,再决定是否可以继续服药。

药物都有不良反应,服用三苯氧胺引发子宫内膜癌的概率极低,只要遵循医生的指导,定期复查随访,发现问题及时处理,就没必要太过担心。

▋▶ 芳香化酶抑制剂治疗期间骨质疏松怎么办?

芳香化酶抑制剂是一种内分泌治疗药物,适合用于治疗绝经后乳腺癌,但不适合三苯氧胺治疗的绝经前患者(需要联合卵巢功能抑制)。这种药物不会影响子宫内膜状态,但比较常见的不良反应是引发骨质疏松,甚至导致骨折。

雌激素可以促进骨骼生长,抑制骨吸收,调节骨平衡。正常女性绝经后雌激素下降,从而造成骨质丢失。芳香化酶抑制剂可以降低血液循环中雌激素的浓度,因此会加剧骨量丢失,降低骨密度,增加骨折的风险。这类药物分为甾体类(来曲唑、阿那曲唑)、非甾体类(依西美坦)。依西美坦有独特的雄激素结构,可以减少骨量丢失。

因此在芳香化酶抑制剂治疗期间,需要定期监测骨密度。在医生指导下根据T评分决定干预处理的方法。非药物处理的方法包括戒烟、限制饮酒、适量有氧运动、晒太阳等等。药物治疗包括补充钙、维生素D及双磷酸盐类药物。如果T评分<-1,相对健康,只需要注意生活方式,可以考虑补充钙D复合物。如果-2.5<T评分<-1,必须补充钙D复合物、骨化三醇等,还可以考虑使用双磷酸盐。如果T评分<-2.5,推荐规律使用双磷酸盐类药物。

▋▶ 乳腺癌患者应该多久复查随访一次?需要做PET-CT来常规复查吗?

通常乳腺癌手术、放化疗结束后,即使需要长期的内分泌治疗,也不需要住院。但这并不意味着从此再也不用来医院了，还需要定期复查随访，以便早期发现可能出现的复发、转移的迹象，以及治疗的相关不良反应，早做干预处理，从而获得长久的高质量生存。

乳腺癌随访在最开始的两年内，建议每 3 个月随访 1 次；如果没有异常，建议两年后每半年随访 1 次；如仍然没有异常，建议 5 年后每年随访 1 次。随访内容包括心电图、血常规、生化、乳腺妇科相关肿瘤标志物、乳腺超声、浅表淋巴结超声、肺 CT（没有肺转移癌的患者可以选择低剂量 CT，以减少辐射）、肝胆胰脾肾超声和妇科超声。其余比如心脏超声、头颅 MRI、骨扫描等，根据患者实际情况决定何时介入，多久复查。

PET-CT 由于可以在同一台检查机器上同时完成 PET 和 CT 检查，通过 CT 的定位功能，能显示 PET 上代谢增高的恶性病灶的具体部位，可以用于监测治疗后是否有全身其他部位复发、转移。但这项检查本身费用昂贵，全身显像要一万元人民币左右，并且目前还不在中国医疗保险报销范围内，所以没有必要列为常规检查项目。

▮▶ 乳腺癌骨转移癌还能运动锻炼吗？

乳腺癌的自然病程相对较长，在长期随访过程中，难免会出现其他部位的远处转移癌，其中骨就是较为常见的转移部位。发生骨转移癌后，破骨细胞活性增强，破坏骨组织，可能出现骨痛、病理性骨折或脊髓压迫，严重影响患者生存质量。

但并不是得了骨转移癌，不能负重，患者就长期卧床，不能下地行走或运动，这样会引起骨质疏松或血栓，加重疾病的复杂性，给治疗带来困难。骨转移癌分为骨性和溶骨性两种。乳腺癌多属于溶骨性骨转移癌。诊断后通过规律使用双磷酸盐，延缓骨破坏；如果溶骨达一定程度，或有骨痛症状的部位，可以通过放射治疗，达到止痛目的，并防止出现病理性骨折或截瘫。

骨转移癌得到有效治疗，疾病进展得以控制后，可以根据既往骨转移癌部位及骨质修复情况，与医生沟通，参加不剧烈的适度运动锻炼，诸如散步、练太极、游泳等,并循序渐进地增加强度。千万不要盲目攀比,一定要因人而异,选择适合自身的锻炼方式。

▥▶ 止痛药物会不会成瘾?

乳腺癌治疗的不同阶段都可能面临疼痛问题。比如早期手术后和放疗期间某个阶段的短暂疼痛,比如晚期合并骨、肝、颅脑转移癌的持续长时间难以忍受的疼痛。这都需要找医生处理。有的患者担心,医生开的吗啡片这一类药物,和"瘾君子"吸食的毒品有什么区别?会不会成瘾呢?

肿瘤转移侵犯神经引起的神经病理性疼痛及内脏痛,会影响患者的日常活动,严重的还可能影响患者的睡眠。对于这种中重度疼痛,合理使用阿片类止痛药物会有比较好的疗效。通常瘾君子追求的是短时间给予一个快速释放的药物,血液中很快吸收到达峰值浓度,刺激中枢产生兴奋性快感。而癌症止痛给予的是缓慢释放的缓释剂型,根据疼痛变化逐渐调整剂量,从而达到良好的镇痛效果。二者从需求、目的上有根本的不同。正确服用缓释制剂是不会产生峰值浓度的,因此,即便长期大剂量服用阿片类药物,也极少产生耐受性及依赖性。

因此,患者合并疼痛一定要及时告知医生,根据疼痛的性质,选择恰当的剂型及药物剂量,还可以辅助选择其他治疗,比如神经病理性疼痛可以辅助使用加巴喷丁或普瑞巴林,骨转移癌疼痛可以配合非甾体类镇痛药物等。至于阿片类药物的不良反应,诸如恶心、呕吐、便秘、过度镇静、谵妄、尿潴留等,都有积极处理的药物及对策。

▥▶ 姑息治疗是不是放弃治疗?

在乳腺癌漫长的病程中,部分患者还是出现疾病进展,复发转移,反复多次治疗无效,合并很多并发症,已经无法承受常规治疗,这时医生会提到姑息治疗。有些患者会想,"姑息"就是基本上放弃积极治疗了,那还有什么意义呢?其实,姑息治疗也叫缓和医疗、安宁疗护,属于肿瘤治疗中非常重要的一环。

不同阶段的肿瘤治疗需要不同的手段与策略。疾病晚期的患者,已经经历了多个疗程的抗肿瘤治疗,可以说是心力交瘁,身心俱疲,同时可能合并恶病质、疼痛、黄疸、喘憋、谵妄等多种不适。如果没有良好的医患交流及家人之间的沟通,很容易出现两个极端:要不就是万念俱灰、坐以待毙,要不就是不切实际地盼望康复。对于终末期患者,医生需要帮助患者及家属认识死亡是正常过程,既不刻意加速死亡,也不人为延缓死亡;既不建议在追求治愈或好转的虚妄幻想中苦苦挣扎,更不需要寻死觅活要自杀解脱。应尊重患者的选择,使用合理的药物及手段,尽量改善患者各种不适,让患者享受舒适、宁静、有尊严的生活。

(战淑珺)

消化系统肿瘤的康复 ✏

▮▶ 食管癌术后饮食需要注意什么?

食管癌是最常见的消化道恶性肿瘤之一,手术是治疗食管癌的首选方法。术后患者的营养事关患者康复和生存质量。有调查显示,食管癌术后营养不良发生率高达 40% ~ 80%,不容忽视。

术后的食管失去了原有的正常解剖结构,更应注意饮食调整。术后饮食应流食→少渣半流食→半流食→软食逐渐过渡,定时定量,少食多餐。以每日 5 ~ 6 次进餐为宜,可以进食牛奶、鸡蛋、瘦肉、鸡肉、鱼肉等高蛋白和高热量食物,多吃富含维生素的新鲜水果及蔬菜,避免过硬、过热、刺激性食物,以及腌制食品等。术后 1 个月左右应在医生指导下恢复正常饮食。此时可能会有进食哽咽感、胸闷、胸骨后疼痛等感觉,但应克服恐惧情绪,坚持正常饮食,否则可能会错过食管吻合口因进食弹性食物而扩张的最佳时机,导致食管腔逐渐狭窄。患者术后 6 ~ 8 个月应逐步恢复到每日三餐。如果出现进食后异常不适,甚至呕吐、呕血、咳嗽、气短等，应及时到医院进一步检查。

食管癌手术患者因为消化道结构的改变，很容易发生胃食管反流和吸入性呛咳等。除了适当药物调节，饮食调整也很重要。一般不宜进食产生胃酸太多的食物，不能进食后平卧，晚餐时间应较正常进食时间稍提前，食物宜干一点，这样保证在夜晚入眠时大部分食物已排空；即使没有完全排空，在采取合适体位时（如上半身 30°~45°平卧）也能明显减少反流。

▶▶ 高龄食管癌患者如果不能手术治疗，还有其他方法治疗吗？

食管癌早期切除可达到根治，我国外科手术切除率已达到 80%~90%。但有些患者，尤其是高龄患者，全身状况差，或已经晚期，失去了切除机会，还有些患者上段食管癌手术难度大，可以选择其他治疗方法。

放疗就是一种比较有效的手段，鳞癌和未分化癌对放疗敏感；以往认为腺癌对放疗相对不敏感，随着放疗技术的发展，即使是腺癌也可以取得较好的治疗效果。上段食管癌的放疗效果可以不亚于手术，往往作为首选治疗。对于手术中未能完全清除的病灶或附近残余未清除的淋巴结，行术后放疗，患者也可受益。

放疗加化疗的综合治疗能够加强食管癌的局部控制，减少远处转移，延长生存期。但其严重不良反应的发生率也较高，应根据患者的具体情况做出选择。

不能手术治疗的食管癌患者如果出现癌性狭窄，或放疗后食管狭窄或肿瘤复发，可选择内镜下支架置入术。这是一种针对恶性梗阻的姑息治疗手段，可以在较长时间内缓解梗阻，改善患者生存质量。有覆膜的内支架和防反流支架不但可以放置在食管，还可以置于胃食管连接部。其他治疗方法还包括内镜下激光消融术、光动力治疗，通过局部治疗达到肿瘤缩小、改善临床症状的目的。

▌▶ 食管癌患者放疗期间需要注意什么？

患者罹患食管癌后往往会处于焦虑、紧张状态,对治疗会产生恐惧甚至抵触情绪,这时患者需要进行心理调节,寻求安慰、支持和鼓励。关于放疗方面的疑问应积极与医务人员沟通,对可能的不良反应做到心中有数。

食管癌患者随病程进展,会出现消瘦、营养不良等情况,因此放疗期间的营养支持格外重要,饮食以半流食为主,多摄入富含蛋白质、维生素等高热量食物,避免进食生冷、油腻、辛辣等食物,适当增加饮水量,养成细嚼慢咽饮食习惯。食物温度要适中,进食后要站立或半坐位半小时以上,不能立即平卧。一些不能经口进食的患者,还可以通过管饲营养液来加强营养支持。另外,老年患者在放疗期间需要注意搀扶,防止跌倒;在秋冬季节或气候变化时节要注意保暖,防止受凉感冒,耽误治疗。

放疗患者还应该注意皮肤护理,定位、划线以后注意穿着宽松衣服,可以用温水对局部轻柔擦拭,不能用力搓揉,放射部位皮肤要注意防晒,防止受到刺激。要定期检查放射部位皮肤,如有局部刺痛、瘙痒、皮下出血点等,可以向医生咨询,必要时外敷药膏,注意切勿用手抓挠,放疗结束几周后多数皮肤反应都会消失。

在放疗期间还要注意各种放疗并发症,如比较常见的放射性食管炎。患者可能在治疗过程中出现吞咽疼痛、进食困难加重等情况,需要及时向医生报告,患者也要消除思想顾虑,轻者可不予处理,严重者可以通过静脉补液、激素及抗生素等治疗得到缓解。

▌▶ 萎缩性胃炎会发展成胃癌吗？

慢性萎缩性胃炎也称萎缩性胃炎,指的是胃黏膜变薄,固有腺体减少,可分为非化生和化生性萎缩,后者指的是胃黏膜腺体被化生腺体所取代,包括肠型化生或假幽门腺化生。萎缩性胃炎发病与幽门螺杆菌感染、胆汁反流、药物损伤等因素有关。它属于癌前病变，但绝大多数预后良好，只有极少数可能癌变，其癌变率为1%～3%，目前认为慢性萎缩性胃炎若早期发现，积极治疗，病变部位的腺体是可以恢复的，可转化为非萎缩性胃炎或治愈，改变了人们以往对于萎缩性胃炎不可逆转的认识。

既然萎缩性胃炎有一定的癌变概率，那么对于这类患者来说，进行胃镜及病理检查的随访就非常重要了。对于随访间期定在多长时间才能既提高早期胃癌的诊断率，又能方便患者并符合医药经济学的要求，不同国家、地区和不同学者有着较大分歧。在我国，从疾病进展和预防角度一般认为，不伴有肠化生和异型增生的萎缩性胃炎可以每一两年进行胃镜和病理随访1次；活检有中重度萎缩伴有肠化生的萎缩性胃炎一年左右随访1次；伴有轻度异型增生并剔除取于癌旁者，根据内镜和临床情况缩短至6～12个月随访1次；而重度异型增生者需要立即复查胃镜和病理，必要时手术或内镜下局部治疗。

▌▶ 胃镜检查发现有胃息肉，以后会发展成癌吗？

胃息肉是指胃黏膜表面隆起的新生物。根据病理分为增生性、腺瘤性和错构瘤性三种。

（1）增生性息肉。多位于胃窦部及胃体下部，直径小于2cm，有蒂或无蒂，为良性，一般不会恶变。

（2）腺瘤性息肉。多位于胃窦部，有蒂或无蒂，息肉表面光滑或呈桑葚样改变，色泽较周围黏膜红。腺瘤样息肉本身根据病理还分为腺管状腺瘤、绒毛状腺瘤及绒毛腺管状腺瘤。腺瘤样息肉可以癌变，以绒毛状腺瘤癌变率最高。增生性息肉有时可有局灶性腺瘤样改变，有癌变的可能。

（3）错构瘤。是腺体的增生。因内镜下的活检组织小，有一定局限性，不能反映全貌，容易漏诊。针对胃息肉，不管其病理是何种息肉都应进行切除并进行病理检查。对于较大的息肉，内镜切除有困难者，应考虑进行外科手术治疗。

▶▶ 胃癌术后应该多长时间复查？怎么复查？

患者做了胃癌切除手术，并不是从此"高枕无忧"，还是要预防复发，接受系统随访。具体随访时间、随访时应做哪些检查，应根据手术时胃癌性质、分期及进展情况来确定。在出院时患者需要与自己的主治医生详细沟通，记住自己的检查时间和项目。

一般来说，在第 1~3 年，每 3~6 个月随访 1 次，之后 3~5 年，每6 个月随访 1 次，以后每年 1 次。随访内容包括询问病史、体格检查、血液学检查（如血清肿瘤标志物）、胸部 X 线或 CT、腹部超声及胃镜检查等。此外还应监测维生素 B_{12} 和铁缺乏情况，有指征时可给予治疗。需要注意的是，胃癌切除术后超过 10 年的患者发生残胃癌的概率明显升高，在这段时间尤其不能忽视胃镜随访。

做胃大部切除手术或内镜下切除术后，均应常规检测幽门螺杆菌（HP）感染的情况。如结果为阳性，无论患者是否存在相关症状，均应进行清除。患者应养成良好的自我检查习惯，如发现颈部肿块，近期出现腹痛、呕吐、呕血、黑便等情况，或近期健康状况明显变差，术后消化道症状逐渐加重者，都应及时到医院就诊，做进一步检查。

▶▶ 在单位体检发现大便潜血阳性，该怎么办？

体检项目一般都会有大便潜血化验，也叫粪便隐血试验，通过化学法或免疫法来检测粪便中隐匿的红细胞或血红蛋白，对于诊断消化道出血是一项非常有用的指标，正常人结果应为阴性。当消化道有少量出血时，可检测出潜血阳性，此时大便外观可能并无异常改变，肉眼不能辨别出血。新型四甲基联苯胺法更灵敏，可检测到微量出血。免疫法可与化学法互为补充，提高检测特异性和敏感度。

消化道恶性肿瘤如胃癌、大肠癌早期唯一症状可能就是消化道少量出血，因此大便潜血检测对于消化道恶性肿瘤的早期筛查意义重大。

若体检发现大便潜血阳性,建议去消化或肿瘤专科就诊,在不同时间段连续检测 3 次,以减少误差,提高阳性检出率。最好用不同方法联合检测,以减少误差。如果连续大便潜血检测阳性,建议进一步行胃镜和结肠镜检查。

需要注意的是,潜血阳性时要和其他部位的出血进行鉴别,比如呼吸道出血或鼻腔、口腔出血,血液被吞下流入消化道也会导致大便潜血阳性,另外,进食动物内脏、血制品等也可能导致大便潜血(化学法)阳性,需要进一步咨询专科医生,尽快明确病因。

▮▶ 肿瘤患者能居家口服化疗药物吗?

肿瘤患者在家中口服化疗药物从理论和实践上都是可行的。随着现代分子生物学和肿瘤药物学的飞速发展,口服化疗药物正日益广泛应用于临床肿瘤治疗。针对不同肿瘤的口服化疗药物和分子靶向药物不断涌现,为患者实现居家化疗创造了条件,如已经广泛应用于胃癌的替吉奥胶囊,用于结直肠癌治疗的口服卡培他滨片,治疗非小细胞肺癌的吉非替尼等。口服化疗的优势在于既减少了就医次数,又降低了医疗费用,还避免了静脉置管的潜在并发症,也增加患者与亲人团聚的时间,提高了生存质量。

居家口服化疗药物一定要与专业医务人员充分交流沟通,严格遵循医嘱,按照规范化的流程按时、按量口服药物,不能随意减量、漏服、多服等。患者一定要了解,口服化疗药物同样具有毒性,也会造成严重不良反应,所以必须按医嘱定时复查,定期监测血常规和血生化等指标,千万不能大意。良好的依从性是顺利完成居家化疗的前提。专业医务人员也应加强对患者口服化疗知识的宣教,要让患者了解相关不良反应和预防措施等知识,从而提高依从性。居家口服化疗药物一旦出现严重不良反应,要立即去医院就诊治疗,不能拖延,以免造成严重后果。

▶▶ 听说治疗消化道肿瘤有一种"靶向治疗"，这是什么治疗方法？有什么优缺点？

随着现代科学技术的不断进步，人们对肿瘤的认知已经深入到细胞、分子和基因水平，分子靶向治疗由此应运而生。所谓靶向治疗就是在细胞分子水平上，针对已经明确的致癌位点设计出相应的治疗药物，使其进入人体后特异性选择致癌位点，与之结合并发生作用，使肿瘤细胞特异性死亡，而不会波及正常组织细胞。分子靶向治疗越来越受到重视，在现代肿瘤治疗领域中的地位日益凸显，已经成为肿瘤治疗的主攻方向之一。根据药物作用的靶点和性质，这类药物可分为多种类型，比如小分子化合物类靶向药物、单克隆抗体类药物等。常应用于消化系统的有抗血管内皮生长因子单抗——贝伐珠单抗、抗 EGFR 单抗——西妥昔单抗，还有应用于肝癌的索拉非尼，用于胃肠道间质瘤的甲磺酸伊马替尼等。

从靶向治疗的原理可以看出，它的优点就是精准打击，高效选择性地杀伤肿瘤细胞，如果和传统放化疗相结合，治疗效果会更好。另外，靶向治疗还可以清除手术、放化疗所不能清除的微小残留病灶。

但是作为精准打击的对象，肿瘤细胞必须有靶子才行，不是所有肿瘤都可以使用靶向药物的。必须通过基因检测找到合适的靶点才可以应用。靶向药物的缺点就是价格比较昂贵，使用时间比较长，而且也有一定不良反应。最重要的是，靶向药物也会"耐药"，也就是肿瘤细胞的作用靶点发生了改变，导致原来的靶向药物无效。因此临床上必须根据每个患者的基因和实际情况，制订个体化治疗方案，这样才能取得更好的治疗效果。

▎▶ 手术前曾口服阿司匹林，胃癌术后还能长期吃这类药吗？

胃癌手术以后能否继续口服阿司匹林一类抗血小板药物，要根据患者既往病史、基础疾病和具体状况来确定，是一个权衡利弊和风险的过程。

以阿司匹林为代表的非甾体类抗炎镇痛药，还包括有机酸类药物（吲哚类、昔康类、布洛芬、双氯芬酸、苯乙酸），常见的有阿司匹林肠溶片、布洛芬片、吲哚美辛、扑热息痛等。阿司匹林在心血管科、神经内外科等临床科室应用非常广泛，如用于冠心病、脑梗死等的一级和二级预防。如果从心脑血管疾病角度出发必须服用阿司匹林，对于高危人群（如老年群体，既往有消化道出血史、有出血倾向、胃大部切除术史等的患者），必须同时加服质子泵抑制剂，以减少潜在消化道出血风险，同时还要注意病情观察，尤其要引导患者注意观察大便，如果出现黑便或血便应及时就诊。需要注意的是，老年人往往临床表现不典型，即使发生消化道出血，也仅可能表现为头晕、纳差、乏力等，直至出现严重消化道出血，甚至短期内出现失血性休克，危及生命。有研究表明，即使将阿司匹林更换为玻利维，同样具有相当程度消化道出血风险。所以长期口服阿司匹林类药物应慎重，应由专科医生指导口服，必要时定期复诊，评估有无出血事件发生。

▎▶ 抽血化验肿瘤标志物对消化道肿瘤有什么意义吗？

肿瘤标志物是指用免疫法、生物化学方法检测的能够区分肿瘤和非肿瘤的物质，包括肿瘤抗原、糖蛋白、激素、酶与同工酶、癌基因和抗癌基因等。随着现代分子生物学飞速发展，肿瘤标志物越来越多，为肿瘤的早期筛查和早期诊断带来了新的发展机遇。目前肿瘤标志物广泛应用于临床肿瘤筛查、术前评估、术后随访、预后判断等领域。但也存在着一定局限性，比如目前常用的肿瘤标志物既存在于肿瘤中，也可以存在于正常人或慢性炎症患者的血液和体液中，因此在诊断肿瘤时其特异性和敏感性并不高，仅能用于肿瘤的辅助诊断，不能仅凭超过正常上限参考值就做出诊断。

消化道肿瘤患者临床常用的肿瘤标志物有癌胚抗原（CEA），糖蛋白类如 AFP（甲胎蛋白）、CA72-4、CA199、CA242 等。如 AFP 可辅助原发性肝癌的诊断，而且还是胃癌患者的独立预后因子，可以帮助判断是否存在肝转移；CEA 是个广谱肿瘤标志物，可用于胃癌、结直肠癌、胰腺癌等多种消化道肿瘤的辅助诊断，也可用来帮助判断术后复发转移；有研究证实 CA72-4 在胃癌、结直肠癌检测中的敏感性高于 CEA、CA199。如果能够综合检测上述多种肿瘤标志物会提高准确率，临床参考价值更高。

▪▶ 胃肠道肿瘤患者怎样调整不同阶段的饮食？

胃肠道肿瘤是我国最常见的肿瘤类型之一，无论是术后还是放化疗阶段，都会出现营养状况问题，对体质恢复、后续治疗和康复造成影响，因此必须建立良好的饮食习惯及适当的营养支持方案。患者宜少食多餐，膳食中充分保证优质蛋白的摄入，如肉、蛋、奶、鱼及豆制品等，总量应达到平常人摄入蛋白量的 1.5 倍；脂肪类食物不宜过多摄入，多吃富含各种维生素的新鲜水果及蔬菜，适当补充粗纤维食物如杂粮、土豆等，烹调方法采用蒸、煮、炖、煨、炒等，如果食补，也应以清补为主，可以选择莲藕、银耳、鸭肉、核桃、蜂蜜等。避免食用发霉、烟熏、腌制及辛辣刺激性食物。

胃肠道肿瘤患者术后体质弱，消化能力差，一方面要注意维护消化吸收功能，适当进食山药、山楂、薏仁、莲子等食物健脾开胃，另一方面也要加强营养，促进体质恢复，宜进食肉、蛋、奶等营养丰富的食物。化疗期间，患者常食欲不振、恶心、呕吐、腹胀、腹泻等，宜进食易消化的清淡食物，可适当进行食补，如香菇炖鸭、花生红枣粥、排骨汤等；放疗阶段，患者宜进食滋阴降火、甘寒生津类食物，如梨、藕、银耳、绿豆、白菜、芦笋等。另外需要注意慎重选择保健品，不要被虚假广告和宣传吹嘘的神奇"功效"所迷惑,可以在专业营养师和中医师的指导下,根据自己体质和病情酌情选用西洋参、山参、枫斗等保健品。

▶ 内镜黏膜下层剥离术(ESD)能根治早期胃癌吗?

内镜黏膜下层剥离术(ESD)能够根治早期胃癌。随着内镜治疗技术不断发展,各种内镜下治疗器械不断进步,以 ESD 为代表的内镜微创治疗正逐步广泛应用于临床。ESD 是在内镜下黏膜切除术(EMR)基础上,使用内镜下专用高频电刀及其他辅助设备,对消化道早期肿瘤进行切割、剥离的一项技术。EMR 最初是黏膜剥脱活检术,对于常规活检难以确诊的病变,EMR 可进行大块活检,后逐步用于早期肿瘤的切除。相比之下,ESD 具有较高的整块切除率,显著减少病变残留和复发,能达到对消化道早期肿瘤根治性切除的效果。ESD 在日本等国家早已得到广泛应用,并成为早期消化道肿瘤的标准治疗方法,近年来我国也在不断推广应用这一技术,临床应用病例正不断增加。

及时、正确地诊断早期胃癌是 ESD 切除的基础,必须严格掌握其适应证,术前正确评估病变浸润深度非常重要。一般来说,重度上皮内瘤变、原位癌、黏膜内癌、局限于黏膜下层上 1/3 的病变都是 ESD 的治疗指征。与结肠、直肠、食管等部位相比,胃 ESD 难度相对较小,而胃窦部 ESD 难度又要小于胃底穹隆部 ESD。ESD 的基本步骤包括标记、抬起、切缘、剥离、创面处理等。出血和穿孔是 ESD 的主要并发症。尽管存在各种并发症的可能性,但 ESD 治疗技术仍具有巨大临床优势,如创伤小、恢复快、术后不留体表瘢痕、住院时间短等,未来一定会有更广泛的应用。

▶ 消化道内镜发现黏膜下肿物,报告提示"间质瘤可能大",这是什么病? 胃肠道间质瘤会癌变吗?

胃肠道间质瘤(GIST)是一种最常见于消化道的间叶源性肿瘤,最多见的发病部位是胃和小肠,其次是结肠和食管,以单发病灶为主,目前主要根据预后将所有的 GIST 分为良性、潜在恶性、恶性三种。对 GIST 危险程度评估主要从肿瘤部位、大小、每 50 个显微镜高倍视野下的核分裂数等方面来进行判断。危险度分级为"极低、低、中等、高"四级，一般来说肿瘤越大、核分裂数越多，肿瘤的危险度分级就高。当然，危险度分级也和部位有关，来源于小肠的 GIST 就要比胃 GIST 预后更差。

胃肠道 GIST 患者临床症状无特异性，临床表现与病变部位和大小等相关，有一部分患者是通过体检发现的，临床无任何症状。最常见的临床表现为腹痛、腹部包块、消化道出血等。有些食管或贲门部位的 GIST 可能会出现进食不畅、吞咽困难等。胃镜下观察到的 GIST 多为宽基的黏膜下隆起，可为半球形、球形、结节状、椭圆形，表面光滑或糜烂，但因为起源于黏膜下层，仅仅依靠普通胃镜和活检很难确诊，相比之下超声胃镜优势更大，能清晰显示起源层次、大小、边界、浸润深度、回声特点、有无邻近脏器和淋巴结转移，所以如果普通胃镜发现可疑 GIST，推荐进一步行超声胃镜检查。

考虑到胃肠道 GIST 具有潜在恶性，如果患者被诊断为 GIST，必须咨询专业医师确定下一步治疗措施。而且，胃肠道 GIST 即使手术后也需要密切随访，低危患者每 6 个月进行 1 次 CT 或 MRI 检查，持续 5 年；中高危患者，应该每 3 个月进行 1 次 CT 或 MRI 检查，持续 3 年，然后每 6 个月 1 次，直至 5 年，5 年后每年随访 1 次。必要时可行 PET-CT 扫描。

▓▶ 胃镜活检报告"重度上皮异型增生"，这是什么情况？需要怎么治疗？

胃镜病理报告经常提到的"异型增生"，在医学界也称为"上皮内瘤变"。异型增生就是胃癌的癌前病变，指的是细胞增生出现异型性，但还不足以诊断为恶性的情况，如果再进一步发展就是局限于上皮内的原位癌。异型增生分为轻度、中度、重度三级，其中轻度和中度称为低级别上皮内瘤变，重度异型增生、原位癌称为高级别上皮内瘤变。轻度和中度异型增生可恢复正常,而重度异型增生一般较难逆转。

若胃镜检查发现上皮异型增生,需要密切随诊。伴有轻度异型增生时一般需要 6~12 个月随访 1 次胃镜,如果是重度异型增生需要立即复查,必要时行内镜下局部治疗或手术治疗。此外,还需要根据患者具体情况对症治疗。如有幽门螺杆菌(Hp)感染需要根除 Hp 治疗。

▮▶ 家里老人最近胃口不好,消瘦明显,大便有时发黑,会是胃里长瘤子吗?

的确有这种可能。老年人体质相对弱,消化吸收功能减退,常会伴有很多基础疾病,如高血压、糖尿病、脑血栓、慢性支气管炎等,同时对外界环境适应能力也有下降,有时可能会出现食欲不振、进食减少甚至消瘦等情况,原因是多方面的,最常见的是饮食不调、环境变化、急性疾病状态、慢性基础疾病控制不佳等,甚至部分老年人会因老年抑郁等心理原因不愿进食;另一种可能是胃肠道恶性肿瘤这一隐形杀手正悄然而至。

与中青年人群相比,老年群体肿瘤疾病的特点就是临床症状不典型,无特异性,有时就是表现为食欲不振,不思饮食,或进食不畅,逐渐消瘦,上述症状很容易被忽视,再加上老年人耐受能力较强,怕麻烦子女,不愿就医检查,经常延误诊治。这些肿瘤以上消化道肿瘤最为多见,如胃癌、食管癌等,也有下消化道肿瘤如结肠癌。随着肿瘤进展可能出现吞咽困难、呕吐、呕血乃至黑便等,如发现过迟或治疗不及时,往往为时已晚。因此对于这些症状必须高度重视,要及时动员老人就诊检查。

▮▶ 结肠癌术后需要多长时间复查结肠镜?

结肠癌的治疗方法是以手术根治性切除为主,术后仍有复发或再生结肠肿瘤的风险,因此结肠癌术后复查结肠镜等相关检查非常重要。建议内镜下切除的 I 期结直肠癌,手术切除的 II、III 期结肠癌,以及单纯肝或肺转移的Ⅳ期结肠癌患者,需要进行内镜随访。基于术后两年内肿瘤复发率高这一事实,建议手术切除肿瘤后 1 年应复查结肠镜,如果第 1 年结肠镜检查正常,则下次检查时间间隔可以为 3 年。如果 3 年后结果仍正常,则再下次检查的时间间隔可以为 5 年。第 1 年结肠镜随访后,如果发现有遗传性非息肉性结直肠癌或腺瘤,则应缩短结肠镜随访间期。

行直肠前下段切除的直肠癌患者与结肠癌患者相比,局部肿瘤复发率更高,通常在术后 2~3 年内每 3~6 个月定期行直肠检查以明确有无局部复发。检查方法包括硬式直肠镜、可屈式直肠镜、直肠超声内镜。若患者年龄、家族史、肿瘤相关检查提示肿瘤或可疑遗传性非息肉性结肠直肠癌,也应缩短随访间期。

▐▶ 结肠癌术后患者为什么要定期复查肝脏超声?

结直肠癌已是我国最为常见的消化道恶性肿瘤之一,在结直肠癌整个病程中,约 50% 患者会发生肝转移,这也是结直肠癌患者的主要死亡原因。随着医学科技进步和诊疗理念不断更新,新型诊疗手段也不断涌现。超声检测技术仍是各种肝脏疾病的首选检查方法。二维实时超声显像主要用于肝脏形态的变化,彩色多普勒血流显像则用于肝脏血管病变与血流动力学检查。超声检查显示肝脏的病变图像,属于声学物理的性质变化。同一病变在病程发展的不同阶段,超声图像表现不同,因此结肠癌术后患者要定期复查肝脏超声。但不同病变,其声学物理性质相似,超声图像的表现可能相同,超声不能提示病理解剖学的诊断。小部分肝占位性病变超声检测不能鉴别良、恶性,如弥漫性肝硬化与弥漫性肝癌。有些肝内小结节则难以区别为炎性或肿瘤。必要时可在超声定位下行肝脏介入性活检或其他相关检查。

▶▶ **大肠癌术后患者每次复查都要化验癌胚抗原(CEA), 这项检查有什么意义?**

正常情况下,消化道会产生少量血清癌胚抗原(CEA),正常细胞恶变后会大量产生CEA,并释放入血,从而引起血液中CEA水平明显升高。因此,大肠癌术后患者每次复查都要化验癌胚抗原(CEA),作为复发预警。但CEA是广谱肿瘤标志物,在多种肿瘤组织中都会高度表达,特异性较差,临床上往往需要与其他肿瘤标志物,如CA199、CA72-4等联合检测。CA199在胃癌、结肠癌、胰腺癌等消化道肿瘤中会高度表达,对于良恶性疾病的鉴别有重要意义,是一种较好的检测消化道肿瘤的肿瘤标志物。CA72-4是辅助诊断胃肠道肿瘤的常用指标,其水平高低与肿瘤分期、大小及有无转移有密切关系。

▶▶ **结肠癌术后化疗出现手足麻木、刺痛,是什么原因? 怎样治疗?**

结肠癌术后患者在化疗后会出现手足麻木,轻则仅仅为感觉异常,重则可能影响手足正常功能,这是化疗药物常见的不良反应。抗肿瘤化疗药物可引起神经毒性反应,严重时常常使患者面临减少化疗药物剂量甚至停药的困境,同时对患者的心理、生理以及生存质量都可能产生损害。化疗药物引起的神经毒性主要包括中枢神经毒性、外周神经系统毒性和感受器毒性三个方面。外周神经毒性包括末梢神经、脑神经和自主神经的损害。大部分患者所感受到的手脚麻木就是化疗药物所导致外周神经毒性中的一种。大部分神经毒性为轻中度,多数在停药后数月或数年能自行缓解。

患者化疗后应该注意以下几点:不宜进行开车、操作机械等需要较强协调性的动作;不用冷水洗手、不吃冷食、避免吹冷风;避免接触装有开水的杯子或热水袋,洗澡水不宜过烫,以免烫伤;若要清洗餐具,可戴橡胶手套;从冰箱或冰柜中取东西时戴厚型的棉手套;不佩戴金属首饰

（包括戒指、手链、项链、耳环等）、手表、眼镜，皮肤不直接接触金属物体，如门把手、水龙头开关等。使用奥沙利铂的患者，冬天出门应注意保暖，戴好口罩、围巾、帽子和手套。可使用营养神经药物，如甲钴胺、维生素 B_1、维生素 B_{12} 等。

▶▶ 结肠癌患者化疗后出现皮肤色素沉着，以后能自行消退吗？

色素沉着是化疗中最常见的皮肤不良反应之一，患者不用担心，随着化疗结束它会逐渐消退。为尽量减少色素沉着或加快其消退，建议患者日常生活中注意：①多饮水，多食用含维生素 C、维生素 E 的蔬果，如荔枝、韭菜、菠菜、橘子、萝卜、莲藕、卷心菜、胡萝卜、茄子等。适量运动，定时排便，促进有毒物质的排泄；②不要在日间食用含高感光物质的蔬菜，如芹菜、胡萝卜、香菜等，食用后不宜在强光下活动，以避免黑色素的沉着；③保持皮肤干燥、清洁，每日两次涂抹保湿霜（不含酒精）；④生活中尽量隔热，减少日光直晒。推荐使用防晒指数 SPF>15 的防晒用品（含氧化锌或二氧化钛的物理性防晒优于化学防晒）。外出前 1 ~ 2 小时使用，如果在阳光下暴露时间较长，几小时以后重复涂抹。夏日外出打太阳伞、戴遮阳帽，做完饭后清洗面部和手臂，尤其注意避免被热油溅到；⑤不要穿易于刺激皮肤的衣服，如羊毛、丝、尼龙等；⑥不使用劣质化妆品，因其可能含色素防腐剂，会与汗水相混合，侵入皮肤内层，加速面部斑点的产生。

▶▶ 大肠癌为什么会呈现家族聚集性？

在大肠癌患病人群中经常会观察到呈现家族聚集性，这是因为：①家庭成员一般生活在相似的生活环境中或有相似的生活习惯，如高脂高蛋白饮食、喜烟酒等；②遗传因素在结直肠癌中起重要作用。在结直肠癌患者家族成员中，结直肠癌发病率比一般人群高 3~4 倍，近亲中有人患结直肠癌者，则本身患病的危险度上升为 2 倍，更多亲属患有此癌则危险度更大。

▮▶ 若有结肠癌家族史,需要何时开始结肠镜检查?

建议满足下列条件的人群在 50 岁即开始每隔 10 年接受 1 次结肠镜检查:①具有一个一级亲属(父母、子女及兄弟姐妹)患有结直肠癌或者高危险腺瘤（腺瘤直径≥1cm，有高级别异型增生或者具有绒毛成分）;②诊断时不小于 60 岁。如果满足以下条件,建议 40 岁开始或者较家族中最年轻患者提早 10 年接受每 5 年 1 次的结肠镜检查:①一个一级亲属在 60 岁以前诊断为结直肠癌或者高危腺瘤;或者②两个一级亲属患有结直肠癌或者高危腺瘤。

▮▶ 结直肠癌能够预防吗?

结直肠癌是一个多阶段、多因素影响的漫长演变过程,研究发现接近 90% 的结直肠癌是经历了正常黏膜→增生→腺瘤形成→腺瘤癌变的过程,一般需要 5~10 年的时间。这就为结直肠癌的预防提供了有利的条件,如果能够在腺瘤阶段就切除干净,就可能防止结直肠癌的发生。通过筛查、普查,对高危人群做肠镜检查可以早期诊断并早期治疗。这就是目前针对结直肠癌最好的预防方法。

▮▶ 大肠癌发病率越来越高，我们在日常生活中应该注意什么呢?

大肠癌发病原因复杂,但环境因素很重要。以下这些生活恶习很有可能导致大肠癌,平时一定要注意预防:①无肉不欢。爱吃肉是肠癌发生的重要危险因素。这些物质被分解后不是可溶性纤维素,导致大肠蠕动慢并积压在肠中,刺激肠黏膜,容易发生癌变。另外,饱和脂肪酸、动物油摄入过多也可能导致大肠癌病发。②口味重。偏爱麻、辣、酸、咸、煎、炸、熏、烤等口味,习惯吃宵夜,让胃肠道长期得不到休息,重口味刺激加重了胃肠道的负担,增加肠癌风险。③爱吃腌制食品。腌制食物大多含有高浓度的盐,一旦摄入过多,容易影响身体的水分平衡,造成血压波动,导致肾功能损害。④久坐不动。很多人在办公桌前,一坐就是一整天,久坐缺乏运动,导致肠道蠕动减弱、减慢,粪便中的有害成分在结肠内滞留并刺激肠黏膜。⑤长期吃快餐。很多上班族长期吃快餐,饮食过于单一,热量高又缺乏纤维素,这都会增加结肠癌的发病风险。⑥酗酒、抽烟。几乎所有癌症的诱因里都少不了烟和酒。平时有此不良习惯的人一定要注意控制。

▌▶ 老年结直肠癌患者术后定期复查结肠镜,能做无痛内镜吗?

内镜检查属于侵入性操作,可引起机体产生应激反应,如恶心、呕吐、疼痛不适等症状。老年患者由于其身体脏器储备与代偿功能较低,并且不少患者常常伴有心脑血管或呼吸系统疾病不能耐受麻醉。无痛内镜过程中也可能诱发心肌梗死、脑卒中等疾病。老年患者并不适合无痛结肠镜检查,因为麻醉后不能与操作者进行必要的配合(如翻身改变体位时),也不能及时向操作者反映自己的感觉(如疼痛),这些不足都可能增加结肠镜带来的风险,甚至增加穿孔或使穿孔不能及时被发现的风险。

▌▶ 体检发现胰腺囊性病变,这是怎么回事?

胰腺囊性病变临床并不少见, 约2.6%的无症状中年人以及8%的80岁以上老年人增强CT上存在胰腺囊性病变。胰腺囊性病变的恶性潜质不同,一些属于良性病变,极少恶变;另一些则属于潜在恶性或恶性病变,需要外科手术切除病变后确诊或密切随访。胰腺囊性病变的外科手术切除存在复发率(尤其位于胰头时)。

胰腺囊性病变可分为假性囊肿和真性囊肿。世界卫生组织(WHO)将胰腺囊性肿瘤分为浆液性囊腺瘤、黏液性囊性肿瘤、导管内乳头状黏液瘤及实性假乳头状肿瘤,还有少见的淋巴上皮囊肿、实性肿瘤囊性变。

由于囊性病变类型诊断不明确,尤其小的无症状的胰腺囊肿,这些小的胰腺囊性病变是定期复查还是手术,专家的意见不同。一些专家建议所有胰腺囊肿行手术切除。他们认为术前病变的良、恶性难以鉴别,并且非手术治疗的潜在风险较大,因此临床合适的患者均应行手术切除。尽管这种方法保证了癌前病变及恶性病变的有效治疗,但也使良性病变患者承担手术风险。对于无症状的直径≤3cm,且无实性成分的胰腺囊性病变患者可行影像学随访。

▦▸ 听说胆囊息肉会变成胆囊癌,是这样吗?

胆囊息肉是指凸向腔内的胆囊壁隆起性病变。胆囊息肉分为假性息肉与真性息肉,前者比后者更常见。70%的疑似胆囊息肉为假性息肉。最常见的假性息肉是胆固醇假性息肉,此外也包括局灶性腺肌症和炎性假性息肉。假性息肉自身不具有恶变潜质,而真性胆囊息肉则可以是良性或恶性的。最常见的良性息肉是腺瘤,而恶性息肉通常为腺癌。其他罕见的良性和恶性的真性胆囊息肉类型包括间质肿瘤、淋巴瘤和转移癌。胆囊腺癌由原发性胆囊腺瘤发展而来,因此至少在某些病例中很可能存在类似的腺瘤 → 癌进展顺序。一旦发现胆囊息肉,需要去医院咨询专科医师以明确进一步诊疗措施。

▦▸ 胆管癌术后患者需要如何进行随访?检查些什么内容?

胆管癌在可能的治愈性治疗后,随访应包含临床检查、实验室检查(包括肝功能试验和乳酸脱氢酶)、肿瘤标志物(CEA、CA199)检查及胸腹部和盆腔 CT 扫描等,前两年应每 3 个月随访 1 次,随后每 6 个月随访 1 次,随访 5 年后可以延长至每年 1 次。

对于晚期、复发或转移的患者,最佳支持治疗应包括识别和治疗梗阻,如胆道梗阻(需要适时胆汁引流和支架)、胃流出道梗阻(需要十二指肠支架,偶尔需要分流手术)和(或)胰管梗阻(需要胰酶替代治疗)。若无法行内镜下支架置入,推荐经皮经肝胆道引流。对预期寿命大于3个月的患者更倾向于金属胆道支架。有些患者需要多次置入支架。另外,整个治疗中患者均应得到充分的姑息及对症治疗(包括疼痛控制)。

Ⅱ▶ CA199 对诊断胰腺癌有什么意义?

CA199 可异常表达于多种肝胆胰疾病及恶性肿瘤患者,虽非肿瘤特异性,但血清 CA199 的上升水平仍有助于胰腺癌与其他良性疾病的鉴别诊断。作为肿瘤标志物,CA199 诊断胰腺癌的敏感性为 79%~81%,特异性为 82%~90%。CA199 水平的监测也是判断患者术后肿瘤复发、评估放化疗效果的重要手段。CA199 由肝脏代谢及胆汁排泄,在部分肝功能不全及存在胆汁淤积阻塞的良性胰腺疾病的患者,由于其代谢及排泄途径不畅,血清 CA199 的水平也会升高,故在黄疸缓解后对 CA199 的检测更有意义,以其作为基线值也更为准确。其他肿瘤标志物包括癌胚抗原、CA50 及 CA242 等,联合应用有助于提高诊断的敏感性及特异性。

Ⅱ▶ 胰腺癌有哪些可能被忽视的早期信号?

胰腺癌是一种恶性程度极高的恶性肿瘤,预后很差,近年来发病率有逐渐升高的趋势。胰腺癌早期症状常无特异性,经常会和胃、肠、肝、胆等疾病混淆,当出现典型临床症状时,多已属于中晚期。因此对于可能出现的胰腺癌早期信号必须高度重视,及时进行进一步检查以明确诊断。

(1)腹痛。多表现为无诱因的腹部钝痛或隐痛,与进食无关,定位不很明确,平卧可能加重,弯腰、站立或行走可能减轻,有时会被误认为"胃痛"进行治疗。有时还有腹胀不适、食欲不振、乏力、恶心、呕吐等症状。

(2)消瘦、乏力。胰腺癌患者常在早期就出现消瘦、乏力等症状,有的在短时间内可出现体重明显下降,一方面与食欲减退、进食减少有关,另一方面也与腹痛不适相关,此外,胰腺外分泌功能受到影响也会导致消化吸收功能减退。

（3）初诊糖尿病或原有糖尿病加重。有少部分胰腺癌患者初期会出现糖尿病临床表现,诊断为糖尿病后,会把消瘦等症状误以为是糖尿病所致,从而延误诊断;还有一些患者长期患糖尿病,近期病情加重,原有治疗措施无效,应高度警惕胰腺癌的可能。

（4）黄疸。表现为无痛性黄疸,逐渐加重,眼球巩膜黄染,尿色深黄,严重者全身皮肤也会发黄,因为肿瘤阻塞了胆管,大便会变成白陶土色。

（5）其他症状。如胰腺炎、黑便或便潜血阳性、腹泻等。

▣▶ 胰腺癌预后怎么样?

胰腺癌是一种发病隐匿、进展快、预后差、恶性程度高的消化系统肿瘤。超过80%的胰腺癌患者在诊断时即已出现局部侵犯或远处转移,5年生存率低于5%,大部分患者的中位生存期仅为5~6个月。而Ⅰ期胰腺导管癌的5年生存率接近70%,故胰腺癌的早期诊断能明显改善患者预后,具有重要临床价值。

▣▶ 胰腺癌术后出现腹泻是什么原因?该怎么治疗?

外科手术是胰腺癌的主要治疗方法,其中胰十二指肠切除术是最常见的手术方式。胰十二指肠切除术后患者腹泻发生率比较高,有的患者甚至出现比较严重的腹泻,每天达数十次,有的患者会表现为慢性腹泻,都严重影响了患者预后和生存质量。

胰腺癌术后腹泻的原因很复杂,大概与几个方面原因有关:①胆囊一并切除后造成肠道内环境改变,肠功能紊乱,菌群失调;②胰腺切除后胰液减少,食物消化吸收不良造成渗透性腹泻;③脂肪因胰液减少、吸收不良而出现脂肪泻;④胆盐吸收受到影响,过多进入结肠,刺激结肠运动产生腹泻等。

胰腺癌术后腹泻均应给予积极治疗。首先要注意调整饮食,改为易消化的低脂软食,少食多餐,适当控制动物性脂肪及蛋白质的摄入,防止过多脂肪摄入,增加胰腺负担而出现脂肪泻,在腹泻加重阶段要注意补充水分和电解质;针对不同病因多管齐下进行处理,可给予口服肠道益生菌药物如双歧杆菌活菌制剂、枯草杆菌制剂等,调节肠道微生态平衡,腹泻持续不缓解可口服洛哌丁胺止泻;如果怀疑肠道感染,应进行大便细菌培养,针对性使用敏感抗生素;同时应加服胰酶肠溶胶囊,也可在一定程度上缓解腹泻。对于顽固性腹泻,近年来临床上也有应用长效生长抑素类药物,可有效缓解腹泻症状,但必须在专业医师指导下使用。

▐▶ 胰腺癌术后腹水是什么原因？如何治疗？

胰腺癌术后患者出现腹水,多数是已进展至晚期阶段的信号,预后不良,处理非常棘手。常见原因有:①肿瘤腹腔内转移阻塞淋巴管,致淋巴回流受阻;②肿瘤侵袭至腹膜,血管通透性增加;③肿瘤细胞自身分泌大量蛋白因子。也有一部分患者因为恶病质状态、严重低蛋白血症,造成血浆胶体渗透压降低,产生或进一步加重腹水。

胰腺癌患者出现腹水会严重降低生存质量,出现恶心、气短、腹胀、厌食、恶病质等症状。应用利尿剂对一部分患者可能有效,可缓解腹胀等症状,对恶性腹水效果欠佳;大量腹水时采取腹腔穿刺引流可短暂缓解症状,但需要反复操作,而且存在循环血量下降、低蛋白血症等风险,需要严格掌握指征;患者全身状况允许时可考虑腹腔灌注化疗或全身化疗等。另外,传统中医药治疗对一部分患者有效果。但上述各种治疗方法对于恶性腹水的长期疗效均不理想,这也是医学界亟待解决的课题。

▐▶ 胰腺癌手术后应如何调整饮食？

胰腺是人体最重要的消化腺和内分泌器官之一,胰腺癌患者手术后消化吸收功能和调整血糖等功能都会受到不同程度影响。而营养状况会直接决定患者的预后和生存质量,因此必须高度重视胰腺癌术后患者的饮食调整问题。在胰腺癌术后早期(1~3天)应完全禁食,通过静脉营养支持,多数患者在 4 天左右会恢复肠道功能,可以少量饮温水,如观察 1 天无不适反应,可以开始进全素流食,如米汤、果汁等,逐渐过渡到易消化的低脂半流食,如稀粥、烂面片、鸡蛋羹等,避免进食容易产气食物,如豆浆、牛奶等,此阶段还可以补充肠内营养制剂,通过口服或管饲方式进行。

出院以后仍应注意加强营养,严格按照医嘱调整饮食方式和饮食方案。以进食易消化食物为主,少食多餐,逐渐增加进食量,但不宜过补。在保证营养充足的基础上,适当控制动物性脂肪及蛋白质的摄入,防止过多脂肪和蛋白质摄入增加胰腺负担,出现消化不良及腹泻症状。优先选用植物性油脂,如橄榄油、葵花籽油等,鱼、豆制品等脂肪含量较低食物可多选用;如血糖控制良好,可以正常摄入碳水化合物如谷物、根茎、淀粉类食物,烹调方式以蒸、煮、煨等为主,尽量选用少精制加工的自然食材。如果患者出现腹泻加重、腹胀、呕吐等症状,应及时就诊治疗。

(魏振军 刘涛)

呼吸系统肿瘤的康复 🖊

▐▶ 何为呼吸系统?

呼吸系统是执行机体和外界进行气体交换的器官的总称。呼吸系统的功能主要是与外界进行气体交换,呼出二氧化碳,吸入氧气,进行新陈代谢。呼吸系统包括上呼吸道(鼻腔、咽、喉、气管、支气管)和下呼吸道(肺)。

▐▶ 呼吸系统常见的肿瘤有哪些?

呼吸系统常见的肿瘤包括鼻咽癌、喉癌、肺癌等,本节重点介绍下呼吸道肿瘤即肺癌,上呼吸道肿瘤将在头颈部肿瘤章节介绍。肺癌主要包括鳞癌、腺癌、小细胞肺癌、大细胞肺癌、未分化癌等几大类。

▎▶ 肺癌常见的治疗手段有哪些？

在治疗肺癌实践中逐渐形成了综合治疗的概念，即根据患者的身体状况、肿瘤的病理类型、侵犯范围(分期)和发展趋势，有计划、合理地应用现有的各种治疗手段，以期尽可能地提高疗效和改善患者生存质量。一般早期肺癌(Ⅰ~Ⅱ期)以手术切除为主，术后辅助治疗则根据具体情况而定；Ⅲ期以综合治疗为主；Ⅳ期以化疗、靶向治疗、免疫治疗及改善生存质量为主，并可根据具体情况对某些转移灶进行姑息放疗或介入治疗等。随着分子生物学技术尤其是高通量测序技术的发展，生物信息学大数据有望为我们提供必要的信息，构建个体化精准肺癌治疗模式。肺癌已进入手术治疗、放疗、传统化疗、基因靶向治疗及免疫治疗并举的精准医疗时代。

▎▶ 肺癌常见的症状有哪些？

肺癌常见的症状可分为肺部症状、局部侵犯症状、肺癌肺外症状和全身转移症状四大类。肺癌的常见症状一般以呼吸系统症状为主，表现为咳嗽、咯血、胸痛、发热和呼吸困难等。当肿瘤继续生长超出肺的范围而到达胸膜、膈肌或胸壁时，会引起局部侵犯症状，如持续性的胸痛、声带麻痹、声音嘶哑、顽固性呃逆等。有时候症状并非由肿瘤直接侵犯引发，而是由肿瘤所释放的化学物质所引起，称为肺癌肺外症状，最常见的为杵状指(趾)和肥大性肺性骨关节病。肺癌全身转移以肝脏、肾上腺、骨、脑和对侧肺最常见，并会引起相应的症状。肺癌患者的症状在个体间差异很大，而且随着当今胸部 CT 检查在肺癌筛查中的普及和人们对肺癌认识度的提高，越来越多的患者在诊断为肺癌时可能没有任何不适。所以仍应对肺癌保持高度警惕，争取在肺癌症状出现时甚至出现前即做到发现、诊断和治疗。

■▶ 肺癌治疗后会有哪些副作用及不良反应？

肺癌的治疗手段主要包括手术、放疗、化疗、基因靶向治疗及免疫治疗等。手术的风险最多也最大，主要包括麻醉意外、大出血、胸内神经损伤(如喉返神经、膈神经)、心律失常、低血压和隐形冠心病、心搏骤停及呼吸窘迫综合征等。手术并发症主要包括渗血不止、胸管阻塞、血胸，支气管残端瘘或支气管胸膜瘘，心律失常、心力衰竭、隐形冠心病、心跳呼吸骤停，神经损伤，动静脉栓塞、肺栓塞，多脏器功能衰竭，脑部并发症，痰液潴留无力排出造成肺不张和呼吸衰竭，各种难以控制的感染，过敏性休克和乳糜胸等。化疗也存在一定程度副作用，包括消化系统反应、骨髓移植、脱发及肝肾功能损害等。放疗的副作用包括放射性肺炎、放射性肺纤维化、脱发、骨髓抑制、放射性脑反应、局部皮肤反应等。基因靶向治疗及免疫治疗的副作用及不良反应相对较少。

■▶ 肺癌患者的康复从何时开始？

对肺癌患者的治疗，强调早期诊断、早期治疗。对肺癌患者的康复医疗措施，同样也应当尽早采取，才能取得较好效果。例如，肺癌手术患者的康复，应当在术前就采取中医药疗法及饮食疗法增强体质，改善患

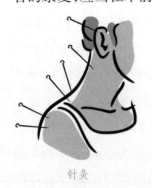

针灸

者一般状况，术后病情稳定就可以采取中医药疗法继续配合治疗，并尽快应用运动疗法促进功能恢复。同样，进行放化疗的患者，在放化疗的同时，可采取综合性的康复措施，使用心理疗法、饮食疗法、中草药疗法、针灸疗法、运动疗法、物理疗法等多种康复医疗措施，有效地促进患者的康复。

■▶ 发现肺癌后再戒烟还有意义吗？

肺癌的诱发因素众多，其中吸烟和肺癌关系密切，为其独立危险因

素,早在20世纪50年代的流行病学研究就已经证实了这一点。吸烟时产生的烟雾含有3000多种化学物质,包含众多的致癌物质,包括N-亚硝胺、多环芳香烃、芳香胺等有机化合物,以及无机化合物。发现肺癌之后戒烟同样具有降低肿瘤再发、复发及转移概率的作用,所谓"亡羊补牢,未为晚矣"。戒烟还可以减少呼吸道的分泌物,促进气管纤毛摆动以利痰液排出,降低肺部并发症的发生率。

▮▶ 为什么患有呼吸系统肿瘤的人容易胸闷气短？需要在家中吸氧及雾化治疗吗？

呼吸系统是执行机体和外界进行气体交换的器官的总称。呼吸系统的主要功能是与外界进行气体交换,呼出二氧化碳,吸入氧气,进行新陈代谢。因而呼吸系统肿瘤直接影响患者的气体交换,胸闷气短为其最常见的症状。如果症状较重,则需要在家中准备制氧机进行氧疗,以利呼吸系统的气体交换。如果伴有喘憋症状或者痰液较多,则需要同时行雾化治疗,以利平喘及化痰。

▮▶ 为什么肺癌术后的患者需要进行呼吸功能锻炼？如何锻炼？

肺癌患者术后呼吸功能明显减弱,加上术后刀口疼痛,患者往往不敢咳嗽或咳嗽无效,容易导致肺不张和坠积性肺炎,从而影响肺功能的恢复。因此,建议患者术后第二天就开始进行吹气球功能锻炼。方法是先深吸一口气,对着气球口慢慢吹,直到吹不动为止。需要强调的是,吹气球不在于吹得快,也不在于吹得多,只要尽量把气吹出就可以。一般每天吹5~6次,不要过于勉强,患者要根据自己的身体状况量力而行。早期进行吹气球等锻炼对肺癌患者是很有必要的。如果身边没有气球,可在玻璃瓶中装入半瓶水,然后插一个吸管,对着吸管吹气泡也可以达到同样的效果。除了尽早进行吹气球锻炼外,家属也要帮助患者做呼吸道的护理,术后保持呼吸道通畅,鼓励患者深呼吸,有效的咳嗽排痰可以预防和减少肺不张及肺炎的产生。

（1）对于清醒的患者,必须鼓励患者深呼吸和咳嗽,促使分泌物的排出。

（2）协助患者翻身拍背、活动肢体,通过重力和手背的震荡力,使黏附在呼吸道的分泌物松动脱落,以达到促使患者排痰的目的。拍背时手指合拢、手背隆起,用空掌轻叩患者的背部,方向由下向上、由外向内,并避开手术伤口。

（3）术后吸入雾化,可使痰液稀释,有助于排痰,并能预防感染。必要时吸痰或用纤维支气管镜吸痰,以确保患者呼吸道畅通。

▶ 呼吸系统肿瘤患者康复过程中饮食需要注意哪些问题？可以饮酒、喝茶,服用补品或者中草药吗？

肺癌患者的营养状况会严重影响其治疗效果,因此肺癌康复期间的饮食营养非常重要。肺癌患者消化功能一般正常,建议食物以优质蛋白质为主,如蛋、奶和肉类,要求软烂,同时摄入适量碳水化合物、维生素和脂类等,建议少食多餐,摄入容易消化的食物。维生素摄入主要是各类新鲜水果,以果汁为佳。此外应避免刺激性的食物和过硬的食物及油炸食物。化疗期间,由于人体本身的消耗及化疗所致的食欲不振、恶心、呕吐等导致营养摄入不足,饮食应本着高蛋白质、高热量、易消化、低脂肪、多饮水的原则来安排,高热量主要是经常食用的面、米等。放疗期间,饮食以开胃生津、清淡易消化、温凉的流质或半流质为宜。注意食物的色、香、味及营养成分,可以多吃些肉糜、鱼糜、菜泥、果汁、鸡汤、鱼汤等以加强营养,提高机体对治疗的耐受性。肺癌患者可以适量饮酒、喝茶,食用鱼、虾等食物,但是需要做到适量,并且与其他各类食物合理搭配。食物制作宜清淡、松软、易消化,避免进食辛辣、刺激及生冷的食物。流行病学调查发现,常吃高脂肪、高蛋白(如牛羊肉)、低纤维的饮食也与部分癌症高发生率有关,因此要合理调配饮食。

▮▶ 呼吸系统肿瘤患者康复过程中，日常起居需要注意哪些问题？

呼吸系统肿瘤患者的起居健康是康复期间的重要内容，只有起居规律，才能促进患者病情的缓解，有效防止肿瘤的复发和转移，增强抗病能力。日常起居注意事项主要包括如下方面：

（1）生活作息应有规律，制订一套符合生理要求的作息制度，养成按时作息的良好习惯。

（2）注意戒烟，防止吸入二手烟。雾霾天气时注意自我防护，尽量减少外出。

（3）保证足够睡眠。睡眠可以有效消除疲劳、恢复体力，也是调节各项生理功能，促进机体损伤修复，增强抗病能力的重要环节，通常睡眠时间以每天 9~10 小时为宜。

（4）衣着以宽松、柔软为好，不宜过紧，天气变化时及时增减衣物，注意保暖，天冷时戴帽子和围巾，防止感冒。

（5）居住环境以安静、舒适为宜。可以栽树种花，净化空气，增添乐趣，调节情绪。室内应保持光线充足，空气流通。

▮▶ 呼吸系统肿瘤患者如何锻炼？需要注意哪些问题？

呼吸系统肿瘤患者锻炼时需要注意适度、适量，达到锻炼效果的同时不额外增加呼吸系统的负担。需要根据患者的年龄、病情和体质，选择适宜的运动项目、强度及时间，量力而行，循序渐进，逐渐增加运动量，并且要持之以恒，长期坚持。一般而言，适合呼吸系统肿瘤患者的运动项目有散步、慢跑、骑自行车、打太极拳、做广播体操等。这些运动项目大都运动强度适中、简单且易于长期坚持。建议每天坚持运动，每次时长约 15 分钟至 1 个小时为宜，运动时适宜最大心率为（160-年龄）次／分。

▮▶ 呼吸系统肿瘤患者可以上班吗？

呼吸系统肿瘤患者除医学治疗外,也需要强大的心理支持,利用社会资源,为自己赢得时间和空间,拥有应对生活困境的勇气和智慧。因此身体状况较好、病情缓解稳定的患者经过必要的康复阶段后,完全可以恢复工作或部分恢复工作,自食其力,重新回到社会生活中去,使自身的人生价值继续得到体现。这样有利于患者自我心态的调节,更加积极主动、乐观地面对疾病,增加疾病治愈的概率。

▮▶ 呼吸系统肿瘤患者多长时间需要复查？

呼吸系统肿瘤患者术后或放化疗后应定期去医院复查, 一般早期根治术后可每 6~12 个月复查 1 次,中晚期患者则宜每 3~6 个月复查 1 次,如有可疑复发迹象,患者应随时就医复查。

(谭健 梁峰)

泌尿生殖系统肿瘤的康复 ✎

▮▶ 前列腺在人体哪个位置？

前列腺在骨盆底部,贴近直肠,位于膀胱颈的下方,包绕着膀胱颈口与尿道结合部位。包裹着尿道的这部分前列腺被称为"尿道前列腺部",前列腺有病变时,排尿首先会受到影响。经直肠指诊,在齿状线上方距肛门约 4cm 处,隔着直肠前壁可触及前列腺的大小、形态、质地和活动度,故直肠指诊是检查前列腺疾病常用的方法。

▮▶ 前列腺有什么作用？

前列腺的作用主要可概括为四个方面:①具有外分泌功能,可分泌前列腺液,是精液的重要成分,对精子的正常功能具有重要作用,对生育非常重要;②具有内分泌功能,前列腺内含有丰富的 5α – 还原酶,在良性前列腺增生症的发病过程中起重要作用;③具有控制排尿功能,前列腺包绕尿道,与膀胱颈贴近,参与尿道内括约肌活动;④具有运输功能,前列腺实质内有尿道和两条射精管穿过,当射精时,前列腺和精囊腺的肌肉收缩,可将输精管和精囊腺中的内容物经射精管压入后尿道,进而排出体外。

▐▶ 前列腺癌发病率很高吗?

前列腺癌是来源于前列腺上皮组织的恶性肿瘤,好发于老年人,可有血尿、排尿困难等症状,但临床表现无特异性。2012 年我国肿瘤登记地区前列腺癌发病率为 9.92/10 万, 位列男性恶性肿瘤发病率的第 6 位。发病年龄在 55 岁前处于较低水平,发病率随着年龄的增长而上升,55 岁后逐渐升高,高峰年龄是 70 ~ 80 岁。家族遗传性前列腺癌患者发病年龄稍早,年龄≤55 岁的患者占 43%。

▐▶ 前列腺癌发病率为什么越来越高?

前列腺癌的发病率近几年有一个明显增高的趋势,可能和几方面的因素有关:①百姓健康意识增强,注意体检,检出率提高了;②平均寿命延长,前列腺癌好发于老年人,平均生存年龄增加使前列腺癌的发病率升高;③生活压力、工作压力、家庭压力等各方面的压力增加,也是发病率升高的重要原因;④环境污染、饮食污染的加重也起着很重要的作用。

▐▶ 前列腺癌有哪些发病原因?

前列腺癌发病原因目前尚不明确,与很多因素有关:①年龄越大,发病率越高;②和家族遗传因素有关;③种族不同,发病率不同,西方欧美国家前列腺癌发病率较高。除此以外,还有一些因素在前列腺癌发病过程中可能具有一定的影响,如饮食结构,激素水平,饮食中铬、锌、维生素 E 含量缺乏等。

▌▶ 前列腺癌如何预防？

虽然种族、家族遗传、年龄等都无法改变，但我们可以通过改善生存环境、调整饮食结构等方式来降低前列腺癌的发病率：①尽量吃低脂、高纤维素，特别是植物蛋白含量高的食品；②富含微量元素的食品可能对预防前列腺癌有一些帮助；③经常喝绿茶可能对预防前列腺癌有一定的帮助；④调节生活及工作压力；⑤增强健康意识，注重体检，及时发现前列腺癌。

▌▶ 前列腺炎、前列腺增生症会发展为前列腺癌吗？

前列腺炎是中青年常见的疾病，前列腺增生症和前列腺癌一样，是一种老年常见的疾病，到目前为止没有明确的证据显示前列腺炎、前列腺增生症与前列腺癌发病有关。

▌▶ 前列腺增生症患者手术以后还会患前列腺癌吗？

前列腺增生症的患者手术后仍然有可能患前列腺癌。两种疾病的好发部位不同，前列腺增生症更多发生在前列腺的中央带，前列腺癌则经常发生在前列腺的周边部位，前列腺增生症的手术是前列腺的大部分切除，或多或少都会有周围组织的残留，残留的周围组织正是前列腺癌的好发部位。

▌▶ 前列腺癌有哪些表现？

前列腺癌早期可以没有任何症状，也可以出现逐渐加重的尿流缓慢、尿频、尿急、尿流中断、排尿不尽、排尿困难、尿失禁、局部疼痛、下肢放射性疼痛、腰痛、肾积水、少尿、肾衰、无痛性血尿、血精等症状，以上这些症状也可见于前列腺增生症和前列腺炎患者，没有特异性。前列腺癌出现骨转移可引起相关症状，如持续性骨痛，可引起病理性骨折甚至瘫痪。还可以出现其他脏器的转移症状，如皮下转移结节、肝大、淋巴结肿大、下肢水肿等。脑转移时出现神经功能障碍，肺转移时可出现咳嗽、咯血、胸痛等。晚期患者可出现食欲不振、消瘦、乏力及贫血等症状。

▶ 怎样才能诊断出前列腺癌？

一些老年患者特别是 50 岁以上的人群，每年体检对于及早发现前列腺癌是非常有帮助的。目前，前列腺癌的检查诊断流程大致如下：进行血清 PSA 筛查或直肠指诊、超声、前列腺磁共振等检查，对检查结果可疑的患者，再在超声或 CT 引导下行前列腺穿刺活检病理检查，结合影像学和骨扫描检查结果明确疾病临床分期，确定治疗原则及方法。

▶ 血清前列腺特异性抗原（PSA）升高是不是就说明得前列腺癌了？

引起血清 PSA 升高的原因有很多，除前列腺癌以外，前列腺增生症、前列腺炎等都可以引起血清 PSA 升高。前列腺癌患者绝大多数会出现血清 PSA 升高，但血清 PSA 升高不一定就是患了前列腺癌。血清 PSA、超声、磁共振、CT 检查等都是诊断前列腺癌的重要参考，但不能成为确诊的依据，前列腺穿刺病理检查是确诊的唯一办法。

▶ 体检发现前列腺钙化是什么意思？

前列腺钙化大多由前列腺炎性病变引起，是过去或现在炎性病变的反应。当然，泌尿生殖系统结核也可以出现前列腺钙化，前列腺钙化与前列腺癌没有必然联系。

■▶ 为什么前列腺癌需要做全身骨显像？

前列腺癌最常见的远处转移部位是骨骼，骨转移早期可以没有任何症状。一旦前列腺癌诊断明确即应行全身骨显像检查，有助于了解前列腺癌的临床分期，确定患者的治疗方案。

■▶ 患了前列腺癌是不是必须手术？

前列腺癌确诊后首先要对患者进行临床分期和患者全身状况的评估，要针对不同患者制订个性化的治疗方案。局限性前列腺癌可以选择前列腺根治性切除手术、外放射治疗、内放射治疗（粒子植入）为主的根治治疗方式，有些患者还要辅助内分泌治疗等。不能耐受根治性治疗方式的局限性前列腺癌、晚期前列腺癌则以内分泌治疗为主，配合应用姑息性放射治疗、化疗、射频消融、低温治疗、核素治疗、中医治疗等综合治疗。低危前列腺癌、预期寿命短或治疗无获益的晚期前列腺癌患者可选择观察等待。总之，前列腺癌的治疗要因人而异，治疗方法的选择要和患者的预期寿命、社会关系、家庭及经济状况相适应。

■▶ 前列腺癌根治手术风险高吗？

前列腺癌根治手术是个大手术，无论采用开放、腹腔镜、机器人等手术方式，在治疗中或治疗后均有可能出现一些意外情况和并发症，如麻醉意外、心脑血管意外、出血、感染、直肠损伤、术后阴茎勃起功能障碍、尿失禁、膀胱尿道吻合口狭窄、尿道狭窄、深部静脉血栓、淋巴囊肿、尿瘘、肺栓塞、切口种植转移、气体栓塞、高碳酸血症、复发或转移等情况，严重时可导致患者死亡。患者治愈后可以恢复正常体力，回归病前的工作和生活状态。

▐▶ 做了前列腺根治性切除手术,前列腺癌是不是就不再复发了?

恶性肿瘤无论采用任何治疗方式,均有复发或转移的可能,前列腺根治性切除手术以后同样可能出现复发或转移,所以前列腺癌患者术后也要定期到医院复查。

▐▶ 前列腺癌术后性功能会有影响吗?

前列腺癌手术有可能对勃起相关神经造成损伤,导致勃起功能障碍。通过给予药物等康复治疗,能够使这种情况有所改善。

▐▶ 对前列腺癌可以做放射治疗吗?

除了前列腺根治性切除手术外,对于有适应证的患者,放射疗法也可以达到根治前列腺癌的目的。放射治疗分为两种,除常规外放射治疗外,也可行内放射治疗,即在超声或 CT 监视下,将小放射粒子按计划放置于前列腺组织内,达到治疗目的。

▐▶ 前列腺癌放射治疗有什么优势?

前列腺放射治疗与前列腺根治切除手术相比具有一定优势:①放射治疗避免了前列腺根治切除手术巨大的手术创伤和手术带来的一些并发症及风险;②放射治疗能够达到和根治手术一样的治疗效果。

▐▶ 前列腺癌放射治疗对身体有哪些影响?

前列腺癌的放射治疗可以出现以下不良反应:①骨髓抑制,血细胞下降;②泌尿生殖系统副作用,包括尿道狭窄、膀胱瘘、出血性膀胱炎、血尿、尿失禁、勃起功能障碍等;③肠道系统副作用,如放射性肠炎、直肠炎引起的直肠不适、腹部绞痛、慢性直肠出血、肛门直肠狭窄等;④放射性急性皮肤反应,如红斑、皮肤干燥和脱屑等;⑤其他副作用,如耻骨和软组织坏死,下肢、阴囊或阴茎水肿等。这些副作用发生率均低于1%。

▐▌▶ 前列腺癌放射治疗后出现的尿频、尿急、排尿不畅能恢复吗?有什么办法治疗?

前列腺癌放疗后可出现放射性膀胱炎、尿道狭窄,表现为尿频、尿急、排尿不畅等,可通过应用 α 受体阻滞剂(如哈乐)、M 受体阻滞剂(如舍尼亭)等对症处理。

▐▌▶ 前列腺癌放射治疗后出现大便频繁、血便能恢复吗?有什么办法治疗?

这是放疗累及直肠造成的放射性直肠炎的表现,随着放疗结束,症状一般会逐渐好转,可予以止泻药物等对症处理。

▐▌▶ 前列腺癌放射治疗后出现血细胞下降怎么办?

放疗患者可出现骨髓抑制反应,出现白细胞、红细胞等的数值下降,若下降明显,应用升白促红药物来对症处理。在放疗结束后,骨髓造血功能大多可逐渐恢复。

▐▌▶ 什么是前列腺癌的内分泌治疗?

绝大多数前列腺癌细胞的发生依赖于体内雄激素的支持,降低体内雄激素水平或抑制雄激素的作用可以让前列腺癌细胞凋亡、肿瘤消退,这种降低和抑制雄激素作用的治疗均称为内分泌治疗。

体内雄性激素主要来自睾丸,少部分来自肾上腺,内分泌治疗主要包括:①抑制睾酮分泌:有手术去势(睾丸切除)和药物去势(药物抑制睾丸分泌睾酮);②阻断雄激素和雄激素受体结合(主要针对肾上腺分泌的雄性激素)。通常采用两种方法结合,最大限度阻断雄激素,即同时去除或阻断睾丸来源和肾上腺来源的雄激素的产生或作用。

◀▶ 哪些前列腺癌患者需要内分泌治疗?

这类患者主要包括:①前列腺癌已有转移,包括 N1 和 M1 期;②局限早期前列腺癌或局部进展前列腺癌,无法行根治性前列腺切除术或放射治疗;③根治性前列腺切除术或根治性放疗前的新辅助内分泌治疗;④配合放射治疗的辅助内分泌治疗;⑤治愈性治疗后局部复发,但无法再行局部治疗;⑥治愈性治疗后远处转移;⑦雄激素非依赖期的雄激素持续抑制。

◀▶ 前列腺癌去势治疗有哪些方法?

(1)手术去势。切除手术双侧睾丸。因为手术去势可能会造成患者心理问题和治疗中无法灵活调整方案等问题,一般首先考虑药物去势。

(2)药物去势。应用黄体生成素释放激素类似物(LHRH-a),如亮丙瑞林、戈舍瑞林、曲普瑞林注射,但有 10% 的患者经 LHRH-a 治疗后,睾酮不能达到去势水平。LHRH-a 已成为雄激素去除的标准治疗方法之一。

(3)使用雌激素。雌激素作用于前列腺的机制包括抑制 LHRH 的分泌,抑制雄激素活性,直接抑制睾丸 Leydig 细胞功能,以及对前列腺细胞的直接毒性。最常见的雌激素是己烯雌酚,可以达到与去势相同的效果,但心血管方面的不良反应发生率较高,因此,在应用时应慎重。

◀▶ 什么是前列腺癌抗雄激素治疗?

主要适合于局部晚期,无远处转移即 T3 ~ T4 NxM0 期的前列腺癌患者。单一应用较高剂量的雄激素受体拮抗剂,抑制雄激素对前列腺癌的刺激作用及雄激素依赖的前列腺癌细胞的生长,而且几乎不影响患者血清睾酮和黄体生成素的水平。

233

▌▶ 什么叫前列腺癌间歇内分泌治疗？

在雄激素缺如或低水平状态下，能够存活的前列腺癌细胞通过补充的雄激素获得抗凋亡潜能而继续生长，从而延长肿瘤进展到激素非依赖期的时间。前列腺癌间歇内分泌治疗是指根据患者的病情间歇进行内分泌治疗，以期不间断地抑制癌细胞生长。

▌▶ 哪些患者适合前列腺癌间歇内分泌治疗？

这类患者主要包括无法行根治性手术或放疗的局部前列腺癌；局部晚期前列腺癌(T3～T4 期)；转移前列腺癌；根治术后病理切缘阳性；根治术或局部放疗后复发。对内分泌治疗敏感，内分泌治疗一定时间后PSA 降低达到停药标准者，也可以考虑行间歇内分泌治疗。

▌▶ 前列腺癌的内分泌治疗会一直有效吗？

前列腺癌的内分泌治疗不会一直有效，患者对内分泌治疗依赖的时间长短不一，平均 14～30 个月。前列腺癌对内分泌治疗无效后，患者病情会出现进展，此时需要更换或加用其他治疗方式。

▌▶ 前列腺癌的内分泌治疗有哪些副作用？ 如何处理？

前列腺癌内分泌治疗期间可出现皮疹，偶见皮下注射部位的轻度肿胀、皮肤潮红及性欲减退，偶见乳房肿胀和硬结。用药初期可见暂时性骨骼疼痛加剧，个别病例可见尿道梗阻和脊髓压迫。

出现皮疹时一般无须中断治疗即可逐渐消失。出现皮肤潮红及性欲减退，也无须停药。用药初期可见暂时性骨骼疼痛加剧，可对症治疗。

▌▶ 前列腺癌转移出现疼痛怎么办？

癌症疼痛为晚期表现，可在专业医生指导下应用止痛药，根据不同的疼痛程度来选择不同级别的止痛药。

▐▶ 哪些人容易患膀胱癌？

膀胱癌是泌尿系统中最常见的恶性肿瘤，50 岁以上人群多见，男性发病率比女性高 2～10 倍。膀胱癌的发病与环境、职业、感染、慢性炎症、结石、异物、盆腔照射、细胞毒性化疗药物等均有关，因此被称为环境肿瘤。目前比较明确的致膀胱癌化学物质有 2- 萘胺、联苯胺、4- 氨基双联苯，染料、纺织、橡胶、油漆、化学、石油、美发、铝厂等从业者及卡车司机为膀胱癌的高发人群。吸烟明显增加膀胱癌的发病率。上述易患人群一旦有不适情况，特别是无痛血尿时，应及时就诊检查。

▐▶ 怎样早期发现膀胱癌？

（1）警惕排尿异常。膀胱癌最常见症状是无痛性、间歇性肉眼可见的血尿，可自行减轻或停止。如出现尿频、尿急和尿痛等泌尿系统感染症状，但对抗菌治疗无效，应警惕是否患有膀胱癌。

（2）尿肿瘤初筛分析。尿常规、尿液脱落细胞显微镜检查。

（3）膀胱镜检查。可疑患者应行膀胱镜检查，必要时做组织活检病理。

（4）全面影像检查。肾盏、肾盂、输尿管、膀胱、后尿道均为尿路上皮覆盖，肿瘤可为多发性生长，同时或先后发病。

为避免遗漏病灶，要进行尿路造影或肾盂输尿管 CT 三维重建检查，对整个尿路上皮覆盖部位进行全面监控。另外，泌尿系统超声和盆腔 CT 增强检查有助于评估膀胱癌的浸润范围、深度及有无周围淋巴结转移等。

▐▶ 膀胱癌的治疗方法有哪些？

膀胱癌分为非肌层浸润性尿路上皮癌和肌层浸润尿路上皮癌两种类型。膀胱非肌层浸润性尿路上皮癌的治疗，以经尿道膀胱肿瘤电切（或激光切除）或膀胱部分切除术为主，术后配合膀胱灌注化疗。膀胱肌层浸润性尿路上皮癌的治疗,以根治性全膀胱切除术为主,对于拒绝或不耐受根治性全膀胱切除手术治疗者,可以考虑行保留膀胱手术为主,配合化疗、放疗、介入和生物治疗相结合的综合治疗。

▮▶ 全膀胱切除后一定要戴尿袋吗?

全膀胱切除后根据患者的不同情况采用不同的尿流改道方式,有的需要腹壁"造口"、戴尿袋,有些患者可以选择原位回肠代膀胱手术,保障患者从原尿道排尿而无须戴尿袋。

▮▶ 全膀胱切除后戴尿袋要注意哪些问题?

尿袋应定期更换,建议最长不超过一周即更换,更换尿袋时必须充分消毒。

▮▶ 全膀胱切除后怎么复查?

全膀胱切除后应定期化验血和尿常规、生化,以及进行超声、腹部CT、胸片等检查。

▮▶ 全膀胱切除后出现性功能障碍还能恢复吗? 有什么恢复办法?

膀胱全切手术需要把前列腺也一并切除,手术会损伤性神经从而引起性功能障碍,如阳痿。部分患者随着术后身体的恢复可出现不同程度的性功能恢复,可酌情应用药物等促进勃起功能康复的治疗措施。

▮▶ 膀胱癌保留膀胱手术后还需要治疗吗?

膀胱癌是一种高复发性疾病,凡接受保留膀胱手术的患者,为了预防肿瘤复发,大多术后需要进行膀胱灌注化疗,有些患者需要化疗、放疗、介入和生物治疗等综合治疗。

▌▶ 膀胱癌保留膀胱手术后还需要复查吗？

膀胱癌是一种高复发性疾病，为监测是否有复发及转移需要术后定期复查。一般术后两年内每 3 个月复查泌尿系统 B 超、胸片及膀胱镜检查；术后 2 ~ 5 年内每 6 个月复查泌尿系统 B 超、胸片及膀胱镜检查；术后 5 年后每年复查泌尿系统 B 超、胸片及膀胱镜检查。有些患者还应选择进行 CT、MRI 等检查。

▌▶ 膀胱癌手术后膀胱灌注化疗会有哪些副作用？如何处理？

膀胱灌注化疗可引起尿频、尿急、尿痛、血尿、尿道狭窄等副作用，可予以抗炎、α 受体阻滞剂（如哈乐）、止痛药来对症处理，必要时行尿道扩张术等办法解决尿道狭窄等问题。

▌▶ 腺性膀胱炎是什么样的病？

腺性膀胱炎为膀胱黏膜增生性病变，其临床表现无特征性，主要表现为尿频、尿急、尿痛、排尿困难、肉眼或镜下血尿。如并发肾积水，可出现腰酸、腰胀等不适症状，确诊主要依据膀胱镜检查，同时行镜下活检。腺性膀胱炎可能属癌前期病变，与膀胱感染、结石和梗阻性病变有关，治疗原则与膀胱癌类似，截断可能的病因（如戒烟、染发、化学物的污染等）是维持治疗效果的关键。

▌▶ 膀胱癌患者为什么还要做肾和输尿管 CT 检查？

膀胱癌和肾盂癌、输尿管癌一样，其肿瘤的病因、病理和生物学行为相似，可同时或先后在不同部位发病，肾和膀胱 CT 检查可以协助发现肾盂、输尿管病变，为选择科学合理的治疗方法提供帮助。

▐▶ 膀胱癌必须手术吗？

手术治疗是膀胱癌最确切的治疗方式，应根据不同分期采用不同的手术方式，有些患者需要辅以放射治疗和化学治疗，且术后应进行密切随访。对于拒绝或不能耐受手术治疗的患者，可以考虑化疗、放疗、介入和生物治疗相结合的综合治疗手段。

▐▶ 膀胱癌手术后能存活多长时间？

非肌层浸润膀胱癌患者术后 5 年生存期达 90% 以上；肌层浸润性膀胱癌患者根治性全膀胱切除术后 5 年生存率为 54.5% ~ 68%，10 年生存率为 66%。

▐▶ 膀胱癌能放疗吗？

膀胱癌的治疗一般有手术、放疗或化疗等，根据不同的分期采取不同的治疗方案。肌层浸润性膀胱癌患者不愿意接受根治性膀胱切除术时，为了保留膀胱，或患者全身条件不能耐受根治性膀胱切除手术，或根治性手术已不能彻底切除肿瘤以及肿瘤已不能切除时，可选用膀胱放射治疗或化疗＋放射治疗等综合治疗。

▐▶ 膀胱癌放疗会出现哪些不良反应？怎么处理？

膀胱癌放疗后常出现出血性膀胱炎、放射性直肠炎、骨髓抑制等不良反应。可应用 α 受体阻滞剂（如哈乐）、M 受体阻滞剂（如舍尼亭）、止痛药或升白促红药等对症处理。

▐▶ 得了肾癌必须手术吗？

外科手术通常是肾癌的首选治疗方法，也是被公认的可治愈肾癌的手段：①局限性或局部进展性（早期或中期）肾癌患者采用以外科手术为主的治疗方式;②转移性肾癌(晚期)可考虑在外科手术切除患侧肾脏基础上,采用以内科为主的综合治疗方式,加用免疫治疗或靶向治疗;③年老体弱或有手术禁忌证的小肾癌(肿瘤直径≤4cm)可采用能量消融(射频消融、冷冻消融、高强度聚焦超声)治疗;④对于不能耐受手术治疗的患者,通过肾动脉栓塞介入治疗可起到缓解血尿症状的作用。

肾癌手术前需要做哪些检查？

主要进行如下两类检查:

(1)评估全身基本状况及手术耐受性的检查。如血、尿、便等常规检查,反映肝肾功能、血糖、血脂、血尿酸等的生化检查,凝血功能检查,传染病筛查,血型检查等;心电图、超声心动图、胸部正侧位 X 线片、肝胆脾胰 B 超、肺功能等检查。

(2)评估病变分期及选择手术方法的检查。肾脏 CT(或 MRI)平扫和增强扫描,肾盂、输尿管、肾蒂血管 MRI(或 CT)三维重建,核素肾图扫描或 IVU,核素骨扫描,胸部 CT 平扫和增强扫描,头部 CT 或 MRI 扫描、PET-CT 全身扫描等。

根据患者全身状况及病变期别的不同,在以上检查中选择进行。

肾癌手术对人体有哪些影响？

肾癌无论是选择开放性或腹腔镜手术、根治性切除术或保留部分肾脏的手术,在治疗中或治疗后均有可能出现一些意外情况和并发症,如麻醉意外、心脑血管意外、出血、感染、肾周脏器损伤、下肢或肺栓塞、肾衰竭、肝功能衰竭、尿漏、消化道应激性溃疡、病变复发或转移等,严重者可导致患者死亡。所以,术前要对患者的全身状况、手术耐受性及预期效果进行充分评估。患者术后可以逐步恢复体力,回归正常的工作和生活。

▮▶ 肾癌能治愈吗？手术后还用做放疗、化疗吗？

肾癌是一种预后相对良好的恶性肿瘤，早期患者通过及时、恰当的治疗可以治愈。术后生存期与肿瘤分期及治疗方法的选择有很大关系。肾癌对放化疗均不敏感，术后放化疗不常规选用。

▮▶ 切除一个肾后对身体有什么影响吗？

切除一侧肾脏后，对侧肾将进行代偿，其有效血流量及肌酐清除率均会较术前增加。如果术前对侧肾功能正常，则术后患者的日常生活不会有明显影响，如果术前就存在对侧肾功能减退，则术后有些患者可能出现肾功能不全，严重者可进展为尿毒症，需要终身透析，或行肾移植手术以维持生命。

▮▶ 切除一个肾后需要注意什么？

很多肾癌患者以为手术后就"万事大吉"了，其实肾癌患者手术后注意以下几个方面，对于改善预后、提高生存质量均有很大好处：①注意调整饮食结构，做到饮食多样化，最好是以植物性和粗加工的食物为主，要限制动物脂肪、植物油及盐的摄入，糖分的摄入要适量。可以适当地吃一些红肉，如羊肉、牛肉，多吃一些家禽肉和鱼肉。每天的食物尽量避免重复，多吃几种类型的蔬菜，多摄入富含维生素的水果。保持适当的体重，避免肥胖；②积极参加体育活动，保持适当的体力；③戒烟，最好不要饮酒；④尽量避免使用肾毒性药物，如抗炎药物、抗生素等；⑤维持血压正常，避免血糖、血脂、血尿酸的升高。

▮▶ 哪些人易患睾丸癌？

睾丸癌在所有男性恶性肿瘤中占 1% 左右，好发于 15~35 岁。世界各地的发病率差异很大，欧洲国家较高。隐睾和病毒感染是发生睾丸癌的危险因素，隐睾发生肿瘤的概率比正常睾丸高 3~14 倍。95%以上的早期睾丸癌可以治愈。

为什么会得睾丸癌?

睾丸癌的发病原因目前尚不清楚。发病的先天因素包括隐睾或睾丸未降、家族遗传因素、睾丸女性化综合征、多乳症或雌激素分泌过量等;发病的后天因素包括损伤、感染、职业和环境因素、营养因素等。

睾丸癌一般是什么表现?

患者出现睾丸无痛性肿大,且有实质性的沉重感。肿瘤转移或隐睾恶变的患者,腹部可摸到包块,出现背痛、气短、胸痛或咯血等。少数患者以男性不育就诊,或因外伤后随访而意外发现。个别睾丸肿瘤患者还可出现男性女乳症。

睾丸肿大就是睾丸癌吗?

睾丸肿大不一定就是睾丸癌,睾丸内表皮样或皮样囊肿、睾丸扭转、附睾 – 睾丸炎、附睾 – 睾丸结核、鞘膜积液、睾丸梅毒、睾丸外伤等,都可以出现睾丸肿大。发现睾丸肿大应及时到专科就诊,明确诊断,及时治疗。

睾丸癌怎么治疗?

睾丸癌患者在进行血清学检验、胸片、腹部或盆腔 CT 等检查后,应接受腹股沟入路根治性睾丸切除术。后续治疗主要依据临床分期、肿瘤组织学特点和肿瘤标志物状态来进行,包括腹膜后淋巴结清扫术、辅助放疗和静脉化疗等。

睾丸癌治疗术后对身体有什么影响吗?

睾丸癌患者多为青壮年,虽然早期发现治愈率高,但对社会及家庭的影响很大。睾丸癌的治疗需要切除患侧睾丸,其后可能采用的腹膜后淋巴结清扫手术、放疗或化疗等均会带来相应的不良反应,有可能会对患者的生育能力和性功能产生影响。

睾丸癌患者虽切除患侧睾丸,正常侧睾丸仍可以维持男性功能及产生精子。如需要放化疗,建议提前冷冻精子以保留正常精子。

睾丸癌的治疗不仅要求治愈,还应追求良好的生存质量,而生育能力和性功能的保存是衡量生存质量的重要指标。

▮▶ 为什么会得阴茎癌?

阴茎癌多见于 40~60 岁人群,目前病因仍不明确。包茎或包皮过长、包皮垢以及炎症长期慢性刺激是阴茎癌的重要发病原因;人乳头瘤病毒(HPV)感染与阴茎癌发病密切相关;阴茎硬化性苔藓、外生殖器疣、阴茎皮疹、阴茎裂伤、吸烟、性伴侣过多、包皮环切不彻底,与阴茎癌的发病可能也有一定的相关性。

▮▶ 阴茎癌应如何预防?

预防阴茎癌要注意以下几个方面:包茎和包皮过长者在儿童时期行包皮环切术,保持包皮和龟头部位清洁,避免包皮垢和炎症的长期慢性刺激;规范性行为,预防人乳头瘤病毒(HPV)感染及外生殖器疣的发病;尽早治疗阴茎硬化性苔藓、外生殖器疣、阴茎皮疹、阴茎裂伤等疾病。

▮▶ 阴茎癌一般有什么临床表现?

阴茎癌可发生于阴茎的任何部位,但常见于阴茎头、包皮或二者均被侵及,冠状沟和阴茎体部少见。临床表现多为阴茎头部丘疹、溃疡、疣状物或菜花样肿块,继而糜烂、出血、有恶臭分泌物等。包茎经常掩盖阴茎癌的发生和进展,隔包皮可触及肿块或结节。晚期患者原发灶及腹股沟淋巴结转移病灶可出现溃疡、化脓、出血等,发生远处转移时可出现相应部位的症状,以及消瘦、贫血、恶病质等全身表现。

▎▶ 阴茎头部长东西就是得了阴茎癌吗？

阴茎头部长东西不一定就是得了阴茎癌。龟头尖锐湿疣、梅毒、软下疳，以及结核病和龟头囊肿、皮肤痣、血管瘤、纤维瘤、脂肪瘤、神经瘤等良性病变均可在龟头出现肿物样改变，需要进行各种检查，以排除阴茎癌。

▎▶ 得了阴茎癌怎么办？

手术是阴茎癌最主要、最有效的治疗方式。可根据病变的部位、大小和分期决定选择包皮环切术、阴茎部分切除术或阴茎全切除加尿道阴部造口术。对于经活检证实腹股沟淋巴结有转移的患者，应常规行腹股沟淋巴结切除或清扫术，术后可考虑联合放疗。晚期阴茎癌伴有远处转移的患者应考虑化疗。

▎▶ 得了阴茎癌能存活多长时间？

多数阴茎癌恶性程度低，积极治疗预后良好，病变期及治疗方法的选择与患者的生存期密切相关。早期阴茎癌患者手术后治愈率可达70%～80%，伴腹股沟淋巴结转移的患者治疗后5年生存率仅为20%～30%，如不治疗一般生存期不超过两年。

▎▶ 阴茎癌术后还能有性生活吗？还能生育吗？

阴茎癌患者术后会有一定程度心理方面的影响，所保留阴茎的长度决定了性生活的质量。若阴茎整个切除，则不能正常排精，生育需要依靠人工辅助技术完成。

（张国辉）

243

妇科肿瘤的康复

▶▶ 女性盆腔恶性肿瘤的治疗与康复都有哪些特殊性？

妇科恶性肿瘤主要发生在女性生殖系统。众所周知，这一系统与生殖孕育功能、女性特征、母性天性以及性活动、内分泌功能等各方面有密切关系。妇科肿瘤的治疗方法如手术切除、放化疗等，可使女性生殖器官部分或全部丧失，影响生殖器官的功能，直接带来生育能力丧失、受孕率下降、生殖－内分泌功能受损，以及性能力、性生活障碍等问题，并与患者群体的家庭状态、社会角色关系等息息相关。另外，随着妇科肿瘤发病的年轻化趋势、生育年龄的普遍延后和多年后再生育需求的增加，相当多的患者希望治疗肿瘤的同时保留和恢复生育能力，而妊娠后发现合并妇科肿瘤的病例也不在少数，在治疗抉择和处理策略上，与普通孕妇均有所不同。妇科肿瘤的发生和治疗还可能对女性，尤其是年轻的女性患者带来心理伤害，直接影响其生存质量。因此，除了肿瘤领域普遍关注的延长生存期外，妇科肿瘤的治疗和康复有其本身的特殊性，更需要格外关注生存质量，在改进诊断治疗技术、精准抗癌治疗的同时，需要给予患者更多的细致呵护和人文关怀。

▶▶ 关于宫颈癌/卵巢癌的诊治和康复，患者及其家属容易存在哪些误区？

许多女性患者及其家属在肿瘤诊疗的相关知识上比较欠缺，往往存在认知误区，经常涉及的问题有：

（1）没有妇科症状就不会患宫颈癌/卵巢癌，也无须来医院体检。

（2）宫颈囊肿很严重，担心癌变。

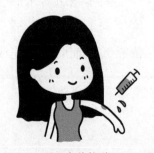

HPV 疫苗接种

（3）检查显示人乳头瘤病毒（HPV）阳性，就是患宫颈癌了。

（4）担心术前治疗延误时机，造成肿瘤进展，手术要求非常急迫。

（5）认为贵的药物才是效果好、副作用小的化疗药。

（6）内分泌治疗没有化疗可靠。

（7）对于治疗期间使用中药，或过分强调或十分排斥。

（8）恐惧卵巢囊肿的癌变。

▇▶ 妇科恶性肿瘤从治疗到康复，如何做到"无缝连接"？

广义的肿瘤康复的目标是最大程度地改善患者因癌症及其诊疗对身体、心理、社会角色各方面的影响，覆盖发病后的每个环节。肿瘤康复可划分为如下阶段：诊断期康复、围术期和围治疗期康复、治疗后康复。提倡早介入，全程覆盖，多学科参与。对于这一新的治疗理念，医患双方都要有一个接受和适应的过程，互相配合，使肿瘤的治疗和康复不留下遗憾。

▇▶ 妇科肿瘤就是长在子宫和（或）卵巢上的肿块吗？有哪些常见的妇科恶性肿瘤？

妇科肿瘤即发生于女性生殖系统器官的肿瘤，约占妇女肿瘤的1/5。从暴露于体外的外阴到深藏于盆腔的子宫、卵巢、输卵管等，都有可能长肿瘤，以子宫和卵巢的肿瘤最为多见，且绝大多数情况下以肿块或赘生物的形式生长。妇科肿瘤既有良性肿物（如子宫肌瘤、卵巢单纯囊肿、卵巢黄体囊肿等），也有交界性和恶性肿瘤。常见的妇科恶性肿瘤包括发生于子宫体的子宫内膜癌（子宫体癌）、滋养细胞肿瘤、子宫肉瘤、血管或平滑肌肉瘤等；发生于宫颈的子宫颈癌；发生于卵巢的卵巢上皮性癌、卵巢生殖细胞肿瘤、性索间质肿瘤、卵巢未成熟畸胎瘤、内胚窦瘤、转移性卵巢肿瘤；以及发生于外阴、阴道的恶性肿瘤和原发性输卵管癌等。

▮▶ 卵巢囊肿或卵巢包块与卵巢癌是一回事吗？

通俗来讲，卵巢包块是指生长在卵巢表面或卵巢内部的所有肿物的总称，它包括非赘生性卵巢肿物及赘生性卵巢肿物两大类。这些肿物从构成质地上看，又可分为囊性、囊实性和实性肿物三种，其中囊性肿物即我们常说的"卵巢囊肿"。非赘生性卵巢肿物是非肿瘤性的，均为卵巢良性病变，大多数的卵巢囊肿都属于这一类，如功能性卵泡囊肿、黄体囊肿、卵巢炎性肿物、卵巢子宫内膜异位囊肿（巧克力囊肿）等。而赘生性卵巢肿物则是肿瘤性的，即卵巢肿瘤。这一类肿瘤有良性、交界性及恶性三种不同的性质，其中的恶性肿瘤才是大家常说的卵巢癌。

▮▶ 得了卵巢囊肿是不是都要手术切除呢？

并不尽然。非肿瘤性的卵巢囊肿，由于多数与女性生理和内分泌功能相关，一般直径不大，常可自行消退或时长时消，大多数无需特殊处理。内分泌功能持续不正常而囊肿反复发生者可服用药物治疗。需要指出的是，卵巢子宫内膜异位囊肿虽然属于良性病变，但有半数以上累及双侧卵巢，少数也有恶变可能。对于囊肿较大、症状明显的患者还是需要手术治疗，且术后常易复发。

赘生性卵巢肿物（卵巢肿瘤）会持续存在，或逐渐长大，或具有恶性或向恶性进展的可能，应手术切除。而卵巢恶性肿瘤生长迅速，易早期浸润转移，必须采用手术、放化疗等综合治疗措施。

▮▶ 我和妈妈体检都发现了卵巢囊肿，医生建议妈妈进一步详细检查和手术，而我只需要观察，这是为什么？

卵巢囊肿有生理性和功能性、病理性之分，也有良性、交界性和恶性之分。医生对卵巢囊肿的处理与患者的年龄有密切关系。

一般而言，生理性或功能性卵巢囊肿与女性卵泡发育、排卵、黄体形成等生理活动有关,在一段时间后可自行消退,或随着生理周期时大时小、时有时无,因此无需特殊处理。年轻育龄期女性发现卵巢囊肿,且囊肿内无回声区,透声好,提示为非实性的肿物,大部分建议继续观察 3 个月(期间可每半个月超声检查一次),不必急于治疗。

病理性囊肿实质上属于卵巢肿瘤的范畴,以"囊肿"形式为表现的,主要是卵巢上皮性肿瘤与卵巢生殖细胞肿瘤等(其他卵巢肿瘤主要表现为实性或囊实性的肿块)。其中以卵巢上皮性肿瘤最为常见,占原发卵巢肿瘤的 50%~70%,占卵巢恶性肿瘤的 85%~90%。这类肿瘤好发于中老年女性,多见于 50~60 岁妇女。恶性卵巢肿瘤如果未能早期诊断和及时治疗,预后很差,5 年生存率只有 20%~40%,因此,对于中老年女性,医生会建议进一步详细检查,甚至手术。

▶▶ 为什么专科医生对绝经期前后妇女的卵巢囊肿如此重视?

由于卵巢深藏于盆腔深部,在癌变早期,患者可以没有任何不适症状,本身很难察觉,也不容易引起注意,多数是体检或因为其他症状(如腹胀、腹痛等消化道疾患)就诊时才得以发现,往往此时已经到了晚期,治疗起来相当困难。因此,早期发现和诊断卵巢恶性肿瘤,对于获得成功的治疗和预后是非常关键的。我们建议,40 岁以上女性,尤其是绝经期前后的妇女,如果发现卵巢囊肿,不论有无临床症状,均应保持对卵巢恶性肿瘤的警惕性,进行盆腔检查、超声检查、血清肿瘤标志物检查等。

实践证明,如果能对卵巢恶性肿瘤尽早做出判断,做到早期发现,早期诊断,及时合理地进行治疗,卵巢恶性肿瘤的 5 年存活率可以达到80%~90%。

▶▶ 老年妇女发生"外阴白斑"是癌前病变吗? 如何处理?

外阴白斑又称为外阴部慢性营养不良、外阴白色病损。过去不少人认为是一种癌前病变，主张早期将病变组织切除。近年来随着对该病的长期随访和经验积累，已经认为这是一种外阴皮肤和黏膜组织发生色素改变和变性的病变，病因主要与自身免疫、性激素缺乏或性激素受体水平降低、外阴潮湿和分泌物长期刺激导致外阴瘙痒而反复搔抓等有关。其中硬化性苔藓及鳞状上皮细胞增生属于外阴上皮内非瘤样变，其癌变率仅为 2%左右。对一些反复治疗无效、外阴出现溃烂或结节的病变，应及时选取一部分组织进行病理检查，如发现有上皮组织非典型增生，则要特别警惕。持续进展的非典型增生可能转变为外阴部鳞状上皮癌。

对排除了癌前病变的患者，可进行一般性对症治疗。包括保持外阴部皮肤干燥，不用肥皂水或刺激性药物擦洗外阴，减少或避免用手搔抓，不食辛辣、刺激性食物，衣裤要宽大，不穿不透气的人造化纤内裤等。有增生型营养不良、硬化苔藓型病变者可在医生指导下使用一些外用软膏涂抹患处，软化皮肤，解除瘙痒。由于精神紧张、瘙痒症状明显以致失眠的患者，可口服镇静、安眠和抗过敏药物。药物治疗无效或病情严重者，可采用物理治疗。有中度上皮非典型增生、局部出现溃疡结节病变，或反复药物和物理治疗无效的患者，可行局部病灶切除或单纯外阴切除术。

▮▶ 外阴部恶性肿瘤都包括哪些？发生原因是什么？

外阴部恶性肿瘤并不少见，占女性生殖道恶性肿瘤的 4%~5%，主要包括原发性鳞状上皮癌、腺细胞癌、湿疹样癌、外阴恶性黑色素瘤、纤维脂肪肉瘤、平滑肌或横纹肌肉瘤、血管肉瘤等。其中，最常见的是外阴鳞状上皮癌，多发生于阴唇、阴蒂和阴道前庭等处。病因目前认为与人乳头瘤病毒（HPV）感染有关，与性传播疾病（如尖锐湿疣、淋病、梅毒、淋病肉芽肿等）共存率高。部分 HPV 阴性的病例与外阴白斑、外阴部湿疣、外阴萎缩等有一定联系。外阴部黑色素瘤也较常见，多发于小阴唇和阴蒂，与外阴部经常受到摩擦刺激有关。

▎▶ 外阴部恶性肿瘤有什么异常症状？

外阴部恶性肿瘤患者常有以下异常症状：多数往往先是有多年的外阴剧烈瘙痒、外阴白色病变等。早期于阴唇、阴蒂、会阴等局部出现小而硬的结节、肿块或溃疡，伴有瘙痒和疼痛感。病变逐渐增大、坏死或溃破，分泌物增多，可表现为典型的菜花样或不规则乳头状瘤样，呈白色、灰白、粉色或有黑色素沉着。伴有一侧或双侧腹股沟淋巴结肿大。肿瘤迅速扩大、溃破或继发感染时，可累及膀胱、肛门和直肠，出现尿频、尿痛、排尿或排便困难等症状。外阴黑色素瘤的主要症状为外阴皮肤色素痣扩大、色素沉积、表面溃疡、有血性或浆液性分泌物等等。

▎▶ 对于外阴部恶性肿瘤，有哪些治疗方法？

对于外阴部恶性肿瘤，治疗方法主要有激光、光动力治疗、药物治疗、放疗和手术治疗等。手术切除为首选，采用外阴广泛性根治术和双侧腹股沟深、浅淋巴结清扫，效果良好。药物可用 5% 5-氟尿嘧啶软膏涂抹病灶，但失败率高达 50%。外阴鳞癌对放射线敏感，但受限于外阴正常组织对放射线的耐受性，单纯放疗仅适用于少数早期、范围小的病例，或有手术禁忌和晚期不宜手术者。黑色素瘤对放疗不敏感。激光和光动力治疗主要用于局部病灶的清除，可保持外阴外观，但有 1/3 的复发率。另外，上述治疗均存在不能根治外阴癌、易转移或复发的缺点，临床上还是采用生物免疫治疗，以期改善机体功能状态，促进术后损伤恢复，防止复发转移；或与放化疗相结合，减轻不良反应，提高总的疗效。

▎▶ 为什么说绝经后妇女再次出现"月经"不是"重现青春"的好事，而是危险信号？

绝经后又来"月经"，一般指绝经 1 年后出现阴道流血，类似来月经一样，老百姓俗称为"倒开花"，医学上称之为"绝经后出血"。这是常常发生于老年妇女的症状之一,其原因复杂多样,病症性质各异,但肯定不是"重现青春"现象,且往往是"来者不善"的危险信号。

许多妇科疾病可以引起绝经后出血,阴道出血的来源可能是外阴、阴道、子宫腔或宫颈,也可能是卵巢和输卵管。较为常见的原因和病症有肿瘤性(子宫内膜癌、宫颈癌、卵巢功能性肿瘤等)、器质性(子宫内膜息肉、黏膜下子宫肌瘤、宫颈息肉等)、炎症性(子宫内膜炎、宫颈炎、老年性阴道炎)、异物性(绝经后宫内节育环久置不取,嵌入子宫肌层引发损伤)、内分泌性(长期口服一些药物或含有激素类的滋养补药、花粉等)。另外,全身出血性疾病及内科疾病如高血压、糖尿病、动脉粥样硬化患者,有时也有阴道出血的表现。这些疾病中,由恶性肿瘤或癌前病变引起的绝经后出血占 40% ~ 80%。例如,超过 80% 的子宫内膜癌患者会有阴道出血表现,约半数宫颈癌患者有血水样分泌物。患者年龄越大,出血时间距绝经年龄越远,其恶性肿瘤的发生率越高。

老年期是妇女各种恶性疾病的好发年龄,因此,对于绝经后老年女性又来"月经",应视为一种异常情况而加以高度重视。不论出血量大小、持续时间多长、发生次数多少,首先要考虑到肿瘤的可能性,及时到有条件的医院进行进一步检查诊治,明确出血原因,早期诊断,以免延误病情。

▌▶ 已经绝经了,还会得卵巢癌吗?

妇女绝经后,子宫、卵巢等生殖器官都发生一系列退行性变化,卵巢逐渐萎缩,质地变硬,产生卵泡和分泌雌激素的功能也逐渐丧失。但卵巢发生肿瘤的风险并没有减少。实际上,随着年龄的增加,卵巢发生恶性肿瘤的概率反而增加了。有人说,卵巢可以因为年龄过大而失去功能,但不会因为年龄过大而不长肿瘤,这是很有道理的。虽然任何年龄的妇女都可罹患卵巢癌,但大多数卵巢癌都发生于绝经前后,约半数发生在 60~65 岁妇女,如临床上最为常见的卵巢上皮癌,常常发生于40~60 岁的年龄段。而且,绝经后发生卵巢癌的老年患者预后往往不如年轻患者,对手术和化疗的耐受性也比较差。因此,女性应当终身保持对妇科恶性肿瘤的警惕性,虽然年事已高,已经绝经,也应该定期进行妇科体检,切不可掉以轻心。

▶▶ **在体检或就医时都比较强调"宫颈癌筛查",哪些人应该重点进行筛查?**

宫颈癌的发病率在女性生殖器官恶性肿瘤中高居首位,初筛普查是早期发现宫颈癌前病变、预防宫颈癌的重要手段,也是现阶段切实可行的方法。根据我国癌症筛查和早诊早治指南的建议,任何有3年以上性行为或21岁之前有性行为的女性都应该定期做宫颈癌的筛查。对一些具有高危因素,容易发生宫颈癌前病变的人群,则应作为筛查的重点。这类人群主要包括:

(1)早婚早育,初次性交过早的女性。

(2)有多次流产史、阴道分娩史或宫颈反复损伤的女性。

(3)拥有多名性伴侣,或性行为频繁,或性伴侣有其他多个性伴侣的女性。

(4)其男性性伴侣患有阴茎癌,或有其他宫颈癌性伴侣的女性。

(5)免疫功能低下,如正在接受免疫抑制剂治疗的女性。

(6)感染或携带艾滋病病毒的女性。

(7)现在或既往有单纯疱疹病毒感染的女性。

(8)患有其他性传播疾病,尤其多种性传播疾病混合存在的女性。

(9)长期吸烟的女性。

(10)有过宫颈病变,如患有慢性宫颈炎未及时治疗,患宫颈上皮内瘤变及生殖道恶性肿瘤的女性。

(11)曾经患有,或目前有生殖道高危型HPV感染的女性。

另外,对于经济卫生条件较差、性保健知识缺乏的妇女,也应作为筛查的重点予以关注。

▮▶ 已经 70 岁了，还有必要参加宫颈癌筛查么？

宫颈癌的高发年龄在 30~50 岁，但五六十岁以上的宫颈癌患者也并不少见，需要终身防治。尤其是具有高危发病因素的人群，尽管年事已高，也不应放松对宫颈癌的警惕性。我国已在大部分地区推广宫颈薄层液基细胞学（TCT）技术作为宫颈防癌普查措施，有条件的地区更采用了宫颈 TCT 和人乳头瘤病毒（HPV）联合筛查技术，检测更为全面，诊断价值更高。因此，我国癌症筛查指南和专家共识建议：妇女宫颈癌筛查的终止时间是 65 岁以后，10 年内有连续 3 次以上宫颈细胞学检查正常，并且最近一次检查是在近 5 年内进行的。当然，在终止筛查后如果出现一些妇科症状，仍然要及时就医检查。

▮▶ 一向洁身自好，注意卫生，但两次体检都是高危 HPV 阳性，这是为什么？有什么危险？

人乳头瘤病毒（HPV）属于拥有 100 多种亚型的病毒大家族，它们只能在机体表面皮肤和黏膜的鳞状上皮细胞内存活，男性与女性均有，最常见于生殖道（女性的外阴阴道、宫颈，男性的会阴部、阴茎头等）、肛门及口咽部，一般不会在身体其他部位生长。女性宫颈的 HPV 感染主要是由于性行为，但这"并不是性行为紊乱和性伴侣之间'忠诚'的绝对标志"。另外，直接的皮肤–皮肤接触、黏膜–皮肤接触是 HPV 传播的最有效途径，比如手接触了带有 HPV 的物品后，在如厕、沐浴时就有可能将病毒带入生殖器官；或者生殖器直接接触了带有 HPV 病毒的浴巾等物品，都有可能被感染。另外，与其他通过性生活传播的病原体如人类免疫缺陷病毒（HIV）、2 型单纯疱疹病毒（HSV-2）相比，HPV 的传染性更高，男性配偶接触过其他患有高危 HPV 感染的性伴侣，再次传播给女性的可能性高达 40%~80%。

持续的高危型 HPV 感染是导致宫颈癌前病变和宫颈鳞癌的最重要的致病因素。所谓持续性感染是指间隔一年、两次检查宫颈高危型

HPV 均为阳性。在国际公认的 13 种最具致癌潜能的高危 HPV 中，HPV16 和 HPV18 最容易持续感染，导致宫颈癌的风险性更高。实际上，在正常人群中，HPV 的感染很常见，仅就宫颈的 HPV 感染而言，有 20%~30% 的人为阳性。绝大部分 HPV 感染是一过性的，可依靠自身的免疫能力在数月到两年内清除，仅有一小部分女性会转变为持续性感染，3%~5% 的人最终患上宫颈癌。正规的筛查在这个漫长的进展过程中可发现绝大部分（>99.7%）病变，从而可以尽早给予治疗。因而，应越来越重视高危 HPV 的持续感染，切实预防和筛查。

▮▶ 听说注射预防宫颈癌的 HPV 疫苗就不得宫颈癌了，什么样的人可以注射 HPV 疫苗？

宫颈癌的发病与高危型 HPV 持续感染直接相关，预防 HPV 感染就可能预防宫颈癌发生。从这个层面讲，HPV 疫苗的问世是宫颈癌预防的"里程碑"事件，也是广大妇女的福音。但是，我们要客观地看待 HPV 疫苗。首先，目前上市的有二价、四价和九价 HPV 疫苗（"价"表示HPV 病毒类型），都仅仅能预防两种、四种，最多九种 HPV 病毒，而与宫颈癌发病相关的 HPV 类型远远不止这几种，并不能做到完全覆盖。并且，可能还有小部分高危型 HPV 目前没有得到鉴定，当然更没有针对性疫苗。其次，HPV 疫苗是预防性疫苗，对没有感染过 HPV 的人群才具有抵抗病毒的保护能力，而对于已经感染了 HPV 的人群，并不能起到治疗作用，也不能清除已感染的 HPV 病毒。第三，临床上仍有少部分宫颈癌患者从未检出过 HPV 感染。所以，我们不能单纯依靠疫苗来预防宫颈癌的发生，还须持续关注宫颈癌的规范化筛查和早诊早治，重视 HPV 检测在宫颈病变筛查中的重要作用。

目前，上述三种疫苗均已获准进入我国大陆地区，从我国国情、疫苗预防效果和卫生经济学角度，专家建议最适宜的人群是有第一次实质的性接触之前的年轻妇女，且对疫苗活性成分和任何辅料成分没有

过敏反应者。具体来说，二价疫苗适用于 9~25 岁女性，四价疫苗适用于
20~45 岁女性，九价疫苗适用于 9~26 岁的女性。对于已有性行为而尚未
发现 HPV 阳性（未检出并不代表没有感染）的女性，在条件允许、充分
知情的情况下接种，也可产生一定的预防保护作用。

▶▶ 周围的很多姐妹都在吃"女性保养品、保健品"，有人说
这可能诱发子宫内膜癌，是这样吗？

这种说法是有一定道理的。我们知道，雌激素主导女性第二性征的
发育和维持，调控身体内环境的稳定和生命周期。女性发育成熟后周期
性的月经、生殖能力强弱、丰满体态、皮肤细腻程度和弹性外观等，均离
不开雌激素的作用。很多中老年女性出于对青春逝去的惋惜和对衰老
的担忧，或是已经出现了潮热、皮肤干燥、阴道干涩等更年期症状，或是
受到身边好友、闺蜜和广告的宣传鼓动，对"女性保养品、保健品"爱在
心头，难以拒绝，觉得它们能使自己永葆青春。因此，市面上很多这类产
品深受欢迎，甚至还有不少年轻女性，早早地就加入了"保养"大军。

医学研究已经证实，子宫内膜癌是一种激素依赖性的恶性肿瘤，绝
大多数子宫内膜癌的发生与雌激素（无论是内源性还是外源性雌激素）
的持续作用有直接关系。而长期使用外源性雌激素的女性，发生子宫内
膜癌的风险较高，较正常人群增加 5~15 倍，与服用剂量、服用时间长
短、是否合用孕激素，以及个体身体素质等因素均相关。这是因为 35
岁之后，人体雌孕激素水平逐渐下降，应用外源性雌激素使子宫内膜
一直处于高水平且持续的刺激之下，同时缺乏孕酮的拮抗调节或体内
孕酮不足，缺少周期性的剥脱变化，长期处于增生、增厚状态，这种过
度增殖很容易导致癌变。虽然目前还没有这类保健品直接引起子宫内
膜癌的确切证据，但某些保健品中含有少量雌激素或类似物质是肯定
的，尤其是那些号称"效果显著、立竿见影"的产品，长期服用或多或少
都会影响子宫内膜，增加罹患内膜癌甚至乳腺癌的风险。因此，建议女

性朋友们不要盲目服用所谓"保养品",在需要使用外源性雌激素时,应在医生指导下配合使用。

▶ 还有哪些危险因素可能诱发子宫内膜癌?

子宫内膜癌指发生于子宫内膜的恶性肿瘤,占生殖系统恶性肿瘤的20%~30%,其确切病因目前尚不明确,但发病危险因素却长期被人们关注,主要包括如下几类。

(1)体质因素。如肥胖者,其发病风险随体重指数(BMI)的增加而增加,体重超过正常15%的人患癌风险增加3倍。这是因为脂肪组织中的芳香化酶可促进外周雌激素的转化,并增加雌激素的储存,刺激子宫内膜生长,发生癌变。

(2)年龄因素。子宫内膜癌多见于围绝经期和绝经后女性,好发年龄是50~69岁,50岁以上者占病例数的70%~80%。但近年来发现40岁以下患病者显著增加,有年轻化趋势。

(3)内分泌和生殖因素。如月经初潮早(12岁之前)、绝经延迟(超过52岁而未绝经)、未生育、无排卵、多囊卵巢综合征、子宫内膜非典型增生等等,均与内源性雌激素水平过高有关。子宫内膜长期处于高水平的雌激素刺激,但缺乏孕激素的有效拮抗与调节,很容易发生过度增生甚至癌变。

(4)相关疾病因素。如糖尿病、高血压、一些功能性卵巢肿瘤等。"肥胖 – 糖尿病 – 高血压"三者称为"子宫内膜癌的三联征",凡存在这些疾病的妇女患癌风险高2~9倍,而60%~70%的内膜癌患者合并三联征中的一种或多种。因此有观点认为,子宫内膜癌是一种与脂代谢、糖代谢异常密切相关的代谢性疾病。卵巢颗粒细胞瘤或卵泡膜细胞瘤等功能性肿瘤,会分泌过多的雌激素,从而刺激子宫内膜增生甚至癌变。

(5)应用外源性雌激素。服用外源性雌激素、含雌激素及类似物的保健品、乳腺癌长期进行内分泌治疗等,发病风险与药物剂量、服用时间、是否合用孕激素等有关。

(6)遗传因素。有乳腺癌、遗传性非息肉性结肠 / 直肠癌家族史者，家族成员患病风险可能增加。尤其是遗传性非息肉性结肠 / 直肠癌患者，常同时合并子宫内膜癌和卵巢癌。

▶ 子宫内膜息肉和子宫内膜增生会发生癌变吗？

子宫内膜息肉在医学上的定义为局部子宫内膜腺体、间质及伴随血管过度生长，凸入宫腔内形成的单个或多个光滑肿物，可生长在宫腔内任何部位，大小不一，多数根部有蒂，且在月经期不随子宫内膜脱落，是一种宫腔内的良性病变。它的形成原因可能与炎症、内分泌失调，尤其是体内雌激素水平过高有关，可发生于任何年龄段的女性，切除后易于复发，但癌变罕见，癌变率为 0.2% ~ 0.4%。需要注意的是，子宫腺体肌瘤样息肉和恶性息肉（子宫内膜癌或肉瘤）也是以宫腔内息肉样肿块为表现的，对于年龄超过 45 岁，尤其是围绝经期前后发现有息肉样病变者，应提高警惕，及时进行病理检查和宫腔镜下切除。

子宫内膜增生是指整个子宫内膜不规则增殖，同时伴有腺体、间质的比例增加和病理性改变，多发生于一些中老年妇女，通常是由生殖内分泌因素所致，与雌激素长期无对抗性的刺激密切相关。根据组织学表现，世界卫生组织（WHO）将其分为无不典型的子宫内膜增生（单纯性或复杂性增生）和子宫内膜非典型增生两大类型，前者绝大多数属于可逆性病变，或保持一种持续的良性状态，仅少数病例在较长时间之后可能进展为癌（临床长期随访提示，单纯性和复杂性增生的癌变率分别为 1%和 3%）。而伴有非典型增生者，癌变风险大大增加。

最值得患者警惕的是复杂性非典型增生，其进展为子宫内膜癌的比例高达 30%，且在诊断后 1~5 年内危险性最高。恶变潜质受患者的年龄、潜在的内分泌病变、卵巢病变、肥胖或外源性雌激素等因素的影响。其中年龄是癌变的重要高危因素，绝经后较绝经前癌变率呈 10 倍增加，年龄越大，由非典型增生进展为内膜癌的概率越高。

▮▶ 多发性子宫肌瘤患者如何选择手术方式？剔除肌瘤还是切除子宫？

目前,子宫肌瘤的治疗包括手术治疗、药物治疗和其他新方法,如无创高强度聚焦超声治疗、动脉栓塞介入治疗等。从医学角度而言,随着对疾病本质认识的深入和医学技术的进步,对子宫肌瘤治疗方式的选择也一直在优化。手术是最主要的治疗手段,效果明确且立竿见影,手术方式有完全切除子宫和保留子宫只剔除肌瘤两种,手术途径也有开腹、经阴道、经内镜(腹腔镜、宫腔镜)等多种途径。对于确实需要手术治疗的子宫肌瘤患者,除治疗效果外,医生会充分考虑手术损伤、术后并发症、手术对机体生理及内分泌功能的影响,更多地关注患者年龄、生育要求,以及对保留子宫的态度,趋向于个性化处理。一般而言,建议对于 40 岁以下、子宫肌瘤不能保守治疗而需要手术的患者,可行子宫肌瘤剔除术;对于 40 岁以上无生育要求,或肌瘤个数太多的患者,或 45 岁以上的肌瘤患者,则建议最好行全子宫切除。当然,如果患者强烈要求保留子宫,也可进行肌瘤剔除。

需要注意的是,单纯剔除肌瘤有诸多"后顾之忧",比如剔除后可能复发,若干年后可能需要再次手术;再次手术的困难程度和损伤可能增加;如果肌瘤过多或位置特殊,术中出血很多,有需要抢救而改行子宫切除的可能;少数肌瘤有恶变风险,在剔除后病理检查证实为恶性者,还需要二次手术行子宫切除或更大范围的切除。

▮▶ 快要绝经了,发现子宫肌瘤该怎么办？

子宫肌瘤多发生于中年后期,进入围绝经期前有 20%~25% 的妇女患有子宫肌瘤,最高发病年龄是在绝经前的 49 岁左右。对于临近绝经而患有子宫肌瘤的处理,应根据肌瘤的生长位置、子宫大小、有无症状及其轻重、有无并发症等因素综合考虑。一般而言,如肌瘤生长缓慢(绝经前每年肌瘤平均增大 1cm 左右),子宫小于妊娠 2~3 个月大小者,无月经过多或严重压迫症状,可不予任何治疗,仅需 3~6 个月复查一次,期待绝经后子宫和肌瘤萎缩。子宫肌瘤是一种激素依赖性疾病,在绝经后,随着雌激素分泌的减少会逐渐萎缩。但是另一方面,患有子宫肌瘤的女性往往绝经较晚。在观察期间若肌瘤持续增多或增长较快,或有贫血和其他严重症状的,仍需考虑进一步治疗。

▶ 围绝经期或绝经后中老年妇女患子宫肌瘤,在什么情况下需要手术治疗?

围绝经期或绝经后中老年妇女患子宫肌瘤,有以下情况者,需要考虑手术治疗:

(1)肌瘤较大或数量较多,使子宫增大超过妊娠 3 个月大小,即使无症状,也应手术切除。

(2)月经量过多造成贫血,经药物治疗无效。

(3)肌瘤压迫膀胱、直肠等邻近脏器,产生尿频、排尿困难、便秘、盆腔疼痛等,症状较重影响了生存质量。

(4)特殊部位的肌瘤,如肌瘤生长在宫颈、阔韧带内,或子宫黏膜下肌瘤。

(5)肌瘤在短时间内迅速增长。

(6)绝经后肌瘤不见萎缩者。

▶ 切除子宫后没有月经了,是不是就进入了更年期?

子宫在人体内的重要功能,一是孕育后代,是胚胎生长发育的场所;二是作为性腺和卵巢的下级功能器官,完成周期性的月经。有不少人认为一旦没有了月经,就意味着进入了更年期,其实这是一种误解。实际上主导女性性征发育和维持的,是下丘脑－垂体性腺和卵巢所产生的女性激素。卵巢位于子宫的两侧,左右各一,行使周期性的卵泡发育、排卵、产生雌激素及孕激素、调控机体内环境的稳定和生理周期、维持女性性征的功能。当卵巢萎缩、功能衰退后,不再分泌雌激素,才会出现相应的更年期症状,月经也就停止了。一般情况下,单纯子宫切除术对卵巢功能的影响很有限,术后女性虽然不再有月经,也只是失去了生育功能,机体的内分泌活动并没有很大改变。只要卵巢存在(哪怕仅保留一侧卵巢),卵巢仍会行使其职能,分泌女性激素,不会加快更年期的到来。但若是妇科恶性肿瘤,切除子宫的同时未能保留卵巢,则确实会很快出现更年期症状,此时需要进一步咨询妇科内分泌医生,给予必要的指导和治疗,以便缓解症状并同时预防骨质疏松症。

▐▶ 子宫切除后需要注意哪些问题?

子宫切除后不会再有月经,有些患者在术后半个月可能出现少量阴道出血(主要与阴道残端可吸收缝线脱落或开裂有关),若出血达到或超过月经量,应警惕并排查发生异常的原因。由于切除子宫后盆腔解剖结构发生了改变,应注意避免长时间从事家务劳动、提重物等增加腹压的活动,并长期坚持做提肛、收会阴的动作,预防发生尿失禁和盆腔脏器脱垂。另外,由于卵巢和子宫相邻关系密切,有约 1/3 的患者卵巢供血会受到影响,术后可能出现暂时性的潮热、烦躁、出汗等现象,大多在 6~12 个月之后可恢复正常。症状严重者可在妇科内分泌医生指导下,通过补充最低有效量的雌激素或其他药物获得改善。

▐▶ 哪些妇科肿瘤需要手术切除? 只是得了卵巢癌,为什么连子宫也要切掉?

手术治疗是妇科肿瘤的重要治疗手段。良性的妇科肿瘤,除子宫肌瘤外,原则上一经确诊均应及时手术,通过手术切除即可获得治愈,患者很快就能得以康复。这类手术主要以切除肿瘤为目的,医生会尽量保留器官功能。如卵巢良性肿瘤,一般只剥除肿瘤而保留患侧卵巢实质,术后仍可保持两个卵巢的生殖内分泌功能,效果良好。卵巢交界性肿瘤和一些早期恶性肿瘤,通过手术也可以切除干净,治愈率高,预后也比较好。

中晚期恶性肿瘤的手术原则完全不同，并且只靠手术很难将肿瘤完全切除干净，需要辅以其他综合治疗方法。子宫、卵巢、输卵管是位置邻近、功能相互关联的器官，当其中一个器官发生恶性肿瘤时，往往很快就会波及其他器官，手术时需要同时将受累的其他器官一并切除。这位患者患有卵巢癌，为了获得较好的预后，医生会按照妇科肿瘤的治疗原则，将子宫、输卵管和周围受到波及的组织尽可能切掉，以减少复发和侵袭性转移的发生率。

▮▶ 70 岁卵巢癌患者，是不是必须要手术治疗？有什么手术风险？

治疗卵巢癌首选手术。卵巢包块如怀疑为恶性肿瘤，均应尽早行腹腔镜探查或剖腹探查术，此时治疗的关键也在于手术。可以说，手术在很大程度上决定了卵巢癌的治疗效果和预后，手术是否彻底是影响肿瘤复发和患者生存的最重要的预后因素。

早期患者应行全面的分期手术，对晚期卵巢癌施行肿瘤细胞减灭术（切除原发肿瘤和转移肿瘤，使残留的瘤灶越小越好），或行"中间型肿瘤细胞减灭术"（即化疗－手术－化疗的次序模式），术后辅以化疗、中医药和免疫生物治疗等综合治疗。年龄并不是卵巢癌手术的绝对禁忌。随着麻醉技术的不断完善，老年患者也基本上可以像年轻患者一样耐受手术，老年患者手术的风险关键在于医生的评估和判断。如老人的身体条件不错，特别是重要脏器（如心、肺、肝、肾）的功能状态和机体对应激的反应能力均适合进行手术，尤其是麻醉的要求，应该下决心进行手术。当然，老年患者大多同时患有多种慢性疾病，如高血压、冠心病、慢性阻塞性肺疾病等，心肺功能较弱，麻醉时出现意外的风险较高。过麻醉关可能比切除肿瘤更为困难，不确定因素更多。这就需要及时与医生沟通，如实报告患者的实际身体情况。

另外，老年人往往免疫功能较低，抵抗力差，对手术创伤刺激和外界微生物的抵御能力也弱,术中及术后出现并发症的风险大大增加,诸如手术切除的创伤应激、出血、感染、静脉血栓形成等,且容易在发生后迅速进展,治疗后也往往不易恢复,或恢复缓慢,甚至可能遗留后遗症或功能障碍等,往往需要采取康复措施。

▣▶ 发现卵巢癌就已经是晚期了,有腹水和转移病灶,还能进行手术治疗吗?

与其他实体瘤相比,卵巢癌属于比较特殊的肿瘤类型。它的标准治疗方式包括手术和以化疗为主的综合治疗。晚期卵巢癌患者虽然不能做根治性手术,仍不能轻言放弃,可行肿瘤细胞减灭术,即尽可能切除原发肿瘤及一切转移瘤,减少肿瘤病灶,越彻底越好,达到满意的肿瘤细胞减灭状态。通过手术治疗,达到明确肿瘤分期、缩小癌瘤、增加化疗敏感性、提高 5 年生存率的目的,这是卵巢癌的基本治疗手段。

▣▶ 为什么有的宫颈癌患者需要进行"辅助治疗"后再手术?有什么意义吗?

宫颈癌术前进行的"辅助治疗"又称为"新辅助化疗"或"诱导化疗",这也是目前医生较常采用的一种治疗策略。一般对于早期和中期宫颈癌患者,或即使分期较早但宫颈的原发癌灶较大(如Ⅰb2 期,癌灶达到4cm)、单纯手术不易控制的患者,术前先进行 2~3 个疗程的快速输注化疗,目的是先将体积较大的肿瘤缩小,以利进一步手术切除,提高手术成功率。通常新辅助化疗多采用以铂类为基础的化疗方案,通过静脉输注化疗、盆腔动脉导管介入化疗的方式进行。每一疗程结束后,应行全身检查、妇科检查、MRI 等检查进行评估,根据化疗的疗效和患者宫颈状况,决定下一步治疗方式。一般在末次化疗结束后两周左右进行手术治疗。大量的临床研究表明,术前新辅助化疗可显著提高患者的手术切除率,降低淋巴结转移、宫旁浸润、脉管浸润的比例,也大大提高了 5 年生存率,延长生存期,还有相当数量的患者可获得长期治愈。

▮▶ 还不到 40 岁,得了早期宫颈癌,能保留子宫和卵巢吗？有哪些需要特别注意的问题？

大多数早期发现的宫颈癌可以获得治愈机会。根据临床研究的数据,早期、局部进展期、晚期(远处转移)宫颈癌的发病率分别为 91%、57% 和 16%。宫颈癌的转移特点是首先侵犯周围组织,主要为宫旁浸润,累及子宫体者较少见,向输卵管和卵巢的侵犯转移极少;而远处转移主要途径为淋巴结转移(沿着淋巴管循序向上转移)。这种特点为保留子宫和卵巢的保守性手术提供了可行性。对于极早期的 Ⅰa1 期(浸润深度不超过 3mm)宫颈癌,可行单纯局部切除而保留子宫体和部分宫颈,切缘干净的宫颈锥切治疗大多可获得足够的治疗效果。对部分 Ⅰa2~Ⅰb1 期的宫颈癌患者,在仔细分期、全面评估和慎重选择的基础上,可采取根治性宫颈切除术,即将宫颈部分连同其周围部分组织进行根治性切除,同时行盆腔及腹主动脉旁淋巴结切除,保留子宫体并与阴道重新连接起来。与传统的广泛子宫切除术相比,这种手术方案可达到基本同等的治疗效果,而术后复发率和转移率并没有上升。另外,如果卵巢没有合并病变的话,宫颈早期浸润癌的治疗一般不需要常规切除双侧卵巢。

▮▶ 一直没有生育的中年女性体检时发现宫颈癌，还有做母亲的机会吗？

近 20 年来宫颈癌的发病率呈明显年轻化趋势,许多生育年龄的妇女在早期被确诊,既往未生育或有再次生育计划的初诊宫颈癌患者占 15%~40%。宫颈癌的生长方式和转移特点,加上肿瘤诊断治疗技术的不断改进,为那些有生育要求、有器官保留需求的部分年轻患者提供了保留子宫的可能性。

　　宫颈癌患者是否能够保留生育功能,主要取决于宫颈病变的程度,即确诊后的临床分期。一般极早期(Ⅰa1期)宫颈浸润癌,可行宫颈锥切治疗,保留子宫和部分宫颈。对于Ⅰa2~Ⅰb1期宫颈癌,有强烈保留生育功能愿望者可选择进行个体化手术,即根治性宫颈切除术,最大程度地切除宫颈部分,保留子宫体并与阴道重新连接,经过术后愈合恢复,不少患者能够仍然拥有成为母亲的机会。但是,这种手术方式需要符合一定的前提条件,即患者年轻(小于40岁)且夫妻双方保留生育功能的愿望迫切;术前检查没有生育能力的破坏;原发病灶位于宫颈阴道部,无宫旁和宫体累及(局部肿瘤直径小于2cm,浸润深度小于5cm);宫颈活检或锥切为宫颈早期鳞癌,宫颈管内膜无肿瘤浸润;未见盆腔淋巴管、血管转移迹象;术中宫颈内口切缘干净;术后有条件做到严密随访等等。需要注意的是分期较晚、局部肿瘤病灶较大,伴有血管、淋巴管癌栓,手术切缘距病灶较近等为复发的高危因素,术后还应辅以放化疗。

　　因此,发现宫颈癌但还没有生育的女性,需要认真考虑自身对于保留生育功能的愿望,充分了解保守性治疗所面临的代价。非常重要的一点是,要选择高级别的医院与合适的妇科肿瘤专业团队,对自己的身体情况进行全面检查和评估,确定临床分期,慎重把握手术适应证,进行个体化治疗。

▐▶ 第一次怀孕就是恶性葡萄胎,化疗治愈后再次怀孕有什么风险吗?还会是葡萄胎吗?

　　一般认为,一次葡萄胎后再次发生葡萄胎的风险为1%,但两次葡萄胎后,再次出现葡萄胎的风险可高达20%以上。有研究表明,重复性葡萄胎的恶变机会将增加3~4倍,因此,重复性葡萄胎清宫后,建议立即进行预防性化疗,以防止其恶变。化疗结束后需要密切随访,并严格避孕两年。已达到临床治愈的患者,虽然再次发生葡萄胎的概率大于正常人,但绝大多数均可正常孕育,因此,再次妊娠时不必过分担心。

▮▶ 完成宫颈癌/卵巢癌治疗出院后,怎样进行恢复性运动?

运动锻炼对于提高身体素质、促进健康的作用不言而喻。妇科恶性肿瘤的手术治疗一般创伤较大、耗时较长,术后并发症复杂,加之放化疗后体能确实有明显下降,因此治疗后患者有一个多方面的恢复过程。在出院后除了应严格定期检查、坚持综合治疗外,还应根据自身情况,制订一个循序渐进的体能恢复计划,期待自然恢复与主动运动康复相结合,使机体各器官的生理活动逐步恢复正常节律,从而回归正常生活。实际上只要体力允许,伤口拆线后就应开始功能锻炼了,如在床上进行下肢运动(足背伸屈、双腿伸直抬高、膝关节伸屈等运动),床边或室内散步等,一开始不宜强度太大,可逐步增加时间和距离。出院后活动的类型和地点可根据病情和具体条件选择。病情较轻者可到室外活动,重者以室内为宜。可以选择的运动方式有:

(1)散步。可选择晨间、饭后、睡前等时间进行,从低速、慢步开始逐渐增加活动强度,每天定时或定量,至稍感疲劳为止。

(2)体操、太极拳、气功等轻度体力运动。着重于四肢舒展和内脏功能锻炼,调解情志,安定心神,纠正自主神经功能紊乱,提高机体免疫机能,强度以微微出汗又不过于疲劳为宜。

(3)盆底肌群的锻炼。可随时随地进行,主要是进行提肛、收腹和收提会阴部肌群的锻炼,预防功能性排尿/排便困难,促进泌尿、直肠功能障碍的恢复。也可练习专门的凯格尔健肌操等。

(4)舞蹈、瑜伽、游泳等。此类活动适宜大多数女性患者,使人既紧张专注,又轻松欢快;既心情舒畅,又动静结合,有助于增强自主神经的稳定,有效防止和控制癌因性疲劳,改善睡眠,加快身心康复,同时加强了腹盆肌群锻炼,能够促进康复。

(5)快步走、登山、打羽毛球等。这些属于中度强度的运动,多建议在康复后期,体力恢复较好的情况下适当进行,对提高身体素质、放松身心、开阔视野、克服悲观情绪、树立与癌症拼搏的顽强意志都极为有益。

▐▶ 由于卵巢癌伴有肠道转移，老人做了肠道手术，术后容易出现哪些问题？该如何观察和护理？

卵巢癌容易发生广泛的腹腔内播散，手术时为达到理想的肿瘤细胞减灭，常需要进行多器官切除，其中肠切除在晚期卵巢癌手术中最为常见，术后可能发生的并发症也较为复杂。除肿瘤手术后常发生的腹腔内出血、各种感染（切口、肺部、盆腔和泌尿系统感染）、深静脉血栓等之外，肠切除 – 吻合术后容易发生肠麻痹、粘连性肠梗阻、肠吻合口瘘等并发症。术后应密切监测患者生命体征变化，如体温、血压、心率的波动。随时观察并记录腹部引流管内液体的量、颜色、性状等，保持腹部引流管、胃肠减压管的通畅，防止其折叠或脱落。注意患者肛门排气情况和腹部体征的变化，重视患者腹胀、腹痛等主诉。术后鼓励患者尽可能早期床上翻身及下床活动，避免增加腹压的动作，如用力咳嗽、打喷嚏、用力解大便等，以免增加腹压和吻合口张力。每日还可进行温水足浴2~3次，协助足底按摩和温柔的腹部按摩，促进肠蠕动。另外，老年肿瘤患者大多存在不同程度的营养不良，如贫血、低蛋白血症和维生素缺乏等，或者合并糖尿病等疾患，这都是发生肠瘘的高危因素，应重视患者手术前后的高营养支持，从而提高手术耐受力，促进术后康复。

▐▶ 做宫颈癌根治手术已经快一年了，现在一条腿肿胀很严重，两条腿粗细不一，这是怎么回事？应如何应对？

这种情况最常见的原因是发生了下肢慢性淋巴水肿。由于宫颈癌根治手术常需要进行盆腔淋巴结清扫，造成淋巴管纤维化、瘢痕形成而狭窄、闭塞，导致淋巴回流受阻。下肢的淋巴水肿多发生在大腿，表现为患侧肢体周径增大，皮肤凹陷性水肿，粗糙、质硬。一般术后6~12个月可逐渐吸收，然而部分患者——尤其是术后辅以放疗、营养状况较差者，下肢淋巴水肿可能会更为严重且时间持续更长。

预防和治疗下肢淋巴水肿的方法包括：①不活动时尽可能将患侧腿抬高，最好是高于心脏平面；如活动较多时，可穿高筒弹力袜或使用弹力绷带，挤压组织间隙，协助淋巴液回流。②加强营养支持，多摄入高蛋白饮食，减少盐分摄入。③肿胀较重感觉不适时，可用中药芒硝外敷以减轻肿胀。④定期锻炼，积极进行一些运动量适中的可促进引流的运动，通过下肢肌肉收缩，促使静脉和淋巴液回流，但要避免剧烈运动。⑤每日涂抹护肤霜或润肤油，保持皮肤滋润；天气寒冷时应注意保暖，穿棉质而非化纤类的衣裤；避免接触刺激性的清洁剂。⑥保护患肢，尽量避免受伤或感染，包括不用力揉搓或摩擦患肢皮肤、避免蚊虫叮咬、避免赤脚走路、及时处理皮肤裂口。⑦避免患肢受到挤压，坐位时不交叉双腿，保续一种姿势不超过 30 分钟，避免使用过热或过冷的垫子，避免热水浴等。⑧每日检查肢体变化，特别要注意是否有发红、肿胀加重、疼痛或表皮温度升高等感染表现，出现异常应及时就医。

▌▶ 老年卵巢癌患者，有血栓病史，术后医生为什么督促早点儿下床活动？还需要注意哪些问题？

卵巢癌的治疗是以手术为主的综合治疗，尤其对于中晚期卵巢癌，想要获得满意的肿瘤减灭，往往耗时长、切除范围大，术后常常发生多种并发症，其中深静脉血栓形成的发生率较高，可达 12%~33%。老年患者血管弹性差、血流缓慢，再加上肿瘤细胞浸润、破坏组织，常释放促凝物质使血液凝固性升高，特别是原有血栓病史的患者，再次发生血栓的风险成倍增加，甚至诱发肺栓塞、肺出血性梗死综合征等，危及生命。因此，术后应尽早进行床上翻身活动，间歇按摩下肢。只要体力允许，应尽量减少卧床时间，尽早下床活动。另外，加强下肢运动，多做足背屈伸运动、双腿伸直抬高运动和膝关节屈伸运动等；有条件者在术前即开始穿弹力袜。同时，术后应用小剂量低分子肝素皮下注射，治疗后期还应坚持口服抗凝药物（如华法林）来预防血栓形成和复发，并在医生指导下进行剂量的个体化调整。

▌▶ 妇科肿瘤手术后，尤其是中老年患者，需要进行盆底肌锻炼，为什么？如何做？

妇科肿瘤手术后较多患者因手术损伤、盆腔自主神经功能受损，发生泌尿、直肠功能障碍，出现较长时间的排尿、排便困难或功能性尿失禁，影响康复，给患者带来不小的心理压力。中老年患者由于激素分泌减弱、盆腔肌群退行性改变、器官萎缩，更是高发人群。因此，建议术后康复期间患者在家中自行进行盆底肌锻炼。以下为改良版的"凯格尔健肌运动"方法，可参考。

（1）站立位，双手交叉置于肩上，脚尖呈 90°相对，两脚分开与肩同宽，用力夹紧内收双腿，保持 5 秒钟然后放松。重复 10 次。

（2）站立位，脚跟并拢，两腿伸直，俯身，手掌尽量触地，还原站立后双手叉腰，髋部左右旋转，如此重复 8 次；然后弹性屈膝下蹲，同时双手前后摆动。

（3）坐姿屈腿，两手撑于体后，上身重心移到臀部，两腿同时侧分、合拢，合拢时收缩会阴肌，侧分时放松，重复 10~20 次。

（4）坐姿两腿伸直分开，双手撑于体后，两腿内旋时收缩会阴肌，外旋时放松，重复 20 次。

（5）仰卧位，双手置于身体两侧，双腿抬起向上斜伸，交替做"蹬自行车"动作，每次做 30 个。

（6）仰卧位，屈腿且双脚回收支撑，抬高臀部，同时收缩会阴肌和臀肌，然后还原放松，重复 8 次。

（7）仰卧位，屈腿，两膝之间放置一软球，用力尽量挤压球体，同时收缩骨盆盆底肌和臀肌，然后放松。重复 10 次。

（8）屈膝俯卧，双手或双肘撑地，塌腰收缩会阴肌，然后抬腰放松。重复 10 次。

另外，还可随时随地进行简易的提肛、收会阴运动，以收缩 5 秒、放松 5 秒的规律，在步行、乘车、办公时都可以进行。

❚▶ 宫颈癌根治手术后反复有排尿困难，时好时坏，这是怎么回事？有办法治疗吗？

宫颈癌根治术后排尿困难比较常见，据报道发生率达到 50% 以上。这主要是由于手术时为保证肿瘤治疗的彻底性，需要切除足够范围的宫颈旁组织（子宫骶韧带和主韧带），从而不可避免地切断了支配膀胱的神经，导致神经性膀胱麻痹；另外，手术广泛剥离膀胱，使膀胱壁神经及其血管供应受损，且术后膀胱位置的改变，均可导致膀胱功能障碍，发生排尿困难。

术前预防性进行会阴－肛门括约肌和腹盆肌群的收缩锻炼，以及主动性排尿中断练习；术后根据病情和医嘱留置导尿管，保持导管畅通并间断夹闭－开放（机械性地充盈－排空膀胱）；同时协助患者继续进行腹盆肌群的锻炼，每日按摩下腹部膀胱区或进行热敷和理疗等，加强膀胱肌肉收缩力，改善膀胱感觉及运动功能，多可逐渐恢复自主排尿。另外，有效预防和控制尿路感染，多饮水，及时更换尿袋，预防性应用抗生素等也是非常重要的康复环节。

值得一提的是，近年来随着治疗理念的更新和手术器械、技术的进步，可保留盆腔自主神经的宫颈癌根治术已逐步应用，大大降低了术后膀胱－直肠功能障碍的发生率，有希望成为宫颈癌患者改善疗效和提高术后生存质量的理想治疗选择。

❚▶ 宫颈癌放疗后出现阴道僵硬和粘连，该怎么办？

盆腔后装放疗可引起阴道黏膜的不良反应，不少患者在放疗期间和之后发生溃疡性阴道炎、阴道纤维化，导致不同程度的阴道壁缩窄、僵硬、弹性变差，严重时甚至发生阴道粘连、闭锁。不但影响近期疗效，还会造成治疗后同房疼痛、性生活困难等情况，并影响妇科检查的进行，降低生存质量和长期预后，应积极预防和处理。以下方法可根据个人情况和医生建议酌情选择应用。

（1）阴道冲洗：是防治阴道粘连和感染非常重要的环节之一。可用温生理盐水或清水 250~400mL，将冲洗头置入阴道内 1/3，多角度持续冲洗，清除阴道分泌物。放疗期间每日进行，放疗结束后一年内每日或隔日一次，之后根据病情恢复状况，可每周进行 1~2 次。

（2）阴道扩张疗法：在医生指导下使用阴道扩张器，减轻阴道缩窄、僵硬程度，并维持阴道内组织的柔韧性和弹性，是一种可终身使用的方法。一般完成治疗后即可开始应用，从最小号开始，每周 2~3 次，每次维持 20 分钟；置入的同时配合腹盆底肌群锻炼。随着时间推移逐步增加扩张器型号，目标是达到无阻力置入最大型号而没有不适感。中年患者也可在性生活前进行扩张治疗，配合阴道润滑剂，有利于获得较好的性生活质量。

（3）适时、适度的性生活：适度的性生活是放疗后预防和缓解阴道僵硬、粘连最好的天然疗法。阴茎的冲击有助于阴道扩张和弹性延展，阴道、宫颈分泌物和男性精液的润滑作用，以及局部适度摩擦，都有利于阴道黏膜的恢复。无特殊情况，建议治疗后 2~3 个月就可以恢复性生活。

（4）使用外阴和阴道保湿剂、阴道润滑剂等：此类制剂属于非激素性非处方制品，主要用于缓解外阴、阴道干涩及不适感，包括椰子油、橄榄油等天然油类、维生素 E 胶囊、Replens（雷波伦）、阴道透明质酸凝胶（Hyalo GYN）、阴道润滑栓剂等，可在各大药店等处自购。涂抹于外阴或置入阴道内，一般每周 2~3 次，治疗后初期或症状较重者可增加用药频率，睡前应用可达最佳效果，也可用于性生活时，或与阴道扩张器协同使用。

（5）应用阴道激素类制剂：局部应用激素类制剂有助于促进阴道黏膜细胞增殖修复，维持阴道弹性，还可改善老年患者激素缺乏相关性的泌尿系统症状。如雌二醇阴道片、雌激素阴道环（Estring）、欧维婷、更宝芬等，建议在专业医师的指导下应用。

▦▶ 老年宫颈癌患者放疗后反复发作阴道炎，在家中如何自我护理？

外阴阴道炎是宫颈癌放疗后常见的早期并发症，表现为阴道黏膜充血肿胀、浅表溃疡或形成伪膜，有干涩、疼痛、分泌物增多等症状。如护理不当往往合并感染，甚至导致阴道粘连、闭锁等严重并发症。放疗结束后的自我日常护理主要以缓解不适、促进阴道康复愈合和预防粘连为主要目的，需要注意的细节包括：①科学阴道冲洗，坚持每日用温水（可加少许食盐或食醋）冲洗，不用热水烫洗；选择具有独立包装、后接冲洗袋可持续冲洗的冲洗器，不建议用替换性冲洗头或活塞挤压式冲洗器，避免交叉感染或宫腔逆行感染；也不能为了消毒杀菌使用含有化学添加成分的冲洗液产品。②保持会阴部位的清洁透气，穿着宽松舒适、纯棉或丝质的内衣裤，每日换洗并经常晾晒，以免滋生细菌。③日常清洗会阴部位时不用碱性较大的肥皂和洗浴液，使用柔软的毛巾或纱布擦拭，且盆具、毛巾等必须"专人专用"。④外阴出现不适时要避免搔抓，不建议自行用药，更不能使用激素类药膏。⑤在医生指导下应用局部激素制剂，或促进表皮生长的药物或维生素制剂，也可以使用天然的橄榄油或阴道润滑剂等涂抹外阴和阴道口，起润滑和保护作用。⑥合并感染症状如分泌物增多或伴有异味、疼痛和瘙痒等，应及时就诊，应用局部抗菌药治疗。

▦▶ 怀孕期间发现了宫颈癌，可以等到分娩后再处理吗？会出现哪些不良影响？

近些年宫颈癌的发病有年轻化趋势，加之女性生育年龄延后、多年后再次生育等因素，妊娠期间发现宫颈癌者并不少见。是否继续妊娠而推迟治疗，需要根据妊娠月份、宫颈癌分期，以及患者和家属对胎儿的期望程度等因素综合加以考虑。如果是宫颈原位癌或微小浸润癌，孕妇与非孕妇的预后相似,故无论在任何孕期均可观察至足月后再处理。通常情况下,孕早期(孕20周前)发现患有宫颈癌,一般建议终止妊娠,积极进行宫颈癌的治疗:Ⅱa期前的宫颈浸润癌可根据病情选择不同的保留生育功能治疗,如宫颈锥切术或根治性宫颈切除术,保留子宫和附件,以后依然有希望可以生育。对于局部晚期宫颈癌或处于妊娠中期的患者,因手术或放疗都将影响继续妊娠和胎儿结局,在知情同意的基础上,可选择进行新辅助化疗,待胎儿基本成熟,计划性分娩后再行根治性手术治疗,当然药物的选择也十分重要。有报道对孕中晚期接受化疗的新生儿进行短时间随访,尚未发现有发育异常的情况。孕晚期发现宫颈癌,大多采用期待疗法,在不影响预后的前提下,尽可能等待胎儿成熟,进行剖宫产分娩或同时行宫颈癌手术治疗。

对于保留胎儿意愿非常强烈,尤其是Ⅱa期前的孕早期和孕中期患者,推迟治疗需要格外谨慎。随着妊娠发展,母体激素分泌增多、盆腔供血增加等适应性变化可促发肿瘤迅速扩散和恶化,而肿瘤的生长和浸润又会降低母体的免疫功能和身体状态,往往发生感染、贫血、低蛋白等并发症,影响胎儿生长发育。肿瘤局部破坏宫颈机能,常常导致流产、早产、胎儿停止发育等不良结局,甚至危及母体生命。因此,必须在充分了解风险和预后的情况下,密切监护胎儿发育和肿瘤进展的情况,期待至胎儿有存活能力后,选择给予有限度的化疗,可在一定程度上控制肿瘤进展,又不至于影响胎儿发育。

▐▶ 妊娠合并卵巢恶性肿瘤,该怎么做孕期监护?

妊娠合并卵巢恶性肿瘤的发生率近年来有所上升,与生育年龄增大、促排卵助孕等因素有关。治疗卵巢恶性肿瘤需要手术切除生殖器官,意味着永久丧失生育能力,因而本次妊娠对患者而言非常重要。采取继续妊娠的期待治疗需要医患双方对肿瘤恶性程度、治疗时机、对母胎结局的不利影响综合考虑,充分权衡利弊。孕期不仅须密切加强监测频率,内容也与一般孕检有所不同,主要是母体、胎儿、肿瘤三方面的监测,具体如下。

(1)母体状态的监测。①常规体检,评估营养状态,可在一定程度上反映肿瘤恶化程度。②测量腹围、子宫底高度是否符合孕周,腹围若快速增大表明腹水的产生或增加,肿瘤可能不断增大而抑制子宫的增长。③进行盆腔超声检查,可准确反映子宫和卵巢肿物的位置、大小,有无腹水产生及增减变化。④监测激素水平,卵巢肿瘤可导致母体激素水平低于正常,诱发流产或早产,可及时发现予以处理。⑤连续监测血尿常规、肝肾功能、血清离子和凝血功能、免疫球蛋白等常规指标,有无贫血、低蛋白血症、血液高凝等异常,及时给予纠正。

(2)胎儿生长发育的监测。卵巢恶性肿瘤一般不直接影响胎儿生长发育,若肿瘤体积较大可使胎儿生长受限,也容易发生肿瘤蒂扭转或破裂等并发症,导致晚期流产或早产,甚至危及母体与胎儿生命。①通过超声监测胎儿发育是否与孕周相符,胎位是否受到肿瘤影响,以及胎盘增长及羊水等情况。②完善胎儿畸形方面的检查,必要时检测胎儿染色体。③孕中晚期必须加强对胎儿宫内安危的监测,增加胎心监护的频率。

(3)肿瘤进展情况的监测。妊娠期母体的生理学变化可能促进肿瘤的恶化和扩散,须密切观察肿瘤进展。①定期进行盆腔超声和彩色多普勒血流显像检查,有助于对孕期卵巢肿瘤形态、大小特征的测定。②盆腔磁共振检查可提高确诊率,对母胎较安全。③血清肿瘤标志物的动态监测,如血清 CA125、CEA、附睾蛋白 4(HE4)、CA199、铁蛋白等指标联合,可提高评估肿瘤变化的准确性。妊娠期一般不推荐行 CT 检查。

(4)肿瘤并发症的监护。孕中晚期子宫增大和卵巢各韧带变软、增长,卵巢肿瘤进入腹腔,易于受肠蠕动或体位变化的影响而发生蒂扭转或破裂,可出现腹痛、恶心、呕吐、休克等急腹症表现,肿瘤浸润周围脏器可导致消化系统、泌尿系统的相应不适,母体由于免疫功能下降、癌因性营养不良等极易并发感染,须密切观察,及时给予有效的治疗。

▶▶ **子宫内膜癌术后,医生告诫一定要注意体重和饮食的控制,这是为什么?**

我们知道,子宫内膜癌是雌激素依赖型恶性肿瘤,发病的高危因素与肥胖 - 高血压 - 糖尿病等密切相关,这三者又称为子宫内膜癌的"三联征"。饮食过量或长期高脂肪、高胆固醇饮食,加之缺乏运动必然会导致肥胖,而肥胖不仅会带来高血压、高脂血症、糖尿病等糖代谢和脂代谢的异常问题,还可能改变机体内分泌环境,与垂体功能失调互为因果,影响雌激素的分泌。脂肪组织是雌激素储存、释放的"仓库",可使雌激素持续释放,对较为敏感的器官如乳腺、子宫内膜等产生刺激。子宫内膜癌手术虽然切除了子宫、卵巢和所有可见的病灶,但仍可能有肉眼看不到的肿瘤细胞在"沉睡"。体内雌激素的不断释放,可能就会唤醒这些"沉睡"的癌细胞,使它们在盆腔或者腹腔脏器上"发芽"、生长,导致癌症复发。因此,子宫内膜癌术后应注意生活方式的调整,注意饮食和体重的控制,适当进行有氧运动。特别是本身肥胖、患有多囊卵巢综合征或胰岛素抵抗的患者,更要加以重视。另外,一般也不建议服用含雌激素的女性保健品,或常规补充雌激素来缓解更年期症状。

▶▶ **卵巢癌手术后正在接受化疗,吃些人参、海参、虫草等补品是不是对康复有益?**

传统医学认为,任何药品,包括所谓"补药"都有一定的适应证和禁忌证。经过手术及化疗后患者体质比较虚弱,适当进补可起到扶正培本、益气补血、提高机体免疫力的作用,但不能不加选择地盲目应用。一方面,"进补"是有一定讲究的,需要循序渐进。许多患者由于化疗药物的消化道反应,恶心、呕吐比较严重,或者出现黏膜炎等,脾胃功能受到很大损伤,消化吸收跟不上,根本就无法进补,中医称之为"虚不受补"。另一方面,"进补"要有所选择,中医用补方、补药是在辨证的基础上,根据气血、阴阳、病变所在脏腑及兼证的不同灵活配合运用,同样是人参,有的人吃了有效,有的人适得其反,如果服用不当反而会影响治疗,加重病情。虫草、灵芝、海参等属于传统的名贵滋补中药材,主要通过匡扶机体正气、调节免疫功能、抗疲劳等作用,达到辅助治疗癌症的效果。目前还没有公认的权威证据证明,此类药材有确切的抗癌作用。因而,化疗期间或化疗后是否需要进补、如何进补这个问题是因人而异的,应在进补之前进行专业的中医咨询和指导。

■▶ 都说化疗对身体伤害很大,老人卵巢癌手术后可以不做化疗,选择中药治疗吗?

发生于老年女性的卵巢癌绝大多数为卵巢上皮性癌,这类肿瘤的特点是对化疗药物非常敏感,但也易于复发,因此手术 + 化疗是很重要的标准治疗手段。即使是晚期卵巢癌,只要身体条件允许,也应积极进行肿瘤细胞减灭术,术后给予化疗等综合治疗,防止复发。在西医治疗的基础上,根据患者病情、体质等配合中药治疗,可起到事半功倍的效果。但如果手术后不继续进行辅助化疗,手术切除的成果不能得以巩固,治疗就会"半途而废"。若术后仅仅依赖中药汤剂,则等于主动放弃了进行积极西医综合治疗的机会,获益 – 风险比大大降低。当然,如果老人术后身体虚弱,一般情况较差,暂时不能耐受化疗,可在主治医师的具体评估和指导下,应用中药、生物免疫等方法进行扶正抗癌治疗,待恢复后再行化疗。

■▶ 为了当妈妈,我做了宫颈保守性手术,怀孕后有哪些方面需要特别注意?

宫颈保守性手术虽然为众多早期宫颈恶变的患者提供了当妈妈的可能性,但术后宫颈解剖结构变化、宫颈管缩短或消失、宫颈承托力下降及隐匿性感染灶的存在,大大增加了流产、早产的发生率,以及诱发宫腔感染、胎膜早破等风险。因此,怀孕后应特别注意加强孕期管理和监护。一般建议术后 6~12 个月方可考虑妊娠。怀孕后及时向产科医师告知病情和手术史,医生会酌情制订个体化的产检内容和频率。怀孕早期应该避免细胞学检查和指诊,以减少妊娠后上行性感染的概率。建议一般从孕 12 周开始,连续做宫颈管长度的超声测量,每隔两周一次,以尽早决定是否行宫颈环扎术;行经阴道宫颈环扎术后应卧床休息,减少活动,于孕 28 周时应再次检查,确保环扎效果。另外,孕期应注意减少增加腹压的动作和因素,避免剧烈咳嗽、大便干燥和便秘等;减少性生活的频率,怀孕期间最初及最后 3 个月禁止性生活外,孕 20~36 周也应尽量避免性生活。此外,建议有条件者于孕中期常规行阴道镜检查,监测宫颈病变有无进展。

在分娩方式的选择上,宫颈术后创面修复可能会形成瘢痕组织,使宫颈管弹性下降而妨碍产程中宫颈的扩张,容易发生宫颈性难产,加上为保证胎儿的安全,多选择剖宫产分娩。

▋▶ 手术切除了子宫,是不是就没有女性特征,不能有性生活了?

有这种疑问的患者大多有认识上的误区,认为子宫是月经和生育的"源泉",生殖能力与性能力是一回事;失去子宫不仅不能再生育,而且月经停止就意味着性功能也自然消退,甚至自己变成了"中性人",这些看法都是非常片面的。实际上,女性性征的发育和体态的维持,是由下丘脑－垂体性腺和卵巢所主导的。如果切除子宫时保留了卵巢(无论是单侧或双侧卵巢),就会继续分泌女性激素而维持女性的各种特征。另一方面,从人体解剖和性生理的角度而言,单纯子宫切除术后的阴道长度与手术前基本相同,手术范围也不涉及阴蒂、外阴部和支配盆底肌肉的神经,故作为女性性交的局部器官和性感受器、性传感器的功能依然存在,在性反应的兴奋期均能够接受达到性高潮所必需的刺激。因此,切除子宫本身对于性功能并不会有机械性和生理上的影响。

在性体验中,有一部分女性是子宫起积极作用,在性高潮时以子宫收缩感、宫颈抬高、阴道穹隆扩张为主要感受的,术后一段时间内性反应兴奋期可能会感受不到高度的性反应,影响性生活的质量和性趣,需要经过缓慢的性刺激调整和适应。但性体验以外阴、阴道高潮为主的女性,则完全没有这些影响。不少患者手术后出现性功能障碍,往往更多是由于心理性因素,如对性功能的生理基础缺乏了解,担心术后性生活会影响阴道伤口愈合或对盆腔内脏有伤害,或对子宫切除有恐惧心理和较大的失落感,认为性生活没有意思,从而主动减少性生活频率,性欲出现下降或抑制等等。

尽管性功能的问题有其私密性和特殊性,但众多临床长期的随访和调查研究的数据均表明,子宫切除术后在性生活恢复时间、性生活频率及性生活满意度等方面,与术前相比并无明显差异。事实上,有不少需要切除子宫的女性,术前所患的妇科疾病(如子宫巨大肌瘤、子宫腺肌症、功能性子宫出血、子宫肿瘤等)常常伴有腹痛、严重贫血、子宫出血、脏器压迫感等症状,长期的病痛影响了她们的心情和性生活质量。手术使这些病情得以纠正和改善,心理和生理上的烦恼也随之消散,甚至有些妇女不再有意外怀孕的顾虑,而从性生活中得到了更大的乐趣,夫妻关系更加和谐。因此,对于这些妇女而言,切除子宫对性生活的影响是正面的。

▐▶ 妻子宫颈癌放疗后一直对房事很排斥,我也有顾虑,夫妻生活会加重她的病情、导致复发吗?应该如何调节和应对?

有这类问题的患者及其配偶并不少见。事实上,几乎每一个宫颈癌患者在治疗前和治疗后均面临着不同程度的自身性功能障碍,以及与配偶间的性协调问题。宫颈癌的典型症状多为性交后出血、不规则阴道出血、分泌物增多甚至肿瘤性疲劳等,因此在诊断和治疗前不少患者往往已存在性生活减少或恐惧性生活的情况,认为性生活与肿瘤的发生有关。治疗后,无论单纯放疗或手术＋放疗,由于子宫、卵巢以及部分阴道切除,阴道的解剖及功能性改变如阴道缩短、黏膜变薄干燥、残端瘢痕挛缩、缺乏弹性、阴道口狭窄等,使患者在性生活时产生性交疼痛、性交困难、不能达到性高潮等不好的体验,出现性功能损伤。也有相当数量的患者对放疗后是否可以过性生活不太清楚,认为得宫颈癌是性生活感染人乳头瘤病毒(HPV)引起的,能治就不错了,根本不敢过性生活,即使在康复期也对夫妻同房有排斥,是一种主观压抑而导致的性欲改变(性欲抑制、嫌恶感)。另一方面,配偶的观念和表现也对性生存质量有重要影响,一些患者的配偶认为性是一种只有正常人才能承受的消耗性活动,患病治疗后要避免性活动,尤其是性高潮;或者出于对疾病复发或加重的恐惧,不敢甚至害怕与患者进行性生活。这种"治疗后遗症"不像其他不良反应那样能够逐渐恢复,可能持续很长时间,甚至加剧患者的心理问题如悲哀、焦虑和消沉,不利于患者的康复。

实际上,适度的夫妻生活不仅不会引起宫颈癌的复发,反而有助于修复夫妻感情,有利于患者治疗后的康复。尤其是对于放疗后的宫颈癌患者,由于阴道的放射性反应和局部纤维化,容易出现阴道粘连、狭窄,甚至完全闭锁,同房时每一次阴茎的插入就相当于一次有效的阴道扩张,刺激阴道细胞产生分泌物,另外男性精液的润滑、局部充血和会阴部适度摩擦,都有利于阴道黏膜早日恢复正常,对防止放疗后阴道粘连和闭锁非常有益。同时,此时夫妻生活基本不需要采取避孕措施,没有意外怀孕之忧,可以尽情享受性生活带给夫妻间的愉悦。

▶ 中老年妇科肿瘤患者,手术后是否可以有性生活? 有什么好处?

国内外学者的相关研究已证明,65 岁及以上人群中 65%~70%的人仍有性生活,可见年龄并不是中老年妇女性生活终止的主要因素。对于罹患妇科肿瘤的女性来说,虽然术后有不少患者由于直接因素(体能下降、形体和生殖器官损伤等)或间接因素(术前性要求淡漠、术后心理恐惧、失落和自卑感等),导致不同程度的性功能障碍甚至完全

"无性",但也有相当数量的患者在康复期仍有性生活欲望,对夫妻之间亲密接触的渴望反而会增强,更有部分患者的病痛可以从性生活的乐趣中得到减轻。肿瘤的康复治疗不仅仅是营养、锻炼和打针吃药,适度、和谐、有规律的性生活也是促进康复的一剂"良药"。根据世界防癌中心的数据,女性肿瘤患者在治疗后,有性生活者的复发率比没有性生活者更低。

因为能够继续性生活,不再担心配偶的嫌弃,重温往日的温馨,不少患者的精神压力得到了缓解,提升了战胜疾病的自信心,这本身就是对其心理上的极大支持。从生理角度而言,适度的性生活可以调动机体对抗肿瘤的免疫力,调节内分泌系统,有利于身体的康复;而性能力的恢复、高质量的性生活也从另一方面反映了整个机体的恢复。女性术后进行有规律的性生活并有性高潮,可降低罹患尿路感染、阴道感染等并发症的发生率,协助阴道弹性延展和扩张,促进黏膜分泌,尤其对于辅以放疗的宫颈癌患者来说极为有益。同房性交的过程也容易发现一些早期并发症或疾病复发的情况,如同房后阴道出血,可能是阴道残端裂伤、阴道黏膜损伤,或微小的复发病灶等等,提醒患者及时就医复查。另外,中老年夫妻拥有和谐的性生活,也是预防慢性疾病的良方之一,性接触和性交行为可提高高密度脂蛋白水平,防止绝经后抑郁和骨质疏松,即使只是拥抱、亲吻、爱抚也能起到很好的保健作用。

(赵雯)

血液系统肿瘤的康复

▮▶ 血液肿瘤就是血癌吗?

我们俗称的"血癌"指的是白血病,是一种血液肿瘤。常见的血液系统肿瘤主要包括各类白血病、恶性淋巴瘤及多发性骨髓瘤。其中,白血病和淋巴瘤位列常见恶性肿瘤的前10位,且发病率仍在逐年升高;多发性骨髓瘤的发病率位居血液系统肿瘤的第二位,相对也比较多见。

▶ 血液肿瘤会遗传吗？

遗传因素在血液肿瘤的发生过程中确实起一定的作用，但它不属于遗传病,并非都会"遗传"。人类细胞分为体细胞和生殖细胞两大类,只有父母生殖细胞(精子和卵细胞)的 DNA 发生了变异,子女体内的细胞才有可能发生癌变。而体细胞(如肌肉细胞、神经细胞)的 DNA 若发生变异,并不会影响生殖细胞的 DNA,所以不会遗传给子女。对于有家族史的人来说,虽然有可能因遗传而患上肿瘤,但并不意味着一定会得病,所以应避免不必要的恐惧,不过定期进行癌症筛查还是有必要的。

▶ 血液肿瘤是什么原因引起的？ 平时可以预防吗？

血液肿瘤的病因尚不明确,目前认为与如下因素有关:

(1)环境因素,包括物理因素(如 X 线)、化学因素(如汽油、油漆、苯)、生物因素(如 HTLV-1 病毒)等。

(2)遗传因素,有遗传病家族史的人相对来说比一般人发病率高。

因此,在日常生活中我们应尽可能避免接触这些危险因素,改变不良生活方式,增强体质,合理膳食,提早重视身体出现的不适信号。

▶ 白血病是不治之症吗？

目前白血病的治疗现状比较乐观,大部分患者都能缓解症状、延长生命,部分患者还能长期生存,甚至治愈。部分亚型如急性早幼粒细胞白血病(俗称 M3 型白血病),目前治愈率达到 95%以上。对于白血病的治疗,根据不同的分型及危险程度会有不同的治疗方案及效果,所以千万不要一听说得了白血病就以为是"绝症"而放弃治疗。

▶ 白血病有哪些征兆？

一般急性白血病进展较快,症状比较明显,常见的早期症状包括发热、面色苍白、乏力、气喘、食欲不振。还可能出现不同部位的出血,比如鼻腔、牙龈出血或皮肤出现出血点、紫癜。部分患者出现肝、脾、淋巴结肿大,骨骼及关节疼痛等。慢性白血病早期症状多不明显,可能会有长期的疲乏、无力、消瘦、头晕等不适。

▮▶ 白血病会扩散吗?

白血病是一种恶性血液系统疾病,白血病细胞可以通过血液浸润至机体各个部位,可引起肝、脾、淋巴结肿大,皮肤结节、硬块,骨与关节疼痛,牙龈肿胀,也可浸润至大脑引起严重的中枢神经系统白血病,表现为头痛、呕吐、神经麻痹、偏瘫、视力改变等症状。

▮▶ 白血病常用什么方法进行治疗?

白血病的治疗手段包括放化疗、造血干细胞移植、靶向治疗、诱导分化治疗及免疫治疗。不同类型的白血病治疗方法不尽相同,大致上可以分为三个阶段。第一阶段:诱导缓解治疗,大多数白血病患者需要接受不同方案的化疗以达到完全缓解的目的。不进行造血干细胞移植的患者则进入第二阶段:巩固强化治疗,通常需要继续进行多个疗程的大剂量化疗,从而最大程度地杀灭残留的白血病细胞,减少复发;对于适合进行造血干细胞移植的患者,在获得完全缓解后进入造血干细胞移植阶段,找到合适配型后,接受大剂量的化疗和全身放疗以清空骨髓,随后在层流病房进行造血干细胞的回输,移植成功后还需要服用一段时间的免疫抑制剂以预防排异反应。不进行移植的患者在强化治疗结束后进入第三阶段:维持治疗,通常以小剂量化疗或口服化疗药物为主。

此外,某些特殊类型的白血病有其特定的治疗方案,比如全反式维A酸联合砷剂治疗可以治愈绝大多数的急性早幼粒细胞白血病患者,慢性粒细胞白血病患者则首选酪氨酸激酶抑制剂(如伊马替尼)靶向治疗。

▐▐▶ 白血病发生脑转移有什么症状？有什么办法治疗？

由于化疗药物不易通过血脑屏障，难以在大脑组织内发挥作用，白血病细胞浸润至中枢神经系统后不易被消灭，导致中枢神经系统白血病患者，轻者仅表现为头痛、头晕，重者可能出现恶心、呕吐、颈强直、视力障碍、偏瘫，甚至抽搐、昏迷。中枢神经系统白血病需要进行腰椎穿刺检查脑脊液来确诊，通过鞘内注射化疗药物进行治疗，部分难治性患者可能还需要进行全颅脑脊髓放疗。

▐▐▶ 白血病患者如何预防放化疗的不良反应？

在放化疗期间患者可通过多休息、加强营养来预防和减轻不良反应。尽量多卧床休息，多食用易消化、富含维生素、高蛋白的食物，多饮水。除饮食外，居住环境的卫生条件也很重要，要注意保持病室整洁，每日用紫外线消毒室内空气，由于此时患者抵抗力低下，要注意预防感染。

▐▐▶ 对白血病患者的家庭护理需要注意哪些问题？

周密细致的治疗与护理对于白血病患者的长期生存非常重要，因此无论是住院治疗，还是在家休养，患者本人及其家属都应熟知常用的护理知识，如出院后应继续口服化疗药物，遵照医嘱定期服药，切勿自行停药；家属也应了解药物的服用方法及不良反应；注意预防感染，养成良好的日常卫生习惯，保证家中卫生环境良好，出入公共场所时要戴口罩，避免接触感冒、传染病患者群；注意出血的征兆，如皮肤出现出血点或瘀青，大小便呈红色，呕吐物呈红色或咖啡色等情况，应及时就医。

▐▐▶ 如何对白血病患者进行口腔护理？

白血病患者在治疗期间极易出现口腔黏膜炎或溃疡，不仅影响进食，甚至可能导致全身感染，因此应重视家庭护理防治口腔感染。具体

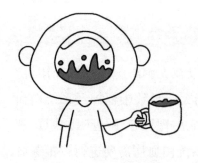

包括食用质软、易消化的食物,忌食生、冷、硬及辛辣刺激性食物;选用软毛牙刷,每日早晚刷牙,三餐前后要用漱口液漱口,必要时用棉签或棉球蘸生理盐水或苏打水擦拭口腔内易积存污物处;当有口腔溃疡时,选择不含刺激性的漱口水如生理盐水,在口腔清洁后使用。

▌▶ 白血病患者如何预防肛周感染?

肛周皮肤黏膜是白血病患者常见的感染灶,因此在治疗期间应注意加强肛周护理,具体包括:保持肛周清洁、干燥,排便后注意清洗肛周;室内早晚通风,紫外线照射消毒;多吃新鲜蔬菜、水果,多饮水,保持大便通畅,可口服缓泻剂或医用石蜡油以减轻排便时的疼痛;注意饮食卫生,不吃不干净食物,避免引起腹泻而污染创面。发生肛周感染时,更要保持肛周皮肤清洁,防止感染进展影响愈合;每次大小便后,先使用温水清洗会阴及肛周,擦干皮肤后对创面给予碘酒消毒。

▌▶ 白血病积极治疗后复发怎么办?

在白血病治疗的任何阶段都有复发的可能,主要原因在于放化疗难以彻底清除体内的白血病细胞,即使是达到完全缓解状态,体内仍残留白血病细胞,若中途停止治疗,患者随时可能复发,以致前功尽弃,因此缓解后的持续治疗是非常重要的。即使是进行了造血干细胞移植也不能掉以轻心,仍有部分移植后的患者面临复发的风险。此外,由于化疗药物很难通过血脑屏障,以致中枢神经系统成为白血病细胞的"庇护所",这也是患者复发的重要原因。

▌▶ 白血病复发会有什么表现?

早期复发不一定有症状,通常先是骨髓中白血病细胞比例升高,随后出现血常规异常,如白细胞升高、红细胞和血小板减少等,若持续进展会出现与初诊时类似的症状,如贫血、乏力、出血、发热、淋巴结肿大等表现。

▉▶ 白血病复发后还能再缓解吗?

白血病复发的治疗相对于初始治疗要复杂得多,治疗效果也不如初始治疗理想。不过,如果能早期发现复发,及时根据病情调整治疗方案,再次取得缓解的可能性还是很大的。但是,由于白血病复发患者可能对多数化疗药物已经产生了耐药,常规化疗方案和药物剂量相对来说强度不够,因此要根据实际病情调整化疗方案或改用其他治疗手段,以期获得再次缓解。

▉▶ 淋巴结肿大,是得了淋巴瘤吗?

淋巴结肿大非常多见,可见于健康人,也可见于多种疾病,有良性的,也有恶性的。良性肿大最常见的原因是感染导致的淋巴结炎,淋巴结肿大的同时伴有疼痛,在炎症好转后就会逐渐消退。恶性肿大的原因包括淋巴瘤和其他肿瘤的淋巴结转移,如胃癌、乳腺癌、肺癌等,此时淋巴结常呈进行性增大,摸起来比较硬,一般不伴有疼痛。因此,如果发现淋巴结肿大,先不必过度紧张,关键是要及时就医,确定淋巴结肿大的原因和性质。

▉▶ 淋巴瘤除了淋巴结肿大,还有其他症状吗?

淋巴瘤除了发生于淋巴结外,还可发生于身体其他部位,以原发于胃肠道最常见,可引起上腹痛、恶心、呕吐、腹泻等症状。部分患者常伴有全身症状,如疲乏无力、消瘦、食欲不振、发热、夜间出汗多等表现。

▉▶ 淋巴结活检会导致癌细胞扩散吗?

淋巴结活检对于确诊淋巴瘤非常重要,对高度怀疑恶性病变的淋巴结进行活检是最可靠的诊断方法。淋巴结活检的创伤很小,一般仅有少量血液或组织液渗出,不会引起肿瘤的扩散。

▉▶ 淋巴瘤可以通过手术切除吗?

淋巴瘤不同于其他实体肿瘤,它是一种全身性疾病,手术将局部肿瘤切除并不能达到治疗的目的。通常需要采用全身性的药物治疗,对于部分难治的淋巴瘤还可采用造血干细胞移植进行治疗。

▉▶ 对于淋巴瘤,除了放疗和化疗,还有其他治疗方法吗?

放化疗是治疗淋巴瘤的主要手段,近年来靶向治疗也取得了突破性的进展。以美罗华为代表,靶向药物联合化疗可以明显改善患者预后,提高治愈率。此外还有一些新型免疫治疗药物,目前正在国内外开展用于复发难治性淋巴瘤的临床试验研究,有良好的应用前景。

▉▶ 淋巴瘤为什么会复发?

淋巴瘤复发的根本原因在于体内有耐药细胞的残留,由于淋巴瘤可影响全身的淋巴组织和非淋巴组织,放化疗并不能杀灭所有的肿瘤细胞,体内残留的肿瘤细胞容易对化疗药物产生耐受,久而久之,化疗药物对残留肿瘤细胞的杀伤力逐渐减弱,藏匿于正常组织中的肿瘤细胞不断增殖,从而导致淋巴瘤复发。

▉▶ 出现哪些症状提示淋巴瘤可能复发?

当淋巴瘤患者出现不明原因的淋巴结肿大、发热、乏力或体重减轻时,应高度警惕复发的可能。还有很多患者在没有任何症状的情况下,在医院进行定期复查时发现了复发的征象。因此,即使治疗完全缓解后也不能掉以轻心,应坚持进行巩固和强化治疗,按要求定期复查,有助于及早发现复发,及时治疗。

如何预防淋巴瘤复发?

(1)均衡饮食,控制高热量食物的摄入,多吃蔬菜、多喝水,不要喝酒。

(2)选择适合自身状况的运动进行锻炼,增强机体的抵抗力。

(3)保持心情愉悦,避免过度劳累,预防感染。

(4)积极治疗慢性病,防治其他器官的疾病,避免影响全身功能状态,不利于康复。

(5)经常复查,这是最关键的措施,包括患者的自我检查和医院定期复查,一旦出现发热、乏力、食欲不振、体重减轻等不适,应及时去医院检查,以便早期发现复发或其他问题。

淋巴瘤预后怎么样?

淋巴瘤预后与很多因素有关,不能一概而论。比如霍奇金淋巴瘤患者比非霍奇金淋巴瘤患者预后更好,早期患者治疗效果及预后更好,身体状况好的患者疗效比体弱的患者更好,青壮年患者预后比年老者更好,治疗前有巨大肿块≥10cm 的患者预后较差,有全身症状(如发热、盗汗、体重下降等表现)的患者预后比没有全身症状的患者更差,首次治疗的成功与否也会影响以后的治疗效果。

全身多处疼痛,需要警惕多发性骨髓瘤吗?

老年人出现全身多处骨骼疼痛,同时伴有贫血,应警惕多发性骨髓瘤。多发性骨髓瘤好发于中老年人,但近年来发病有年轻化趋势,由于临床表现多种多样,常被误诊为骨关节病、腰肌劳损、骨质疏松、肾炎、慢性贫血等疾病而延误治疗。多发性骨髓瘤主要表现为骨痛、贫血、肾功能不全、反复感染等症状，一旦出现以上症状，应及时到血液科就诊进行相关检查。

▣▶ 已确诊为多发性骨髓瘤，全身疼痛怎么办？

多发性骨髓瘤的骨痛是由于癌细胞导致了骨质破坏，因此治疗骨痛的关键在于针对肿瘤的治疗，消除导致骨质破坏的根源。还可以联合其他辅助治疗，比如局部放疗可缓解严重的局部疼痛和脊髓压迫，双磷酸盐类药物有助于减轻骨痛及控制骨质破坏进展，还可以应用镇痛类药物暂时缓解疼痛。

▣▶ 多发性骨髓瘤可以进行造血干细胞移植治疗吗？

多发性骨髓瘤应用造血干细胞移植治疗的情况比较有限。一般对于 65 岁以下、化疗或放疗有效、身体状况良好的患者，可以进行强化疗联合自体造血干细胞移植治疗，有助于延缓复发，延长生存时间。

▣▶ 多发性骨髓瘤复发多见吗？单纯化疗和联合移植复发概率一样吗？

理论上讲，对于多发性骨髓瘤患者，不论是单纯化疗还是联合自体移植治疗，都不能达到根治的目的，复发率较高。但与单纯化疗相比，联合移植治疗能有效延缓复发，延长生存时间。

▣▶ 什么情况下需要进行骨髓穿刺？

抽取少量骨髓进行检查称为骨髓穿刺，简称"骨穿"。骨髓检查是诊断各型白血病、多发性骨髓瘤、恶性肿瘤骨髓转移等疾病的主要依据。此外，在化疗和造血干细胞移植前后也会多次进行骨穿，以评估病情和治疗效果。

▍▶ 骨髓穿刺和骨髓活检有什么区别？什么情况下需要进行骨髓活检？

骨髓穿刺是用骨髓穿刺针抽取少量骨髓液后进行后续相关检查，骨髓活检是用骨髓活检针取得一条骨髓组织进行病理检查，操作方法与骨髓穿刺基本相同，取出的组织保持了完整的骨髓组织结构。骨髓穿刺可用于大多数血液病患者的诊断，但它取得的只是骨髓液，并不能反映骨髓组织结构。如果出现"干抽"，即穿刺时抽不出骨髓液，就无法诊断。"干抽"多见于骨髓纤维化、骨髓硬化、多发性骨髓瘤等情况，还有些血液病的诊断需要了解骨髓组织结构，比如再生障碍性贫血、骨髓增生异常综合征、恶性肿瘤骨髓转移等，就需要骨髓活检以进行骨髓病理学检查。

▍▶ 为什么要多次进行骨髓穿刺？

多次进行骨髓穿刺主要有如下三个目的：

（1）诊断需要。为了确诊是否患有血液系统疾病及确定疾病的分型，需要进行骨髓穿刺及进一步行骨髓象、免疫分型等相关检查。

（2）评估疗效及预后。在化疗及造血干细胞移植前后需要多次进行骨髓穿刺，以了解治疗效果及患者预后，调整治疗方案。

（3）监测病情变化。患者治疗后定期复查时都需要进行骨髓穿刺，以评估目前的病情。

▍▶ 骨髓穿刺需要注意哪些问题？

骨髓穿刺一般取髂后上棘进行操作，此时患者背对医生，可减少紧张感。骨髓穿刺是局部麻醉，患者整个过程都是清醒的，如出现不适感，可与医生及时沟通。穿刺结束后，需要在穿刺部位用手按压15~30分钟，注意有无活动性出血或其他不适，伤口部位3天不能沾水，如果出现红肿、疼痛、渗液等情况,应及时就医。

▌▶ 为什么要做腰椎穿刺?

当白血病细胞侵犯中枢神经系统,引起头痛,恶心、呕吐、神经麻痹或偏瘫甚至昏迷时,称为中枢神经系统白血病,这是导致白血病复发甚至死亡的重要原因。腰椎穿刺是确诊和防治中枢神经系统白血病的重要手段,通过腰椎穿刺取少量脑脊液进行检查,如果在脑脊液中发现白血病细胞,则可确诊。中枢神经系统白血病的治疗主要通过腰椎穿刺向脑脊液中注入化疗药物。此外,为预防中枢神经系统白血病的发生,每次腰椎穿刺抽取脑脊液检查后会常规注入适量的化疗药物。

▌▶ 腰椎穿刺需要注意哪些问题?

腰椎穿刺一般是比较安全的,但禁用于颅内高压的患者,因为腰椎穿刺会抽取少量脑脊液,可能使脑脊液压力受到一定影响,当患者颅内压过高时,有发生脑疝的风险。腰椎穿刺过程中可能会出现局部疼痛或下肢麻木等不适,通常在穿刺完成之后即可恢复。腰椎穿刺后应去枕平卧4~6小时,避免出现术后低颅压头痛。

▌▶ 造血干细胞移植是手术吗?

造血干细胞移植是一种内科治疗手段,并不是手术,大致流程为:首先寻找合适配型的供者,患者接受大剂量的化疗和放疗预处理,清除体内的异常细胞,随后将供者的造血干细胞像输血一样输入患者体内,并在患者体内重建正常的造血功能和免疫功能。

▌▶ 骨髓移植和造血干细胞移植一样吗?

造血干细胞移植最早是用健康供者的骨髓作为来源,所以人们习惯上称造血干细胞移植为"骨髓移植",其实骨髓移植只是造血干细胞移植的类型之一。造血干细胞的采集有三个来源,包括骨髓、外周血和脐带血。早期主要采用骨髓移植的方法,即通过抽取骨髓获取骨髓中的造血干细胞,但因手术复杂、风险较大等问题,目前多被外周血造血干细胞移植所取代。也就是通过"动员剂"把骨髓中的造血干细胞"动员"到外周血中,然后从外周血中分离、提取造血干细胞。相比而言,外周血造血干细胞移植操作简单,风险相对较小,术后并发症较少,造血恢复较快。

自体移植和异体移植有什么区别?

根据供者来源不同,造血干细胞移植分为自体移植和异体移植。自体移植的供体是患者自己,在疾病缓解期或肿瘤未侵犯骨髓时,提前将造血干细胞分离并储存起来,经过预处理后重新输入体内。自体移植容易植入,不存在排异反应,并发症较少,但复发率高。异体移植最重要的是要找到与患者配型相合的供体,以免发生严重的排异反应,但找到全相合配型的供体是非常困难的。此外,异体移植后还需要服用较长时间的免疫抑制剂以预防排异反应,且并发症发生率和严重程度高于自体移植,但由于异体移植后患者建立了全新的免疫系统,可发挥长久抗肿瘤的作用,复发率显著低于自体移植。

造血干细胞移植前为什么要进行大剂量的化疗和放疗?

造血干细胞移植前,患者要接受大剂量的化疗和放疗,称为预处理。预处理有如下三个目的:

(1)尽可能将患者体内的肿瘤细胞和正常细胞全部杀灭,以清空骨髓,为准备植入的造血干细胞腾出空间。

(2)尽可能杀灭患者体内残留的肿瘤细胞,防止肿瘤复发。

(3)抑制或摧毁患者的免疫系统,减少对供者造血干细胞的排斥反应,促进造血干细胞植入。

▐▶ 造血干细胞移植后可能出现哪些并发症？

(1)植入失败：供者的造血干细胞不能在患者骨髓内"生根发芽"，患者的造血及免疫功能无法恢复，可能导致严重的感染和出血。

(2)感染：移植后的患者由于免疫功能低下，感染相当常见，如细菌、病毒、真菌感染，以及其他特殊类型如卡氏肺囊虫感染。

(3)移植物抗宿主病(GVHD)：这是异体移植特有的并发症，是移植治疗相关死亡的重要原因之一，即使是全相合移植，仍有30%的可能性发生严重的GVHD。

(4)肝静脉闭塞病(VOD)、出血性膀胱炎等，因治疗效果大多不佳，以预防为主。

▐▶ 造血干细胞移植后的患者还需要隔离吗？

造血干细胞移植后的早期，供者的造血干细胞在患者体内植入，血细胞恢复至较安全水平的这一段时间，患者需要住在层流病房完全隔离，一般需要10~14天，部分患者甚至需要1个月左右的时间才能恢复。移植后的中期和后期，患者免疫力低下，仍应注意预防感染，不要去人员聚集的公共场所，避免接触感冒、传染病患者。

▐▶ 造血干细胞移植术后，造血功能和免疫功能需要多长时间才能恢复正常？

造血功能的重建一般在造血干细胞回输后2~4周，也就是白细胞、血小板、血红蛋白恢复到与正常人相当的水平。但是对于移植后免疫功能的重建，需要数月甚至数年才能恢复到正常人水平，所以移植后需要定期检测免疫功能重建的情况。

▮▶ 造血干细胞移植后多久可能出现排异反应？有什么表现？

造血干细胞移植后的排异反应称为移植物抗宿主病（GVHD），关于移植后多久会发生排异反应没有确切的数据，也并不是所有的患者都会出现 GVHD。发生于术后 100 天以内的称为急性 GVHD，主要累及皮肤、消化道和肝脏，可引起皮肤红疹、腹痛、腹泻、黄疸等症状。在术后 100 天后发生的称为慢性 GVHD，几乎可影响所有脏器，常见表现为口眼干燥、皮肤硬化、腹泻、关节僵硬等。

▮▶ 怎样判断皮肤上的红疹是不是排异反应？

造血干细胞移植后出现的皮肤排异反应有一定的特征：在发生部位上，皮疹往往见于手心、脚心、耳后、面颊和颈部，也可发生于躯干和四肢；在形态上，通常表现为红斑和细小的斑丘疹，略高于皮肤表面，色泽暗红，用指尖按压皮疹可褪色；皮疹的出现会伴随皮肤干燥、瘙痒，严重者会出现皮肤脱屑和破溃。皮肤瘙痒时不要挠抓皮肤，尽量穿棉质柔软的内衣，避免摩擦引起破溃，影响皮肤愈合。

▮▶ 造血干细胞移植后出现了排异反应怎么办？

造血干细胞移植后出现的排异反应也具有积极意义，轻度的移植物抗宿主病（GVHD）有助于预防肿瘤复发。

治疗 GVHD 的药物有很多种，最常用的是免疫抑制剂，如环孢素、他克莫司、糖皮质激素等，这些药物可通过抑制免疫系统减轻对各器官的损害，但同时也增加了感染的风险，并且由于部分药物有肝肾毒性，应定期监测肝肾功能。

▋▋▶ 造血干细胞移植失败了,可以再次移植吗?

造血干细胞移植后有部分患者可能出现肿瘤复发,复发的患者往往对化疗耐药,此时可以选择二次移植进行挽救治疗。临床资料表明,移植后复发的患者进行二次移植的疗效相比第一次移植更差,移植相关并发症的发生率增加。因此,是否要进行二次移植,以及移植方案的选择,应从患者的实际病情出发进行综合评估,以期提高患者的长期生存率。

▋▋▶ 造血干细胞移植后复发了,还有其他治疗办法吗?

造血干细胞移植后,有 15%~20%的患者复发。复发的患者可以选择以下一种或多种方法进一步治疗:再次进行化疗、供者淋巴细胞输注、细胞免疫治疗、二次移植、尝试新药或参加临床试验等。

▋▋▶ 患者在造血干细胞移植期间和移植后, 饮食上需要注意哪些问题?

造血干细胞移植期间的饮食应遵循新鲜、卫生的原则,水果、蔬菜、肉类及海产品要洗净、做熟,饮食应清淡、少渣、易消化,避免刺激性、粗糙、质硬的食物,以免损伤口腔和消化道黏膜。造血干细胞移植后可逐渐增加进食量,摄入富含蛋白质、维生素的食物,严禁暴饮暴食和饮酒,避免不易消化吸收的食物,不吃变质食品、剩菜剩饭,以免引起腹泻而诱发移植物抗宿主病(GVHD)。

▋▋▶ 造血干细胞移植后的患者能进行体育锻炼吗?

患者在身体可耐受的情况下,可以进行适度的体育锻炼,这有助于改善身心状态,缓解食欲差、情绪低落等很多问题,运动康复也是康复过程中的重要组成部分。但由于患者的免疫功能恢复需要较长的时间,而且大部分患者双下肢肌肉略有萎缩,不适宜进行剧烈活动,应按照先室内后室外、循序渐进的原则进行活动。特别注意在户外活动时,注意天气情况,随时增减衣物,预防受凉感冒,避免去人多的公共场所,预防交叉感染。

▍▶ 造血干细胞移植后出现哪些症状应及时就医?

造血干细胞移植后患者除了需要定期复查外,当出现以下症状时需要及时就医:持续发热,腹痛、腹泻,咳嗽,气促,体力明显下降,出现皮疹且逐渐增多,皮肤黄染,乏力、头晕、头痛,不明原因的体重增加,以及其他自认为需要及时处理的情况等。

▍▶ 如何应对复查前的焦虑?

患者复查前出现焦虑情绪主要是担心复发,因此首先要对复发的相关知识和注意事项有所了解,可与主管医生咨询沟通,时刻观察、了解自己的身体变化,在生活上要避免各种诱发因素,保证充足的休息,适当参与一些娱乐活动,保持良好的身心状态,减少焦虑情绪。

(李倩)

神经系统肿瘤的康复 🖋

▍▶ 家属如何做好脑肿瘤患者的心理疏导?

神经系统肿瘤大多涉及患者的思维和情绪,且多数病情复杂、严重,因此心理疏导非常重要,需要家属有一定的参与度。医生会根据患者家属的要求对患者进行病情交代,许多患者家属对患者的知情权缺乏足够的尊重,刻意向患者隐瞒病情,造成患者对脑肿瘤及其预后缺乏足够了解,这不符合现代医学的理念。

家属与患者的沟通应换位思考,付出爱心与耐心,心理疏导可能需要循序渐进,多次、逐步进行,使患者大致了解自己的病情,并且树立信心,以便配合治疗。对于预后较差的患者,家属要酌情选择合适的时机,从亲人的角度与其谈及身后事的安排,以免留下遗憾。对于精神紧张的患者,应告知医生,适当使用镇静药物;对于极度精神紧张者或抑郁者,还要做好安全监管工作,以免发生意外事件。

▮▶ 脑肿瘤患者围术期的心理特点和心理干预措施有哪些?

大多数患者对开颅手术都有恐惧心理,程度有轻有重,会造成血压升高、睡眠障碍等,部分患者术前血压急剧升高,以致手术延期。患者对手术一般是恐惧和忧虑,对疼痛和可能发生的并发症甚至死亡过于焦虑,因此做好术前心理干预非常重要。术前心理咨询可由专业医生或护士进行,他们会耐心听取患者及家属的意见和要求,详细交代病情,说明手术的必要性,以及相应的风险、手术获益等。

恰当的咨询和沟通技巧对患者获得安全感至关重要,可减少患者围术期的不良情绪,使其能够相对坦然地面对手术及可能的并发症。做过同类手术且效果良好的病友相关信息,会对患者起到积极作用,护士可组织病友间相互交流。

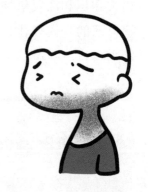

术前焦虑程度对于手术效果及预后恢复亦会造成影响。有研究表明,焦虑程度较轻者手术效果较好,而严重焦虑者的预后容易发生不良反应。而另一方面,术前无焦虑者过分迷信技术,对医生过度依赖,对治疗效果有不切实际的期待,对术后生理上带来的痛苦缺乏相应的心理准备,容易对术后难免出现的一些生理功能障碍不接受,与医院、医生对立,产生抱怨情绪,酿成纠纷。因此,术前做好患者的心理干预是具有重要意义的。

▶ 家属如何从亲人的角度对神经系统肿瘤术后患者做好心理护理？

患者术后清醒时，渴望知道病情状况及手术效果，由于机体受到不同程度的损伤、手术切口疼痛、身体留置导管刺激、医疗仪器的噪声，加上身体活动受限，大小便不能自行解决，患者很容易产生烦躁不安的情绪；数天治疗后，病情逐渐稳定，不适症状减少或消失，患者可能开始担心预后。因此，对术后患者的心理护理应做好如下几个方面：

（1）当患者术后回到病房，应告知患者手术进行得很顺利，并且已达到手术目的，只要再忍耐数天，不适感觉就会消失。家属给予的鼓励和支持，有助于减轻患者术后过渡期的痛苦和焦虑。

（2）帮助患者缓解疼痛。患者术后疼痛不仅与原发病、手术造成的损伤和镇痛药物的应用相关，还与患者自身的疼痛阈值及对疼痛的态度有关。患者有权要求术后尽量无痛，家属应体察和理解患者的心情，及时报告医生，以采取必要的医疗措施来减轻其痛苦。

（3）帮助患者克服抑郁情绪。患者术后平静下来以后，会出现抑郁情绪，主要表现为不说话、不愿活动、食欲差、易激惹等，这些负面情绪若不能缓解，会在一定程度上影响其康复，所以家属要多疏导，努力帮助患者消除抑郁情绪，同时要加强对其生活护理，对生活不便处要细致照顾。

（4）鼓励患者积极面对人生。开颅手术患者如果预后较好，即便再痛苦也有康复的可能。若术后效果不好或预后不良，还将面对后续的一系列治疗，患者在极度痛苦时，经不起任何外来的精神刺激。所以对于预后不良患者，不宜直接把真实病情完全告知他们。

▶ 影响脑肿瘤患者大脑功能康复的因素有哪些？

影响脑肿瘤患者康复的因素很多，包括患者的病情、患者个人因素和社会因素三方面。

（1）恢复的起步距离病损时间的长短。脑肿瘤患者术后恢复迹象出现越早,就表明康复越好。

（2）患者个人因素包括优势半球侧、年龄、健康状态、大脑整合功能、患者情绪及配合程度等。

（3）社会因素。来自家庭的支持和鼓励是康复的重要有利因素,家属参与到患者的康复训练中去,常会起到重要作用;若家属漠不关心或消极悲观,会对患者情绪产生负面影响,直接影响康复效果。

▦▶脑肿瘤患者的心理康复措施是什么?

脑肿瘤大多为慢性疾病,患者由于承受着长期的病痛折磨,往往会产生极为复杂的心理活动,对自己的疾病格外敏感。表现为常常向医护人员或病友咨询,或查阅相关书籍希望了解疾病的来龙去脉,试图主动掌控病情。因为目前恶性脑肿瘤尚无令人满意的治疗方法,查阅的结果往往令人失望,患者只好努力适应漫长的疾病过程。

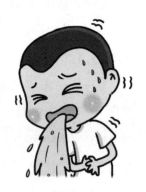

恶心,呕吐

患者情绪受病情变化起伏较大,部分患者由于长期的病痛折磨而出现人格特征改变。需要针对疾病病程长、见效慢、易复发等特点,调节患者情绪,多加安慰鼓励,使之重振信心,顽强与疾病做斗争。另外,应尽量减少住院时间,让患者尽早回归家庭生活。

▦▶脑肿瘤患者术后饮食需要注意什么?

（1）全麻手术当日进食危险性大,通常需要禁食、禁水,因为全麻后吞咽功能恢复缓慢,过早进食易误吸入气管而窒息,且麻药本身也会引起患者恶心、呕吐等不适感觉。

（2）术后第一天,患者完全清醒后可进半流食。为了避免发生过敏反应,原则上术后短期内食物以其既往的食谱为主,不建议添加新的食物种类。

(3)为尽快补充营养,患者术后饮食应注意选择高蛋白、高能量、低脂肪、低胆固醇食物,注意合理搭配,多食各种新鲜蔬果,选择植物油,避免刺激性食物。

(4)如果患者留置胃管,可经胃管注入营养液或匀浆膳。

▮▶ 脑肿瘤患者术后吞咽困难如何进食?

(1)应严格禁止患者家属自行喂食,以避免发生误吸,预防肺部感染。

(2)严格评估患者吞咽困难障碍的程度,待吞咽功能改善后方可进食,选择不易发生误吸的果冻样或糊状食物,吞咽与空吞咽交替进行。

(3)对于吞咽功能差的患者,术后留置胃管,给予鼻饲流食,常规采用肠内营养液持续滴注。

(4)出现呛咳时,患者应身体前屈,防止残渣再次误吸入气管。

▮▶ 脑肿瘤患者术后如何进行吞咽功能康复训练?

正确的吞咽功能康复训练方法如下:

(1)颊肌训练。引导患者做吸吮动作,继而做鼓腮、吐气等动作,以收缩颊部肌肉和口轮匝肌。

(2)舌肌训练。嘱患者做伸缩舌、舌左右摆动、舌背抬高运动,并给予舌头助力。

(3)用棉棒刺激软腭、舌根及咽喉壁。反复多次后,嘱患者做吞咽动作,刺激咽反射。

(4)呼吸、咳嗽训练。嘱患者进行深吸气-憋气-咳出的动作,咳嗽时要用力,以建立排出气管内异物的各种防御反射。

(5)摄食训练。对2级、3级吞咽困难障碍患者以摄食和体位训练为主;对4级、5级吞咽障碍患者予以鼻饲,在此基础上进行吞咽基础训练,患者产生一定的吞咽能力后,方可进行进食训练。

▓▶ 脑功能区肿瘤患者术后如何做康复训练？

脑功能区肿瘤多为幕上肿瘤，术后病情稳定后需要根据不同的部位采取相应的认知、感知、肢体功能和语言功能的康复训练。

（1）认知康复训练。由于颅脑手术可能会造成大脑皮层及皮层下结构的改变，进而导致脑功能的损伤，术后认知功能训练具有相当重要的地位。

（2）感知康复训练。顶叶脑肿瘤患者术后可能会伴有感知功能缺陷，要训练患者感知物体的颜色、形状、性质、温度等，反复练习，直到熟练掌握。

（3）肢体功能障碍训练。脑肿瘤术后如有中央前回损伤，表现为肢体偏瘫，造成肢体不同程度的肌力下降。为了帮助偏瘫肢体进行功能锻炼，可逐步进行主动运动、被动运动、肌力运动、坐位和站立训练等，从而达到日常生活能够自理、提高生存质量的目的。

（4）语言功能康复训练。额颞叶、顶叶角回与患者语言功能相关，这些部位损伤后多存在语言功能障碍，在术后病情稳定后即应开始语言功能康复训练。训练开始前要评估患者语言障碍的类型、程度，确定语言功能康复训练的方法。

▓▶ 幕上肿瘤患者如何做好居家护理？

（1）一般护理指导

伤口：拆线后一个月内不洗头，避免抓挠，防止感染；去骨瓣减压的患者避免头部外伤。

遵医嘱按时按量服药：不可突然停药、换药及增减药量，尤其是抗癫痫药物和激素类药物，以免病情复发。

活动和休息：适当休息1~3个月后恢复一般体力活动，适度锻炼，劳逸结合。肢体活动障碍者在陪护帮助下进行肢体功能锻炼。保持个人卫生，每日开窗通风。

出现下列情况应及时就医：原有症状加重；不明原因持续发热；出现新的神经系统体征；手术切口部位出现感染迹象。术后3个月复查一次，之后每半年复查一次。

（2）特殊护理指导

癫痫：对于癫痫患者应加强饮食指导，按时规律服药，不宜单独外出、登高、游泳。发作时平卧，头偏向一侧，上下齿间放置软质物品防止舌咬伤。掌握正确的服药方法，缓释片应整片服药，不能研碎或咀嚼。复查时由医师根据患者病情调整药物剂量，患者不能私自停药、换药或减量，以免病情复发。服药期间应每个月检测血药浓度和肝肾功能。

偏瘫：对于偏瘫患者，应加强家庭日常生活能力的训练。

语言功能障碍：对于存在语言功能障碍的患者，居家期间应该加强语言康复训练。

幕下肿瘤患者如何做好康复训练？

（1）行走训练。幕下肿瘤常导致小脑共济失调，影响患者步态及日常生活能力，导致运动失调。临床康复工作中应调整患者运动的姿势，增强稳定性；改善平衡调节，使患者能够进行小范围的活动。

（2）吞咽功能康复训练（见前文）。

幕下肿瘤患者如何做好居家护理？

（1）一般护理指导，同幕上肿瘤患者。

（2）特殊护理指导。①康复期应指导患者注意活动时避免动作过猛，头部避免剧烈活动；②步态仍不稳者应进行平衡功能训练，外出需要有人陪同，防止摔倒；③听力障碍者应佩戴助听器，尽量不单独外出，以免发生意外；④有面瘫的患者，术后半年至一年可有部分恢复，面神经功能3级以上的患者，可选择针灸、理疗等措施。眼睑闭合不全者应指导患者减少用眼和户外活动，外出时佩戴墨镜。

▐▶ 蝶鞍区肿瘤患者如何做好居家护理？

（1）一般护理指导，同幕上肿瘤患者。

（2）特殊护理指导。①经鼻蝶切口入颅者，嘱患者术后避免剧烈咳嗽、擤鼻涕，以防止脑脊液漏；②视力及视野障碍的患者需要专人陪护，避免摔倒等意外事件的发生；③垂体瘤患者需要遵医嘱服用药物，尤其是激素类药物，切勿擅自停药，以免发生低血糖昏迷、感染性昏迷、切除术后昏迷和垂体卒中等垂体功能危象；④颅咽管肿瘤术后永久性尿崩症的患者需要终身服用去氨加压素或垂体后叶素。家属要学会计算尿量的方法，了解用药的剂量、方法、时间等，不可擅自减药或停药。服药期间应注意不良反应：去氨加压素常见的不良反应有头痛、疲劳、胃痛；垂体后叶素常见的不良反应有面色苍白、出汗、胸闷等。应定期去医院检测化验，根据结果予以相应处理；⑤康复指导。垂体瘤患者应在术后 3个月、6 个月、12 个月复查垂体 MRI、视力视野及垂体激素水平。颅咽管肿瘤术后 3 个月复查一次，之后每半年复查一次，至少复查 5 年，同时需要复查头部 CT 或 MRI。

▐▶ 高压氧对脑肿瘤术后的康复有效果吗？

开颅手术切除肿瘤会对神经组织有一定损伤。理论上高压氧治疗后，病变神经组织供氧改善，间质水肿减轻，为神经组织再生创造了良好的环境；同时高压氧在改善神经组织缺氧后，使有氧代谢顺利进行，促进毛细血管增生，显著减少神经组织纤维化，因此，神经系统肿瘤术后进行高压氧治疗，对于神经组织修复、消除神经压迫症状和减少后遗症都是十分有利的。

▐▶ 脑肿瘤术后偏瘫患者的康复护理需要做哪些？

患者从患病时起，就面临着从健康到残疾人的心理过程。首先要鼓励患者树立战胜疾病、恢复肢体活动的自信心，在医护人员指导下，按摩患侧肢体的肌肉,并进行适当的屈伸、旋转运动。进行活动时,应由弱到强,逐渐增加强度,促进血液循环,防止肌肉萎缩,还要活动各个关节,以防止关节强直、变形。当肌肉功能得到一定的恢复后,可再练习行走,通过持之以恒的锻炼,部分患者能恢复生活自理,尽早回归社会,提高生存质量。

▐▶ 脑肿瘤失语症患者的康复治疗有哪些?

(1)物理治疗。通过经颅磁刺激时磁场在脑内产生感应电流而起作用。通常认为失语症患者(右利手)右侧镜像区的过度活跃不利于其语言功能恢复,故常将低频重复脉冲刺激作用于右脑半球,以降低其兴奋程度,将高频重复脉冲刺激作用于优势半球。

经颅直流电刺激是另一种非侵入式大脑刺激疗法。通常情况下,阳极刺激可提高皮质活动的兴奋性,阴极刺激则对皮质活动起到抑制作用。研究表明,对慢性非流利性失语患者应用阳极经颅直流电刺激治疗后,能明显增加患者言语中的信息量。

(2)计算机辅助治疗。计算机辅助治疗仪及语言训练软件已被逐渐应用到失语症的治疗中,将图片、动画、语言、文字等结合起来,可有效改善患者的语言功能。研究发现,计算机化的脚本训练对慢性失语症患者的命名、语法、取词等多个方面均有积极作用。

(3)中医学治疗。利用中医学理论治疗失语症的研究越来越多。中医学认为,脑卒中后失语症是因风、火、痰、瘀阻滞经络,上扰神明,阻闭舌窍所致。经头皮给予刺激可反射性增强相应皮质区域的血流量,改善脑供血量,从而达到治疗失语症的目的。

▐▶ 脑肿瘤偏瘫患者的社区康复包括哪些?

脑肿瘤偏瘫患者在运动功能、心理、言语和认知功能、生活自理能力、社会适应能力等方面均存在障碍。社区康复是偏瘫患者恢复缺失功能,尽量达到生活自理,实现整体康复的主要场所。利用好社区康复中心、社区医院、社区康复门诊的专业技术人员和技术设备，对偏瘫的康复有积极的推动作用。

（1）物理治疗。借助器械或徒手，综合应用水疗、光疗、电疗等手段，改善患者全身各个关节的活动范围，提高残存肌力，增强肌肉耐力，恢复协调和平衡能力，使偏瘫患者学会翻身、起坐，以及床与轮椅之间及轮椅和厕所之间的转移动作。

（2）作业治疗。从日常生活活动、生产劳动或闲暇活动中选取一些有针对性的作业治疗活动和日常生活动作，进行训练，对提高患者的身体综合协调能力、精细动作能力和日常生活能力有极大帮助。

▌▶ 脑肿瘤术后视路损伤的患者康复训练有哪些？

视路是指视交叉神经直至枕叶皮质的视觉通路，视路损伤的主要眼部表现为双眼或位于损伤对侧视野的同向性视野缺失。通常情况下，颅脑疾病视觉结构损伤为不完全性，部分结构损伤后仍然存活，常见的康复措施有刺激相对暗点激活、训练替代通路激活、电流刺激激活、代偿性眼球运动训练等。

▌▶ 脑肿瘤放疗患者的康复护理有哪些需要注意的方面？

（1）皮肤方面。虽然目前放疗的精准度高而不良反应较少，但由于治疗部位在头部，放疗后仍可能会出现放疗部位头发脱落、局部皮肤瘙痒等放射性皮炎的症状，正确的皮肤护理可以减少放疗后的并发症，减轻患者的痛苦。注意保护好照射野皮肤，保持皮肤的清洁、干燥，切忌挠抓，避免阳光直射。治疗期间可预防性地在照射野皮肤涂擦一些保护软膏等，避免用肥皂或碱性洗浴液及粗糙的毛巾擦洗放射部位，禁止在放射部位皮肤粘贴胶布或涂抹有刺激性的药物。头发脱落无需特殊处理，随着体内照射剂量的逐渐减少，头发会重新长出。

（2）饮食方面。放疗后的脑肿瘤患者饮食无需特别禁忌，但应鼓励患者多喝水，保持口腔清洁，同时改变不健康的日常生活习惯，如吸烟、酗酒等,饮食宜清淡,多吃蔬菜和水果。

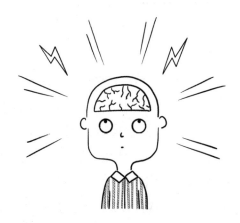

（3）功能康复方面。长期卧床时要多进行肢体活动,防止肌肉萎缩,定时翻身,经常按摩受压部位,防止皮肤溃烂；有癫痫症状的患者,应在医生指导下继续服用抗癫痫药物, 不可随意减量或停药;对于垂体瘤患者,放疗期间应定期进行神经内分泌功能检查,若出现垂体功能低下,应及时找专科医生治疗,慎重二次放疗,因重复照射会促发放射性脑损伤,或加重原有的脑损伤。

（4）不良反应方面。注意放疗后的不良反应,如恶心、呕吐、头痛、白细胞计数下降、视力改变、听力改变,以及脑水肿引起的各种症状,应及时就医处理。

（5）心理康复方面。多数患者不是死于治疗期,而是死于康复期,对癌症和死亡的恐惧往往加速了病程进展。因此,除了社会及家庭给予的关心外,患者的心理康复也非常重要。应从以下几个方面处理:①放松疗法,选择安静、舒适、光线柔和的房间,让患者身心彻底放松下来;②行为疗法,多听音乐和多做一些力所能及的事务,以消除患者心烦意乱和焦躁不安的情绪;③运动疗法,运动可以提高机体的免疫力,促进胃肠道的蠕动、增强消化功能,同时运动还可以促进机体的新陈代谢,从而增强免疫力;④发泄疗法,多与人聊天、沟通、交流经验等,释放郁闷,缓解焦虑情绪。

（6）定期复查方面。很多脑肿瘤患者无论采取什么样的治疗手段,都有可能复发或出现颅内转移病灶, 因此, 应按出院时的医嘱定期复查,包括头部 CT/MRI、神经内分泌功能及血常规、肝肾功能等;同时,应向家属交代清楚注意事项和定期复查时间, 以便早期发现肿瘤进展或复发,早期干预。

▓▶ 住院患者如何转诊到其他医院？

如果患者曾在某医院住院治疗，出院时应复印患者病历及相关检查报告，这些资料对于后续诊疗具有参考价值。脑肿瘤患者的会诊中，头部 CT、MRI 及病理资料具有重要价值，且多数情况下无需患者本人在场。接受手术治疗的患者，最好持病理切片到转诊医院会诊，由于医师经验与技术水平的差异，不同的医师可能有不同的诊断结果，有的患者图方便，看病时只携带文字报告，结果又要重复做一遍检查，浪费时间和金钱。

▓▶ 什么是脑肿瘤患者的全程管理模式？

脑肿瘤尤其是恶性脑肿瘤患者通常需要经过开颅手术、放化疗、复发后再处理及临终关怀等过程，在医院内经历的相关专业科室也很多。患者奔波于不同医师、不同科室甚至不同医院之间，整个过程漫长并且花费大量时间和金钱。全程管理模式是针对这种情况近年来做出的改进方式。在患者初步就诊并完成相关检查后，不论是否手术，主治医师均应为患者的后续诊疗制订一套规范而详尽的计划，主导并参与患者的整个治疗过程。患者从诊疗进程一开始就知晓整个流程，后续过程中主治医师提供管家式的全程管理，患者也获得了私人定制的个性化最佳诊疗方案。

▓▶ 脑胶质瘤患者术后护理需要注意什么？

（1）术后发热及护理。可能是中枢性高热，也可能是由于术后肺部、泌尿系统或颅内感染造成的发热。由下丘脑损伤所致的体温调节障碍，使用一般抗生素无效，但使用氯丙嗪可有效，应密切监测体温变化，采用综合措施，尽早将体温控制至正常水平。

（2）术后意识障碍及护理。意识障碍可由下丘脑损伤或颅内压升高引起，应密切注意患者神志与意识变化，并通过语言刺激，按时唤醒患者进行简单交流。

(3)术后进食障碍及护理。可采用鼻饲或深静脉置管提供营养。

▶ 脑胶质瘤患者的预后相关因素有哪些?

这包括肿瘤病理级别、患者年龄、术前神经功能状态、肿瘤切除程度、病灶位置等多种因素。高级别脑胶质瘤的分子病理检测中 1p 和 19q 联合缺失、IDH1 或 IDH2 突变、MGMT 启动子甲基化,均是患者预后的参考指标。

▶ 脑胶质瘤患者的预后是怎样的?

脑胶质瘤总体预后较差,其中,间变性脑胶质瘤及脑胶质母细胞瘤的中位生存时间分别为 2~3 年和 1 年。脑胶质母细胞瘤预后差的主要原因是其高复发率及化疗高抵抗性。脑胶质瘤的治疗需要神经外科、放射治疗科、神经影像科、化疗科、病理科和神经康复科等多学科合作,采取个性化综合治疗,遵循循证医学证据,优化和规范治疗方案,以期达到最大治疗效益,尽可能延长患者的无进展生存期和总生存期,提高生存质量。患者的生存质量是优先考虑的首要因素,是临床决策的基础。

▶ 脑胶质瘤的相关康复治疗是怎样的?

大量临床观察及基础研究表明,以运动疗法为主的康复治疗有助于中枢神经系统功能及结构的重建,其治疗方式与其他神经系统肿瘤相近,请详见相关章节。

▶ 脑膜瘤预后如何?

和任何肿瘤一样,脑膜瘤初次手术后,如果在原发部位残存一些肿瘤,可能导致肿瘤复发。处理脑膜瘤复发的首选方法仍是手术切除。许多研究表明,放射治疗对未能全切的脑膜瘤、无法手术的复发脑膜瘤或某些特殊类型的脑膜瘤是有效果的。脑膜瘤术后平均生存期为 9 年,后颅窝和鞍结节脑膜瘤的术后生存期为 6 年。脑膜瘤的术后 10 年生存期比例为 43%~78%。术后死亡的原因主要是未能全切肿瘤、术前患者状态不好、肿瘤变性或伴有颅骨增厚。影响脑膜瘤预后的因素也是多方面的,如肿瘤大小或部位、肿瘤组织学特点、手术切除程度等。

▶ 皮质运动区脑膜瘤术后康复治疗是怎样的?

由于术前肿瘤长期压迫,术中的牵拉、电凝热传导对皮层的损伤,血管的挫伤、离断、热灼,术后血管痉挛、血栓形成,严重且长时间的水肿、局部出血压迫等对血管神经的影响,术后神经功能损害有时无法避免。该区域脑膜瘤术后神经功能损害发生率没有明确报道,术后神经功能康复成为治疗的重点。术后一般采用常规脱水、激素、扩容、扩血管、解痉等方法,待病情稳定后早期行针灸、肢体功能锻炼、高压氧等综合治疗,效果通常令人满意。

▶ 垂体瘤的长期随诊需要注意什么?

术后第 6~12 周行垂体激素检测,评估垂体及各靶腺功能,对于有垂体功能紊乱的患者给予激素替代治疗,术后 3 个月复查垂体 MRI,评估影像学变化。患者病情平稳后可每 3 个月随诊一次,术后 6 个月选择性复查垂体激素水平和垂体 MRI。对于控制良好的患者,术后每年复查垂体激素及相关检查,根据患者病情控制程度复查垂体 MRI;对于有并发症的患者应每年做一次评估。术后 5 年之后可适当延长随访间期,推荐终身随诊。

▶ 垂体泌乳素腺瘤患者的妊娠包括哪些处理原则?

基本原则是将胎儿对药物的暴露控制在尽可能少的范围内。溴隐停对胎儿的安全性较高,垂体泌乳素腺瘤患者应用溴隐停治疗,怀孕后自发流产、胎死宫内、胎儿畸形等发生率与正常孕妇相近。在妊娠前有微腺瘤的患者,泌乳素水平降至正常,恢复规律月经后可以妊娠,但由于黄体功能的需要,应在孕 12 周后停药;对于有生育要求的大腺瘤妇女,应在溴隐停治疗腺瘤缩小后方可妊娠,妊娠期间推荐全程用药。

▮▶ 垂体泌乳素腺瘤患者在哺乳期能用药吗?

目前没有证据表明哺乳会刺激肿瘤生长,对于有哺乳意愿的妇女,除非妊娠诱导的肿瘤生长需要治疗,一般在患者想结束哺乳时再应用溴隐停等多巴胺受体激动剂。

▮▶ 颅咽管瘤手术的预后如何?

颅咽管瘤与垂体柄下丘脑关系十分密切,既往手术全切率较低,致死、致残及复发率高。近年来开展显微神经外科手术,为保护脑组织、争取肿瘤全切除、减少下丘脑－垂体损伤及降低死亡率创造了有利条件,极大地改善了患者的预后。

▮▶ 颅咽管瘤术后的常见并发症有哪些?

颅咽管瘤是一种常见的颅内病变,来源于垂体柄结节部的胚胎残余细胞,因此常与周围的视神经、垂体柄、下丘脑等重要结构相邻或粘连,故术后并发症较多。

(1)尿崩症。肿瘤全切除或根治性次全切除的患者几乎都会发生该并发症,为手术时损伤垂体柄所致。一般尿崩症持续数天至两周可恢复,但亦有少数转变为永久性尿崩症。

(2)垂体功能低下。尤其多见于术前有垂体功能减退者,一般较难恢复。儿童垂体功能低下可致生长迟缓、身材矮小、性发育不全等。治疗为予以甲状腺激素等药物及加强锻炼,可望一定程度上有所恢复。

(3)术后的其他并发症。由于术后电解质水平波动及手术操作的损伤可诱发癫痫发作,因此,颅咽管瘤术后必须常规应用抗癫痫药物加以预防。对于术后高热、腰椎穿刺明确为颅内感染者,因颅内感染对下丘脑功能有影响,可能加重水电解质紊乱,因此应早期足量应用抗生素,必要时行腰椎穿刺置管外引流。

▮▶ 颅咽管瘤治疗后需要长期观察哪些指标?

(1)定期复查头颅 MRI,观察肿瘤有无复发并评估治疗效果。

(2)观察体温变化,有无中枢性高热。

(3)观察有无多饮、多尿、烦渴等表现,监测尿量、尿比重。

(4)定期检测血钠、血钾、血氯等。

(5)检测垂体功能、甲状腺功能及肾上腺皮质功能。

▮▶ 颅咽管瘤术后需要密切注意的问题有哪些?

大多数颅咽管患者在手术前存在下丘脑－垂体功能障碍,在手术与放疗后即使肿瘤已完全消失,下丘脑－垂体功能障碍等内分泌代谢问题仍可能持续存在,需要在内分泌医师的指导下进一步调整内分泌功能,而且仍需要定期复查内分泌功能,做鞍区影像学检查。

▮▶ 颅咽管瘤内分泌紊乱的表现及康复治疗方法是什么?

(1)尿崩症。这是最常见的内分泌紊乱症状,通常是短暂的,部分患者出现永久性尿崩症,常见症状为多饮、多尿、烦渴等,可予以口服去氨加压素进行替代治疗。

(2)下丘脑－垂体－肾上腺轴损伤。常见表现为食欲差、体重减轻、乏力等,通常给予口服糖皮质激素替代治疗,使用期间应密切关注药物可能产生的不良反应,如感染、消化道溃疡、骨质疏松等。

(3)下丘脑－垂体－甲状腺轴损伤。主要是甲状腺功能减退的临床表现,如疲乏、嗜睡、食欲下降、体重增加等,治疗方法是口服甲状腺激素。

(4)下丘脑－垂体－性腺轴损伤。男性出现勃起功能障碍、睾丸缩小,女性出现无排卵周期、月经量少、停经等,二者均可见阴毛／腋毛减少、性欲减退、不孕不育等,同样也需要进行激素替代治疗。

（5）下丘脑－垂体－生长激素损伤。颅咽管瘤患者术后常伴有生长激素（GH）水平降低，成年颅咽管瘤患者GH水平缺乏引起的并发症相对较轻，目前很少应用GH替代疗法。儿童和青少年患者GH水平缺乏时，应进行GH替代治疗以维持正常的生长发育。但GH替代治疗可引起躯体性并发症，如诱发白血病、皮下及内脏脂肪增多、肌肉异常肥大、心功能减退等，应密切关注。

▐▶ 听神经瘤的预后如何？

听神经瘤是桥小脑角区最常见的肿瘤，发病率占颅内肿瘤的8%～10%，手术切除治疗可获痊愈。由于其位置深，周围有脑干、后组颅神经、椎动脉系统等重要结构，手术既要切除肿瘤，又要尽可能地保护面神经、听神经及周围重要结构。面神经麻痹和听力丧失是听神经瘤术后最常见的并发症，面神经功能损伤对患者生理、心理及社会功能的影响极大，因此手术的目标是要尽量全切肿瘤，同时达到面神经、听神经的解剖与功能保留。神经功能的保全是听神经瘤手术治疗的必然趋势，娴熟的显微外科基本功、周全的术前评估和手术计划、严谨和精确的手术操作技巧、术中的电生理监测等，能够提高肿瘤的全切率和面神经、听神经的功能保留率，提高患者的生存质量，改善预后。

▐▶ 术后发生面瘫应怎么办？

术后发生面瘫是术中面神经受损所致。如果是水肿或滋养血管痉挛引起，多数是短暂性的，经过神经营养、扩充血管或康复治疗，在数周内即可恢复功能；如果术中面神经未能保全或滋养血管完全损伤，术后的面瘫则是永久性的。如果术中面神经断裂，可在术中一期行面神经－舌下神经吻合术，术后出现的面瘫可在术后择期进行面神经－舌下神经吻合术，面部功能可得到一定程度的改善，多数可达到静息状态下面容基本对称。

▮▶ 听神经瘤的术后康复训练有哪些内容？

听神经瘤手术后一周即进入康复训练阶段。眼睑闭合不全的患者，每日进行睁眼、闭眼的动作训练，对眼周的软组织进行按摩，以眼部不感觉疲劳为宜；面瘫的患者，指导其用鱼际肌或指腹环形按摩面部，促进血液循环，每天至少 3 次循环张口、鼓腮、吹气等动作训练，每次10~15 分钟，还可以经常用手指将口角拉向耳侧，行被动运动，此时要注意手部卫生；吞咽困难的患者进行空口吞咽练习，吞咽功能有改善后，锻炼自行进食，进食过程中不要急于拔胃管，有部分患者进食无呛咳，但饮水时仍有呛咳，应延长带管时间，进食进水均无呛咳时方可拔管；肢体活动无力的患者，每日行肢体被动及主动运动，运动时加强保护，防止意外伤害。

▮▶ 脑转移瘤的预后如何？

脑转移瘤是指源于中枢神经系统以外的肿瘤细胞转移到脑组织的常见颅内恶性肿瘤，为成人最常见的颅内肿瘤。国外资料统计，脑转移瘤的发生率约为颅内原发肿瘤的 10 倍，8%～10%的恶性肿瘤患者会发生颅内转移，好发年龄为 40~60 岁，男性多于女性，在男性以肺癌多见，在女性则以乳腺癌为主。脑转移瘤的主要治疗措施有手术、全脑放射治疗、立体定向放疗、化疗等。脑转移肿瘤患者的中位生存期非常短，仅为 1~2 个月，其治疗以全脑放疗为主，行全脑放疗后患者的中位生存期可延长至 3~6 个月，然而单纯的全脑放疗后仍有约 50%的患者病情会进展，其他的治疗方法如化疗、手术治疗等对脑转移瘤的患者也各有其不足之处，由于目前尚无明确的临床治疗指南，故医生应灵活掌握各种治疗方法。

▮▶ 脊柱肿瘤患者术前需要做哪些训练？

脊柱肿瘤患者术前训练的目的是使患者更好地适应术后管理，减少术后并发症的发生。

（1）大小便训练。脊柱手术后一般不主张早期下床，而患者多不习惯在卧位解大小便，因此术后常发生大小便困难，加深了患者的痛苦。在术前两日内患者应学会卧位大小便。

（2）呼吸训练。可以明显降低术后呼吸道并发症的发生率，应在术前练习卧位深呼吸和有效咳嗽，这样术后患者可尽量减少伤口疼痛的前提下，做到充分深呼吸。

（3）肢体活动训练。术前适当的肢体活动可以加强机体代谢，改善心肺功能，提高手术耐受性，促进术后血液循环，避免深静脉血栓形成，还可增强患者对于自身康复的信心，因此应学会在床上进行肢体活动训练。

（4）手术卧位训练。脊柱后路手术需要卧位进行，术前应训练患者逐步延长俯卧时间。医师在术前应判断患者在俯卧位是否舒适，有无呼吸障碍。如果手术在局部麻醉下进行，这种训练更为必要。

▊▶ 脊柱肿瘤患者术后如何在医生指导下制订康复计划？

（1）综合性康复治疗。给予肢体功能训练，以防止关节挛缩，保持关节活动范围，增强肌力，从而改善肢体功能或减缓功能减退，辅以针灸、推拿、起立床训练、体外反搏等辅助治疗。

（2）药物对症支持治疗。给予神经营养药物促进神经功能恢复。

（3）康复教育及行为管理。使用气垫床和定时翻身等措施预防压疮的发生。每天定时冲洗膀胱，随访尿常规，防止尿路感染。间歇性导尿训练膀胱功能，以期达到自行排尿。

（4）定期功能评定。随着治疗进展，对患者的运动功能、ADL 功能及治疗效果等做出评定。同时完善必要的辅助检查，及时随访。

▊▶ 截瘫患者术前需要做哪些特殊准备？

截瘫患者由于长期卧床，心理负担重，活动少，食欲差，加上胃肠道功能紊乱,导致营养物质的摄入和吸收不足,常发生营养不良,全身情况较差,术前应鼓励患者进食,并多吃新鲜蔬果,必要时可采取鼻饲或静脉输注营养液,尽可能改善营养状况,使患者在术后能够顺利度过负氮平衡期,保证创面愈合,减少术后并发症。水电解质、酸碱失衡应在术前完全纠正,合并褥疮、呼吸道感染、泌尿系感染等并发症的患者,应在术前积极处理。

▮▶ 脊髓髓内肿瘤术后早期脊髓功能康复方法有哪些?

脊髓髓内肿瘤患者不论肿瘤位于哪个节段,均可能出现损伤平面以下的感觉、运动及大小便等功能障碍。运用物理疗法、作业疗法、康复疗法、社会康复、教育康复、职业前训练及心理康复等手段,可使脊髓损伤患者尚存的能力得到最大程度地提高和利用,预防和减少各种并发症的发生,有利于患者的心理健康。长期以来,由于没有开展早期康复,脊髓髓内肿瘤患者术后发生褥疮、泌尿系统感染等并发症较多,住院卧床时间延长,患者出现抑郁等不良心理状态,极不利于临床康复。相反,早期接受了系统的综合康复治疗的患者, 其运动功能可以得到明显改善,术后褥疮、泌尿系统感染、关节挛缩等常见并发症明显减少。因此,正确而及时地进行早期康复,对于脊髓髓内肿瘤术后患者具有重要意义。

▮▶ 脊髓肿瘤切除术后患者大小便的康复指导包括哪些?

脊髓肿瘤切除术后部分患者存在排尿障碍。手术后留尿管1周,每日消毒尿道口,试夹尿管两天拔除尿管,夹尿管期间每4小时开放尿管一次。为避免发生泌尿系统感染,应早日拔除尿管,若患者仍不能自行排尿,则仍需要留置尿管导尿,每日多饮水,达到冲洗膀胱、预防感染的目的。

脊髓肿瘤切除后,患者需要长期卧床,便秘发生率高,根据具体情况采取相应措施, 使大便通畅。饮食上应注意增加纤维素含量高的食物,减少蛋白质、脂肪的摄入,同时要摄入足够的水分;护理人员及家属要掌握排便的时间,平时可按摩患者腹部促进其肠蠕动,以利大便排出;对数天未大便者可口服通便润肠药物,干结的大便可使用栓剂,使用拴剂仍无效者可用手指抠出干结的大便;每天应鼓励患者进行功能锻炼,如理疗、按摩、站立练习和肌肉活动等,以缓解便秘。

▮▶ 神经系统肿瘤术后患者的日常护理有哪些注意事项?

(1)手术后体位:高颈段手术取半卧位,胸段手术取侧卧位,腰骶部手术取俯卧位压沙袋,术后翻身时注意保持脊柱水平位,勿扭曲。

(2)搬动患者时要保持脊柱呈水平位,尤其是高颈段手术,必须加用围颈固定后方能搬动,应留意搬动时颈部不能过屈、过伸,以免加重脊髓损伤,导致严重后果。

(3)术后 24 小时注意观察脊髓肿瘤患者的肢体活动,观察是否出现硬膜外血肿,观察下肢肌力活动度情况,马尾区手术后容易出现大便干结,必要时灌肠处理。

(4)对于椎管内肿瘤术后 6~8 小时不能排尿的患者,可给予导尿。

(5)麻醉未清醒时应禁食,清醒后 6 小时加强营养,可考虑给予高蛋白、高热量、高纤维饮食,促进肠蠕动,保持大便通畅。

▮▶ 神经系统肿瘤术后患者在日常生活中有哪些注意事项?

(1)注意保护脊柱的稳定性。脊柱的稳定性对于正常活动十分重要。手术中为了切除脊柱中央的肿瘤,不可避免地需要切除部分脊柱椎体骨质,如果术后不注意保护脊柱,可能导致脊柱关节移位、畸形,重者可能造成神经功能障碍,因此,术后必须注意保护手术中受到损伤的脊柱。

(2)注意早期促进脊髓功能的恢复。功能训练对术后神经功能恢复起重要作用,包括主动功能训练和被动功能训练,前者效果好于后者。对于术后脊髓功能严重障碍者,建议到康复科接受康复治疗。条件允许者早期进行高压氧治疗,对神经功能的恢复有一定作用。

（3）神经功能的恢复通常需要较长的时间。功能锻炼常常需要数月，必须树立"长期战斗"的信心，坚持不懈，有付出才有收获。

▮▶ 脊柱肿瘤术后如何进行康复训练？

鉴于脊柱肿瘤术后康复训练种类较多，且实际执行上难度差异较大，建议患者在训练时尽量从基础的活动循序渐进至进阶活动，在不引起患处疼痛的前提下，尽可能每天训练 1~2 次，配合适当的护具，可获得安全、明显的恢复。

（何江红 吴月奎）

头颈部肿瘤的康复

▮▶ 头颈部肿瘤有哪些特点？

大多数头颈部肿瘤的病理类型是鳞状细胞癌，表现为黏膜表面恶性溃疡、溃疡不愈合或黏膜白斑或红斑。最常见于口腔(包括唇、咽、喉和唾液腺)。症状和体征因发病部位不同而有差异，可表现为吞咽困难、声调改变、感觉和运动功能障碍或疼痛。

▮▶ 吸烟、嗜酒会增加患头颈部肿瘤的风险吗？

确实是这样。吸烟(包括二手烟)和嗜酒是口腔、口咽、下咽及喉部癌症最重要的致病因素之一。烟草中含有亚硝胺等多种明确的致癌物，可导致细胞突变，长期接触会增加口咽癌、口腔癌和喉癌的发生率。美国的一项调查发现，30%的癌症致死病例与烟草的使用有关，62%的新诊断的癌症患者都正在吸烟、近期戒烟或者之前有长期吸烟史。酒精是独立于烟草之外的另一个头颈部恶性肿瘤的重要危险因素。酒精能够破坏口腔、口咽和喉咽部黏膜，加大了机体暴露于致癌物质的概率率,导致致癌物的摄取增多,而且酒精的中间代谢产物乙醛会干扰细胞DNA 的合成和修复。吸烟与嗜酒的联合作用使头颈部恶性肿瘤的患病风险增加 40 倍。吸烟和嗜酒不仅是致病因素,还会严重影响肿瘤的治疗效果、增加治疗过程中并发症的发生率,并会降低治疗后患者的生存质量。因此,强烈建议患者在肿瘤治疗期间以及治疗后戒烟、戒酒,避免继续接触烟草制品(包括二手烟)和饮酒。

▮▶ 听说男性可以用预防宫颈癌疫苗来预防口咽癌,是真的吗?

宫颈癌的发生与人乳头瘤病毒(HPV)密切相关,因此,HPV 疫苗常被人们称为"宫颈癌疫苗"。其实,HPV 是一种常见的病毒,主要通过性行为传播,在性交、口交的过程中,都可以进入生殖器、口腔或者咽喉,从而导致感染,因此一些高危型 HPV 的持续感染不仅会引起宫颈癌,还会造成外阴癌、阴道癌、阴茎癌、肛门癌、膀胱癌以及口腔癌、扁桃体癌等。HPV 感染后主要依靠人体自身的免疫力清除,目前尚无治疗 HPV 的特效药物。HPV 疫苗通过预防病毒感染来预防 HPV 相关肿瘤。亚型HPV-16 与口咽癌发病有关,约半数口咽癌的 HPV-16 阳性患者具有以下明显的特点:不吸烟、不饮酒,年龄偏年轻,性伴侣多,性生活频繁等。目前美国推荐 22~26 岁男性可接种 HPV 疫苗,26 岁以上男性因移植、药物或 HIV 感染免疫功能不全者,也推荐 HPV 疫苗预防接种。

▮▶ 听说鼻咽癌和病毒感染有关系,是真的吗?

EB 病毒是头颈部恶性肿瘤的另一个常见致病因素,已经被证实可引发鼻咽癌,在鼻腔鼻窦恶性肿瘤和喉癌的发病中也起到一定作用。目前还没有治疗 EB 病毒的特效药物,也没有 EB 病毒疫苗。因其不过是个普通的上呼吸道病毒,我国 95%成年人都有 EB 病毒感染,患上癌症的仅是极少数人,而且 EB 病毒诱发肿瘤还需要其他很多条件的协同作用,因此不必过度渲染其危害。

▮▶ 头颈部肿瘤患者治疗后医生要求定期复查,请问要多久复查一次呢? 都需要复查哪些项目?

头颈部肿瘤患者治疗完成后,为监测复发,建议在治疗结束后第一年每 1~3 个月、第二年每 2~6 个月、第三至第五年每 4~8 个月复查一次,第五年以后则每年复查一次。这样做的目的是为避免间隔过长,延误诊断,失去最佳治疗时机。复查的项目包括详细体格检查、抽血检测血常规、生物化学检查。颈部放疗后的患者每 6~12 个月还要检查甲状腺功能,鼻咽癌患者监测 EB 病毒 DNA、胸部 X 线片、颈部和腹部超声或者 CT/MRI,根据病变部位选择做鼻咽镜或喉镜。有吸烟史的患者每年应行胸部 CT 扫描。口腔曾接受放疗的患者还需要进行口腔科的检查。

▮▶ 头颈部肿瘤患者放化疗期间,饮食方面有哪些注意事项?

头颈部肿瘤患者放化疗期间,建议早期进食高热量、高蛋白、高维生素的半流质饮食。可根据患者的饮食习惯,少食多餐,以后逐渐调整为软食,主要原则是易消化、忌辛辣、禁烟酒,手术后带有气管套管的患者应注意进食时避免异物堵塞气管造瘘口。

▮▶ 头颈部肿瘤放化疗后出现味觉改变怎么办?

出现味觉改变的原因包括化疗药物的影响、放射线对味蕾的破坏、缺乏微量元素锌以及癌瘤增大等。很多癌症患者对甜味和酸味的感觉减弱,而对苦味较为敏感,对咸味的感觉则因人而异,差异较大。出现味觉改变后可食用糖或柠檬以增强对甜味和酸味的感知,多选用香菇、洋葱等味道独特的食物,尽量不用或少用苦瓜、芥菜等苦味重的食物,并根据患者对咸味的感觉调节食盐的用量。尝试改变食物搭配,以改善癌症患者的食欲,保证适合癌症的营养治疗。

为什么有些鼻咽癌患者放疗后会出现张口困难?

张口困难是鼻咽癌放疗最常见的后遗症之一,发生的原因可能是:

(1)鼻咽癌放疗后,颞颌关节受到高剂量照射后出现反应性渗出、硬化,咀嚼肌群出现放射性纤维,粘连形成挛缩,使关节活动受限,造成张口困难。

(2)照射野内邻近正常组织发生不同程度的炎性病变,如头面部蜂窝织炎和后磨牙区牙周炎,进而导致下颌关节疼痛,咀嚼功能受损,张口受限。

(3)放疗照射剂量对张口困难有重要影响,剂量越高,张口困难发生率就越大。目前放疗技术的进步,能够在给予肿瘤高剂量照射的同时,尽量保护正常组织,相比原来的普通放疗,明显降低了放疗后遗症的发生率。

鼻咽癌放疗后怎样预防张口困难?

张口锻炼是预防放疗后颞颌关节纤维化的重要方法。具体锻炼方法如下:

(1)大幅度张口锻炼。口腔迅速张开,然后闭合,幅度以可耐受为度,每次 2~3 分钟,每天做 3~4 次。

(2)支撑锻炼。根据开口情况选择不同大小的圆锥形软木塞或木质开口器(直径 2.5~4.5cm)置于上、下门齿之间或双侧磨牙区,交替进行支撑锻炼,张口强度以可耐受为度, 保持或恢复理想开口度 (>3 厘米),每次 10~20 分钟,每次 2~3 次。

(3)咬合及搓齿锻炼。轻揉下颌关节,锻炼咀嚼肌,上牙与下牙交替进行侧向与前伸搓齿锻炼,磨牙过程中口唇应保持闭合状态,尽可能

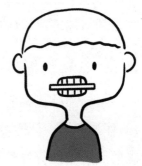

使牙齿的咬合面能够受到摩擦。磨牙的方向一般包括向左、向右、向前和向后。磨牙的幅度应为下颌前牙要越过覆盖的上颌前牙，每一个动作要保持 3 秒以上，然后还原，每组连续做 5 次。康复训练完成后嚼口香糖 10 分钟。

（4）在放疗期间和放疗后，不要惧怕下颌关节疼痛，应努力练习唱歌、发音、张口、闭口动作，以防下颌关节纤维化加重。放疗后张口困难多发生于最初 1~2 年内，但是在此之后如果不练习张口，仍有可能出现张口受限，因此张口锻炼需要持之以恒。

▶ 头颈部肿瘤患者放疗后为什么会出现口干？

当患者的腮腺位于放疗区域内时，约半数以上患者都会出现不同程度的腮腺损伤，导致唾液分泌减少，进而出现口咽、口腔不适，口干，味觉改变，说话、咀嚼以及吞咽困难，有时甚至会并发牙齿疾病。

▶ 治疗结束后口干会缓解吗？

放射线导致的腮腺损伤是不可逆的，但是随着放疗后时间的延长和患者习惯的改变，会有不同程度的缓解。大多数患者在放疗结束后 1~2 年内有所缓解，2 年后仍无缓解的，则以后缓解的机会甚微。建议使用无酒精漱口水，采用低糖饮食，避免咖啡因、烟草、辛辣和高酸饮食，也可以使用唾液替代品等减轻口干症的症状。放疗期间可采用药物治疗（主要药物是氨磷汀）来预防口干症的发生。此外，放疗技术的进步，能够在给予肿瘤高剂量照射的同时，更好地保护腮腺等正常的组织器官，降低其接受照射的剂量，有效降低口干症的发生率。

▶ 什么是放射性龋齿？

头颈部肿瘤放疗过程中不可避免地会照射到肿瘤周围的正常组织，比如牙齿、牙龈、颌骨，从而造成骨质、黏膜及血管的损伤。此外，腮腺的照射损伤会导致唾液分泌减少，唾液成分改变，口腔酸度增加，口腔细菌的繁殖增多，多种因素的作用使患者极易出现放射性龋齿和（或）放射性口腔黏膜炎。其中，放射性龋齿一旦发生则进展迅速，通常首先发生牙齿松动或者残冠，然后迅速扩展至大多数牙齿和牙面，甚至波及可以自洁的牙面，最终龋齿泛滥，导致牙齿脱落、咀嚼功能严重丧失。

▐▶ 头颈部肿瘤患者放疗前为什么需要进行口腔检查？

人们的生活环境和生活习惯不同，口腔条件也各异，放疗前大多数患者都需要进行口腔检查，并且要对口腔疾患进行处理，其中包括清除牙垢、修补龋齿、去除金属牙套、拔除残根或已无法保留的坏牙，同时治疗根尖炎、牙龈炎等。一般性的口腔处理后，间隔 2~3 天就可以开始放疗。当患者抵抗力较低时，拔牙后根据情况需要（特别是在拔除的牙齿较多且较困难、老年患者、糖尿病患者及口腔卫生差的患者），使用抗生素。拔牙后最好休息 1~3 周之后再开始放疗。做这些口腔处理是为了降低放射性龋齿、颌骨放射性骨髓炎、骨坏死的发生率。

▐▶ 头颈部肿瘤患者放疗后能拔牙吗？

放疗后尽量不要拔牙，在出现牙齿或齿龈疾病时，应积极保守治疗，在所有保守治疗都失败的情况下，迫不得已时再考虑拔牙。拔牙前要清洁口腔及牙齿，最好去正规医院口腔科拔牙，而且一定要告诉牙科医生之前接受过放射治疗，拔牙后应使用抗生素，以减少口腔感染的机会，降低张口困难和颌骨放射性骨髓炎的发生率。

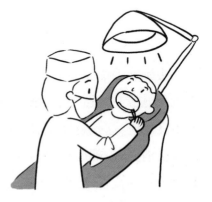

口腔检查

▓▶ 鼻咽癌患者在放疗期间和放疗后都要进行鼻咽冲洗，请问具体是怎么做呢？

鼻咽冲洗时患者采取半坐位，头稍向前倾，面前放一个平盘。将鼻咽冲洗器的前端轻轻插入一侧鼻孔，另一端放入冲洗液中，张口呼吸，用手轻轻挤压鼻咽冲洗器，使液体缓慢流入鼻咽，然后从另一侧鼻孔流出，两侧交替进行。放疗期间及放疗后鼻咽冲洗每日 1~2 次，一般早晚各一次。冲洗液可选用海盐水或者用温开水 + 适量食盐，冲洗时压力不要过大，以免出现并发症。

▓▶ 头颈部肿瘤患者治疗后为何会出现颈部水肿？

头颈部肿瘤患者在手术或放疗结束后 1 个月左右开始出现面颊、颌下、上颈部软组织水肿，主要特点是局部不红、不热、不痛，不影响活动，患者自觉上述部位变粗、肿胀，而且会随着体位的变化而变化，起床时症状较重，活动后水肿减轻。发生这种情况主要是由于手术或放疗导致颈部淋巴回流不畅，与肿瘤复发没有关系，不需要治疗。一般在水肿发生后 10 个月左右缓解，1~2 年内症状可消失。

▓▶ 头颈部肿瘤放疗过程中会出现哪些皮肤不良反应？

头颈部肿瘤患者放疗开始 2~3 周后，受照射的皮肤会出现干燥、色素沉积、烧灼感、脱毛、皮肤脱屑、发痒，严重者甚至出现水泡、破溃等皮肤不良反应，这是急性皮肤不良反应。放疗结束 3~4 周后多数皮肤不良反应会消失，头部放疗后的脱发大部分也会重新再长出来。晚期皮肤不良反应包括皮肤干燥、变薄，血管及淋巴管壁增厚甚至闭塞，皮肤愈合能力下降等。

▨▶放疗导致的皮肤不良反应应如何护理？

皮肤放射性不良反应与受照射的剂量相关。应尽量避免衣领等对颈部受照射皮肤的摩擦，不要穿衬衣或高领衣服，要穿着纯棉、宽松的衣服，保持放疗区皮肤的清洁。早期出现皮肤不良反应后忌挠抓，尽量保持受照射皮肤干燥，不要使用碱性的肥皂、沐浴液等。推荐外出时使用纯棉围巾遮挡，避免风吹或暴晒，不要使用化纤围巾。未经医生允许不可以贴胶布或者自行使用红药水、紫药水、碘酒、碘附、酒精、药膏或护肤霜等。同时要预防局部软组织感染，如果出现破溃也没必要紧张，医生会针对局部情况采取相应措施，避免感染，促进愈合。

▨▶ 我得了鼻咽癌，现在正在进行放疗，为什么刚照射两次就出现了面颊部肿痛？

放疗后出现面颊部肿痛，是发生了急性放射性腮腺炎，一般出现在放疗的第 1~3 天。由于腮腺导管很细，放疗使导管上皮细胞发生急性水肿，导致唾液潴留。主要表现为一侧（少数为双侧）腮腺区肿胀、疼痛。严重时会出现局部皮肤发红、皮肤温度升高，并伴有发热。没有特效的治疗手段，仅为对症处理，关键在于预防。在放疗前几天尽量不要吃刺激唾液分泌较多的食物，如辣椒、酸味的水果、西红柿、醋，或者饮料如橙汁、苹果汁、山楂汁等。

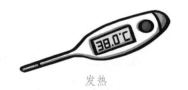

发热

▨▶ 什么是放射性口腔黏膜炎？

放射性口腔黏膜炎是口腔及咽部的黏膜受到放射线照射后出现的急性反应，一般在治疗开始后 1~2 周出现，出现时间的早晚个体差异较大。常表现为轻度味觉改变、口干和唾液变得黏稠。放疗开始 2 周后，味觉改变和受照射区域口腔黏膜疼痛会逐渐加重，并出现吞咽困难，部分患者还会出现牙龈肿胀。随着治疗的进行,部分患者疼痛可能会有短暂的缓解,而大部分患者疼痛会明显加重,影响进食,仅能软食或半流食。当放疗 5~6 周时,由于局部大片假膜形成,口干及咽喉疼痛加剧,可能会造成患者进食困难,常需要辅助治疗。在放疗前应进行口腔检查、清洁牙齿、处理龋齿及松动牙齿。在放化疗期间,要保持口腔卫生,可使用漱口水、消炎的喷雾剂、含麻药的含漱液以减轻症状。避免进食辛辣、油炸、过硬及过烫食物。禁烟酒及槟榔。饭后应及时用清水或淡盐水漱口或用软毛牙刷刷牙,以防食物残渣存留,每日至少 3 次,推荐使用含氟的牙膏,此外还应每年洁齿 1 次。

▌▶ 得了喉癌必须手术吗?

早期喉癌无论采用手术还是放疗,总的疗效是相似的,而放疗之后患者的发音功能明显优于手术治疗的患者,即使放疗失败再做手术挽救疗效也很好。因此,早期喉癌一般不做手术,首选放疗。当病变已经是局部晚期时,部分患者可以先做术前放疗或者放疗联合化疗,然后再做能够保留喉功能的手术。

▌▶ 医生说我的喉癌必须要做全喉切除,手术之后不能再讲话了怎么办?

接受了全喉切除术治疗的患者被称为无喉者。目前已有多种方法可以使无喉者语言得到康复,恢复正常生活。中国残联成立了全国无喉者语言康复专业委员会,由耳鼻喉科专家及无喉者组成,负责无喉者语言康复工作。最常用的为如下三种方法。

(1)食管语言。这是最常见的语言康复方法,不需要辅助工具,通过吞气法或吸气法使空气进入食管,发音时通过食管节律性运动将空气再排出,气流振动食管入口或下咽黏膜发音。一般在术后 3~4 个月,开始跟随专业语言康复医生练习食管发音。发音前,要适当调节胸膜腔内压及声门下压力，采用暴发式发音，使气流冲击食管口周围肌肉振动发音。练习时先从元音开始，再练习复合音节，逐渐过渡到单词、短语，直至把句子表达完整。一般采用一对一的方式，每天练习 1 次，每次 30 分钟，3 个月为 1 个疗程。这是无喉者重新获得发声的最好方法，而且成本低，成功率可达 90%。缺点是发音强度低，持续时间短。

（2）人工喉。人工喉是外置的辅助发音装置，使用简单，术后 1~2 天即可开始使用，其中电子喉为最常用的人工喉，分颈外导入型和口型，前者使用较多，原理是利用电子元件振荡产生音频脉冲波电流，通过功率放大及换能转变成声能，在发音膜发出声音。发音成功率达 98%。缺点是音色类似机器人声音，而且有少量杂音。

（3）发音重建手术。主要采用气管 – 食管穿刺，在气管和食管之间的气管造口水平建立一个小通道，用一个单向阀门的小型声音假体来与穿刺口吻合以防止吸入，通过气管造口实现发音，声音也是通过食管壁的振动产生的。术后伤口感染是发音失败的主要原因，误吸是主要手术并发症。

▌▶ 喉癌术后气管套管怎样护理？

首先应选择合适型号的套管，气管套管总长度 3~4cm，可以有效减少患者刺激性咳嗽、气管黏膜糜烂出血。其次，要经常清洗内套管，具体方法是：清洗套管前先将用品准备齐全，清洗干净双手，再取出内导管清洁消毒，将清洗消毒后的导管套入外套管，注意套管周围清洁卫生，防止局部感染，每天可用 1%新苯扎氯铵、2%过氧化氢消毒或者生理盐水冲洗。注意保护气管套管，防止套管移位、堵塞或脱出，气管套管外可用洁净的双层纱布将外侧覆盖，外出时为避免纱布脱落，可用带子系在颈部，并可用上衣的立领加以遮盖。洗澡时注意避免瘘口浸入水中。患者可以进行适当的体育锻炼，但避免剧烈活动，以防止刺激套管，损伤管壁及周围血管，造成出血及其他严重后果。室内湿度应达到 50%~60%，可用清水放入敞口容器中自然蒸发或者使用加湿器。需要术后放疗的患者，应将金属套管更换为塑料套管。遵照医嘱定期门诊复查。

▐▶ 喉癌患者术后进食总是呛咳该怎么办？

部分喉切除患者术后进食经常出现呛咳现象，患者往往因为呛咳或担心影响切口愈合而对进食产生恐惧感，要耐心向患者做出必要的解释和安慰引导，以增强患者的自信心，使患者能够反复练习，逐步适应。一旦发生呛咳，要立即停止进食，休息30分钟后再继续进食。进食时，可尝试各种体位，如坐位、半卧位、侧卧位等，观察何种体位进食比较适宜，自己找到进食呛咳少的规律。少食多餐，不要狼吞虎咽。如有食物进入气管，应及时就医，防止吸入性肺炎的发生。

▐▶ 头颈部肿瘤患者手术或放疗后出现吞咽功能障碍，可以做哪些帮助恢复吞咽功能的康复训练？

（1）口、脸颊及下颌的运动。用冰块快速拍、扫脸颊和口唇，进行颈部的冷按摩。患者交替发"乌"音和"衣"音，鼓腮、缩腮，张口、左右移动下颌，空咀嚼或咀嚼口香糖，吸吮手指，体验吸吮的感觉，达到中度吸吮力量。每天进行1~2次。

（2）舌的运动训练。被动运动时，用纱布裹住舌头，并用手指把住舌，做不同方向的牵拉运动。主动运动时，患者将舌前伸、后缩、舔左右口角、挤压脸颊内部使之膨胀、舔上下唇、向软腭方向卷起。也可以用勺子或压舌板给予阻力，使患者做抵抗运动，或用节拍器进行速度训练。每天进行1~2次。

（3）软腭的运动训练。用冰冻的棉签一边快速刺激软腭，一边发"啊"音，利用"漱口"的方法向上、向外进行刺激，冰水量3mL以上，漱口时间持续5秒以上。这种"漱口"方法也可以锻炼喉部上抬。

（4）呼吸训练。可进行吹水泡练习，将手置于上腹部，用鼻子吸气、用口吹水泡，吹气将近结束时手从上腹部往肋肌的方向施加压力，患者以此状态吸气。练习的初期用手捏住鼻翼,在练习的进程中,逐渐放开手指,水泡从大到小或从小到大交替。这种方法不仅能够锻炼腹肌和气流的控制,也可以刺激软腭的活动。

(5)咽、喉部的训练。首先用冰冻的棉签刺激咽后壁,患者做吞咽动作;然后用鼻子深吸气,闭气5秒,双手用力推墙壁或桌子的同时发"啊"音;最后按摩、上推患者喉部,有意识地保持上抬位置。反复练习、掌握吸吮和喉部上抬技巧,这两个动作协调一致可产生吞咽动作。

(6)咳嗽训练。深吸一口气后,治疗师一手按压患者天突穴(胸骨上窝正中),一手按压腹部,快速用力咳嗽。

▐▶ 头颈部肿瘤患者手术或放疗后出现吞咽障碍,进食时应该注意什么?

(1)进食的体位。让患者坐稳(坐不稳时可使用靠背架)或稍向健侧倾斜,把颈部向患侧旋转,头稍前倾45°左右,使食物由健侧咽部进入食管。

(2)食物的选择。根据吞咽障碍的程度及阶段,选择密度均一,有适当的黏性,不易松散或容易变形,不会在黏膜上残留的食物,如果冻、蛋糕等。

(3)尝试练习一些吞咽技巧。①极力吞咽:首先把舌头前伸,然后舌根极力后缩吞咽,或鼓腮、缩腮用力吞咽。两种方法可以交替使用。吞咽时采取吞咽和空吞咽交替进行,半流食或固体与流食(小口)交替进食。②局部按摩:家属可以帮忙按摩患者的颈部,上推患者喉部,有意识地保持上抬位置以促进吞咽。③吸吮练习:用吸管吸吮流食,吸管直径从小到大,放置的部位从嘴唇到舌体。

(4)进食量及速度。每口进食量酌情增加,进食速度不宜过快,进食时间持续30分钟为宜。

▌▶ 我是鼻咽癌患者，有人说放疗会照射大脑，以后会变成痴呆，是真的吗？

鼻咽癌首选的治疗方式是放疗。因为鼻咽的解剖部位比较特殊，放疗时难免有一部分脑组织特别是双侧颞叶和脑干受到照射。脑组织由于受到放射线照射，并在多个因素联合作用下导致神经元变性、坏死而引发的中枢神经系统病变称为放射性脑病。它的发生与放射源、单次照射剂量、总剂量、照射面积，以及患者的年龄、身体状况、血管硬化程度、机体免疫力、个体差异、是否联合应用化疗等多个因素有关。由于损伤的部位不同，临床表现不一，主要有以下几种表现：约 16% 的患者没有临床症状，仅在复查核磁时发现异常改变，基本不需要治疗。一般表现为头晕、头疼，手脚麻木，记忆力和智力下降，性格改变，出现癫痫、复视、面瘫等。鼻咽癌患者放疗后出现上述症状，需要进一步检查，仔细排查其他疾病。一旦发生放射性脑病，治疗效果通常不佳，因此预防尤为重要。目前随着放疗技术的进步，放疗医生已经可以对受到照射的脑组织进行严格的剂量限制，之后进行精准放疗，使放射性脑病发生率明显下降。

▌▶ 患者如何预防放射性脑病？

注意均衡饮食，保持良好的营养状态，减少摄入高盐、高脂肪食物。进行适量的体育锻炼，增强机体抵抗力，保持充足的睡眠。预防和治疗可影响放射性脑病病情的伴发疾病，如高血压、高血脂、动脉硬化、糖尿病等。排除放射性脑病的诱发因素，如吸烟、酗酒等。根据医生的建议使用药物以控制病情进展。结合自身情况进行肢体、言语及吞咽功能的康复训练。

▶ 舌癌术后怎样做语言康复训练？

部分舌切除术或扁桃体、腭部小肿瘤切除术会对患者的语言功能造成一定的障碍，可通过治疗性锻炼和使用假体来进行纠正。术后 4 周即可开始进行语音训练，在舌功能康复训练早期，应尽量限制舌部的活动，以免影响切口愈合，尤其是在术后最初 3 天，患者不可以做伸舌动作，但可使用无菌纱布包裹舌钳，轻轻夹住患者舌头进行上、下、左、右活动，然后将舌头恢复原位。轻托住下颌，协助患者闭口。反复操作 5 次，每天做 4 组。术后第 4 天时患者可自行训练，每日 3 次，每次持续 5 分钟，然后逐渐增加到每日 4 次，每次 10 分钟。术后第 4 周，患者可在医生指导下做舌部伸缩练习，速度由慢到快，提高舌的灵活性。开始时每天可以进行 3 次，每次 15 分钟，之后逐渐增加训练强度。练习发音时可把训练过程录制下来，然后回放，观察自身不足，并加以纠正。

▶ 发现甲状腺结节需要进行哪些检查？

甲状腺结节首选血促甲状腺激素（TSH）水平和颈部超声检查。超声如果发现甲状腺实性结节，特别是结节内有微小钙化、边缘不规则、内部血流增多，恶性可能性较高。其次，可行颈部 CT 或 MRI 检查，可清楚地显示甲状腺结节的性质、与周围组织器官的关系、病变浸润程度及是否发生淋巴结转移等。第三，可行甲状腺核素扫描，根据结节对放射性核素的摄取能力分为"热结节"和"冷结节"。"热结节"几乎均为良性，"冷结节"则有癌变的可能，尤其是单发的"冷结节"，多个"冷结节"多为良性腺瘤或结节。第四，经上述检查诊断仍不明确的甲状腺结节可行甲状腺细针穿刺细胞学检查，鉴别结节的良恶性。

▶ 甲状腺结节是否都会癌变为恶性，都需要手术吗？

有些疾病可能是癌前病变，需要引起关注，以免进展为恶性肿瘤。目前医学界认为甲状腺还没有确切的癌前病变，只能说有一些甲状腺疾病可能与癌症有一定相关性。甲状腺结节绝大多数都不会癌变,也不需要手术治疗,一般仅需要定期行 B 超检查即可。只有极少数的甲状腺结节以往是良性病变,长期进展后成为恶性肿瘤。虽然目前甲状腺癌的发病率越来越高,但大多属于早期,预后良好。对一些微小的腺内型甲状腺乳头状癌,理论上可以密切观察,不一定都需要手术切除。只有当甲状腺结节对气管、食管或神经有压迫症状,影响日常生活,出现胸骨后甲状腺肿、继发甲亢或有可能恶变等情况时需要手术治疗。

▐▶ 为什么得甲状腺癌的人越来越多?

目前有如下诱发甲状癌的因素已经得到了国际共识,但还需要进一步研究。

（1）诊断技术和甲状腺筛查使疾病得以早期发现,是甲状腺癌高发的重要原因,但不是唯一因素。现在甲状腺疾病主要是在体检中被发现的,以甲状腺微小癌的增多为主,但其死亡率并没有增加。

（2）环境因素。儿童期头颈部暴露于辐射;长期暴露于有害化学物质,常会诱发甲状腺癌。

（3）膳食因素。碘摄入过量或不足都会影响甲状腺;肥胖(因其代谢紊乱)以及生活压力过大也会增加甲状腺癌发生的风险。

▐▶ 甲状腺癌的发生是不是与高碘有关?

甲状腺癌的发病机制目前尚难以确定。甲状腺癌发病率升高与食用加碘盐存在联系的观点还缺乏足够的证据。放射线照射、碘过量、基因遗传、不良情绪、激素水平等都可能是甲状腺癌发病的诱因。但是,目前没有直接的证据证明碘过量可导致甲状腺癌。提倡患者平衡饮食,不要过量地补碘,也不要让碘缺乏。碘缺乏会引起很多疾病,也包括甲状腺癌。有些患者认为甲状腺癌都是由高碘引起的,因此当患有甲状腺疾病特别是在甲状腺癌手术治疗后,患者往往十分注意饮食中的碘含量,倾向于食用无碘盐。鉴于目前大多数甲状腺癌患者都处于富碘地区,因此建议甲状腺癌患者术后适当低盐饮食，而处于低碘地区的患者，则无须常规食用无碘盐。

对于甲状腺癌，什么方法治疗效果好？

甲状腺癌中比较少见的未分化癌因其恶性程度较高，通常采用手术、放化疗等综合治疗，其他绝大多数甲状腺癌恶性程度相对较低，首选手术治疗。手术是治疗甲状腺癌最有效的方法。分化型甲状腺癌（包括乳头状癌、滤泡癌）有远处转移的，多首先选用放射性核素 ^{131}I 治疗。因为甲状腺是内分泌器官，可在甲状腺癌手术后，常规采用甲状腺素片，进行内分泌替代治疗或内分泌抑制治疗。

甲状腺癌手术是全切，还是保留部分腺体？

有的患者认为自己得了甲状腺癌，一定要彻底切除，把整个甲状腺切掉才保险，也有患者认为甲状腺是个很重要的器官，要求医生尽量保留一些正常的腺体。这两种观点都有道理，要根据肿瘤的数量、大小及位置，结合患者的病史，采取个性化的手术方案。既不能盲目全切，也不能切除过多的腺体。主要的外科手术方式有甲状腺腺叶 + 峡叶切除、近全 / 全甲状腺切除术两种，具体情况因人而异。

甲状腺癌既然是恶性肿瘤，术后是否都应该做放化疗？

甲状腺癌有四种病理类型，超过 90% 是分化型甲状腺癌（乳头状癌及滤泡癌），其恶性度不高、预后较好，治疗的主要手段是以外科手术为主，辅助内分泌及核素治疗的经典"三部曲"，因其对全身放化疗不敏感，所以临床很少使用。对没有手术的患者，或手术后残留较多肿瘤的患者，也多不选择放化疗。但对肿瘤晚期、局部无法切除或侵及重要器官的，或少量残留的，可做手术后补充放化疗。甲状腺未分化癌对放化疗敏感，因此主要采用放射治疗。

▮▶ 什么是甲状腺癌放射性碘(^{131}I)治疗？

放射性碘(^{131}I)的成分是碘化钠，是原子能反应堆产生的一种放射性药物。^{131}I在自然衰变过程中产生两种射线：γ射线能穿透人体，借助核医学的 SPECT 仪诊断疾病；β射线产生的电离辐射能杀伤分化型甲状腺癌细胞，用于治疗疾病。^{131}I 主要通过三种途径治疗分化型甲状腺癌：去除残余甲状腺组织、辅助治疗和远处转移的治疗。

▮▶ ^{131}I 治疗有哪些不良反应？

^{131}I 是一种放射性药物，其不良反应与患者所服用的单次剂量或累积剂量有关，剂量越大，不良反应越大，一般单次小剂量不良反应非常轻微。常见的不良反应有恶心、呕吐，儿童或少年明显，服药后几小时出现，持续时间很少超过 24 小时。有的患者会因为 ^{131}I 破坏残余甲状腺组织而出现颈部局部肿痛，多于服药后数小时出现。还有的患者出现口干、味觉变化、白细胞一过性下降、放射性唾液腺炎等。

▮▶ 甲状腺癌术后进行放射性碘治疗，医生要求低碘饮食，该吃什么，忌口什么？

低碘饮食包括如下两方面：

(1)严格避免富碘食材，禁用海产品。如海带(干、鲜)、海藻、紫菜、海洋鱼、干贝、墨鱼、虾皮、虾仁(米)等；禁用加碘食盐；禁用高钠的各种加工食品，如火腿、肉肠、肉罐头、腌制水果、腌制酱菜、豆腐干、笋干等；禁用各种加盐的食品，如面条、面包、饼干及盐焗干果。

(2)适合的食物。精米、白面，新鲜蔬果，生鲜的畜禽肉，豆腐、植物油等产自非高碘地区的食材。必须使用无碘盐烹饪。

▇▶ 得了甲状腺乳头状癌，医生要求手术后服用左甲状腺素片，有哪些注意事项？

对于甲状腺癌患者，术后服用左甲状腺素片不仅是甲状腺切除术后的替代治疗，还是一种重要的肿瘤治疗手段。服用左甲状腺素片可以抑制促甲状腺激素（TSH）的分泌，使其保持在正常低限或低限以下，甚至检测不到，从而降低复发、转移和死亡风险。左甲状腺素片的起始剂量因人而异，不同风险组的患者 TSH 抑制的目标不同，要进行个性化的治疗。建议患者清晨空腹顿服，在剂量调整期间，约每 4 周测定 1 次血清 TSH，以保持 TSH 处于目标范围内；部分患者需要根据冬、夏季节 TSH 的波动调整药量。服用左甲状腺素片应与维生素、滋补品等间隔一小时；与含铁、钙或其他药物要间隔 2 小时；与豆制品、奶制品间隔 4 小时；与降脂药物间隔 12 小时。妊娠期不能盲目停服左甲状腺素片，应在医生的指导下，根据孕周的增加而适当提高药物剂量，保持与病情相应的抑制水平，防止出现甲减。还应注意长期使用超生理剂量的左甲状腺素片可能造成亚临床甲亢；TSH 长期处于低水平时会加重心脏负荷，尤其是诱发房颤，还会影响体内钙代谢，使绝经后女性骨质疏松发生率增加（此类患者应考虑钙补充剂、维生素 D 等辅助治疗）。

▇▶ 罹患甲状腺癌的女性是否能够怀孕？

女性一生中生育期是有限的，而且甲状腺癌患者的总体预后较好，因此对于绝大多数甲状腺癌女性患者来说，是可以怀孕的，怀孕不会对甲状腺癌病情进展产生影响，也不会增加孕期风险。应在医生的指导下制订怀孕规划，确定怀孕最佳时机、最佳治疗方案。甲状腺癌手术应在怀孕前进行，如果怀孕期间发现甲状腺癌，手术治疗应放到产后进行。放射性碘治疗时，要在治疗结束半年后再怀孕。术后服用左甲状腺素片的女性，只要孕前 TSH 水平处于适当的范围，不需要因为左甲状腺素剂量调整而推迟怀孕,妊娠期间仍可继续行 TSH 抑制治疗。女性甲状腺癌患者备孕期、孕期及产后需要前往医院行相关检查,与产科、甲状腺外科、内分泌科及核医学科医生沟通,以保证孕妇与胎儿的健康。

■▶ 头颈部肿瘤患者治疗后为什么需要颈部锻炼? 如何进行颈部锻炼?

颈部淋巴结是头颈部肿瘤常见的转移部位,影响患者的生存及生存质量,颈部淋巴结清扫术和颈部放疗都是治疗颈部淋巴结转移的有效方法。颈淋巴结清扫术是在与头颈部淋巴引流相关的颈部一定范围内,将全部的淋巴组织一并切除,由于淋巴结分布广,且淋巴结细小呈网状,常需要将该区域内淋巴组织和与之密切相连的脂肪结缔组织、肌肉,以及对机体正常功能无重要影响的血管、神经一并切除。而放疗后受照射区域的软组织会出现纤维化,皮肤丧失正常弹性。这些都会导致患者颈部出现疼痛、肌肉挛缩,导致颈部运动障碍,不能转头,严重者还会由于颈部血管压迫而导致脑供血不足。一旦确诊为颈部肌张力障碍或神经病变,患者应寻找康复科专家进行综合神经肌肉管理,为控制疼痛或痉挛可使用神经稳定剂,如普瑞巴林、加巴喷丁、度洛西汀,或咨询有关专家,在受累肌肉内注射 A 型肉毒毒素。

(路娜)

骨转移肿瘤的康复 ✎

■▶ 为什么恶性肿瘤会出现骨转移?

肿瘤细胞大多数没有再生能力, 只有很少一部分细胞具有自我更新和分化为特异性细胞的能力,这类细胞称为"肿瘤干细胞"(CSC)。CSC 通过"上皮 – 间充质转换(EMT)"途径获得生存、运动、侵袭和转移能力。一旦转移到骨骼,便开始释放各种细胞因子,直接或间接地打破骨骼中成骨细胞和破骨细胞间的动态平衡,并且在转移的肿瘤细胞、成骨细胞和破骨细胞之间形成恶性循环,出现进展的病理性溶骨或成骨性改变。

� 为什么晚期肿瘤患者疼痛十分剧烈?

肿瘤引发的疼痛经常同时发生在多个部位,是涉及炎症性、神经性、缺血性、肿瘤特异性的复杂临床综合征。肿瘤直接损伤周围组织或癌细胞释放的疼痛介质可引起炎性浸润,癌细胞浸润或肿瘤组织压迫感觉神经纤维、肿瘤引起的神经过敏、骨膨胀或骨溶解引起的神经牵拉和去神经支配是神经性疼痛的主要原因。约75%的进展期癌症患者有骨痛,多数为骨转移所致,是中晚期肿瘤患者疼痛的最常见原因。此外,有些化疗和外科手术也可并发神经损伤,造成疼痛。

▶ 为什么脊柱是肿瘤最常见的骨转移部位?

骨骼是恶性肿瘤第三大最常见的转移部位,仅次于肺和肝。恶性肿瘤转移有血液转移、淋巴转移和直接侵犯三大途径。脊柱作为人体的轴承骨,贯穿颈部、胸部、腹部和盆腔,与多种组织和器官相邻。脊柱与四肢骨相比,更接近于甲状腺、肺和腹部盆腔各脏器。多种组织恶性肿瘤可通过脊柱动脉系统、静脉丛或脑脊液转移至脊柱;脊柱旁恶性肿瘤可直接侵袭脊柱。

▶ 哪些原发肿瘤经常发生脊柱转移?

乳腺癌、前列腺癌、甲状腺癌、肺癌和骨髓瘤经常发生脊柱转移。乳腺癌是女性最常见的癌症,约73%的乳腺癌患者发生骨转移;前列腺癌是男性发病率最高的癌症,约68%的前列腺癌患者发生骨转移。甲状腺癌发生骨转移的概率为42%,肾癌为35%,肺癌为36%,胃肠道癌约为

5%。肿瘤发生骨转移后,近70%的骨转移瘤病灶位于脊柱。

▊▶ 脊柱转移瘤最容易累及哪些部位?

脊柱由颈椎、胸椎、腰椎和骶骨组成。其中,胸椎是脊柱转移瘤最常受累的部位,绝大多数的脊柱转移瘤病灶位于胸椎,其次为腰椎,第三为颈椎。几乎50%的脊柱转移瘤患者在多个脊柱平面有转移瘤病灶存在。颈椎转移虽然少见,但是颈椎解剖部位复杂,不但与脊髓、神经根和椎动脉毗邻,而且其位置较高,一旦发生颈椎转移,脊柱不稳风险高,可导致严重后果。

▊▶ 骨转移瘤与脊柱转移瘤的诊断方法有哪些?

转移瘤早期可能没有明显的临床表现,局部疼痛往往是最早出现的症状。同绝大多数疾病一样,骨转移瘤与脊柱转移瘤的诊断也包括病史采集、临床表现、临床体征、辅助检查等。患者准确地叙述肿瘤病史非常有助于转移瘤的诊断。辅助检查主要包括X线、CT、MRI、骨扫描、PET-CT,一些肿瘤血清标志物对于诊断也具有参考价值。

▊▶ 如何鉴别骨转移导致的脊柱压缩骨折和骨质疏松性脊柱压缩骨折?

骨质疏松所导致的压缩骨折多见于老年女性,医生可从椎体呈"双凹征"或楔状压缩椎体后缘平直、后角上翘等特点判断其为良性病变,椎体和软组织的良性病变也可提供排除恶性病变的证据。

骨转移瘤和脊柱转移瘤对骨质造成明显破坏,分为溶骨性骨破坏、成骨性骨破坏和混合性骨破坏,大多数骨转移瘤的溶骨性和成骨性往往共存,以其中一种占优势。而绝大多数肿瘤以溶骨性骨破坏为主,如乳腺癌、肺癌、肾癌、甲状腺癌、咽癌、黑色素瘤、肾上腺癌、子宫体癌。成骨性骨破坏常见于前列腺癌,混合性病变常见于卵巢癌、睾丸癌、宫颈瘤。医生会根据患者情况选择 X 线、CT 及 MRI 等影像学检查协助诊断。溶骨性骨破坏在影像学上常表现为骨密度降低、骨缺损等，成骨性骨破坏表现为骨密度不均匀升高、骨质破坏、异常骨化等。此外，血清或尿液中溶骨标志物的升高也提示溶骨性病变。

▮▶ 什么是肿瘤患者的病理性骨折？常发生在什么部位？有什么危害？

骨转移瘤可引起骨密度降低、溶骨性破坏，降低骨质的抗压能力，在正常生理负荷下即可能发生病理性骨折。骨折更常发生于承重骨，如股骨近端、椎体、肱骨近端，肋骨也较常见。

病理性骨折带来的剧烈疼痛、局部的功能障碍、脊髓受压等均可能导致瘫痪，严重影响患者生存质量。老年患者或身体状况较差的患者由于长期卧床可发生静脉血栓、坠积性肺炎，从而危及生命。

▮▶ 不同肿瘤骨转移的预后有什么差异？

恶性肿瘤患者一旦出现骨转移，即提示病情已进展为晚期，因此患者预后较差。原发肿瘤类型不同，患者的生存期也有所差异。但骨转移患者发生骨相关事件的风险大大增加，严重影响生存质量，耽误全身治疗。此外，疼痛、运动功能的丧失还严重影响患者积极配合治疗的信心，增加医疗费用，加大护理难度和家属负担。

▮▶ 外科对骨转移瘤能做什么治疗？

外科手术治疗对骨转移瘤患者可以发挥积极作用，维持或改善患者的生存质量，控制疾病和促进治疗。通过体检发现的早期无症状性转移瘤患者，首先需要接受规范的内科治疗和放射治疗，目的在于控制疾病和预防骨骼相关事件（包括疼痛、脊髓受压和骨折等）。对于已经有症状的转移性病灶，治疗目的在于缓解疼痛，维持行走和神经功能。

▮▶ 骨转移瘤外科治疗有哪些手段？

外科治疗的目的主要是清除病灶、恢复稳定性和功能重建,包括微创手术和开放手术。微创手术主要有转移灶的动脉栓塞、射频消融、高能超声聚焦刀[如海扶刀(HIFU)]、椎体成形术、经皮内固定等;开放手术包括病灶清除术＋髓内钉／钢板／骨水泥,或非骨水泥内固定和假体关节成形术,脊椎全切＋钛笼植入,姑息性椎管减压内固定术等。这里所说的"骨水泥"是一种高分子材料,有黏合及塑形作用,并非建筑用的水泥。

▮▶ 骨转移瘤会出现哪些并发症？

骨转移瘤可造成相当多的并发症,包括骨痛、行动受损、高钙血症、病理性骨折、脊髓和神经根压迫,以及骨髓浸润。有研究发现,29%的乳腺癌患者第一次复发转移可出现一个或多个骨并发症。17%的患者出现高钙血症,16%的患者出现病理性骨折,3%的患者出现脊髓压迫。在254 例多发性骨髓瘤的影像学评估中,有 54%的患者存在病理性骨折,33%的患者存在高钙血症,75%的患者存在骨痛。

▮▶ 哪些手段可以缓解癌症骨痛？

与骨转移相关的癌症疼痛治疗包括以下几个方面：口服或注射阿片类药物全身止痛、鞘内止痛、糖皮质激素、放疗(外照射和放射性药物)、消融技术(射频消融术和冷冻消融术)、二磷酸盐、化疗药物、RAN-KL-RANK 相互作用抑制剂(地诺单抗)、激素疗法、介入技术(椎体后凸成形术)和手术方法。

▮▶ 长骨转移瘤患者选择手术方式时,需要考虑哪些因素？

患者需要了解的是,四肢长骨肿瘤确诊转移后,是否采取手术治疗主要取决于患者的预期寿命,一般在 3 个月以下时即不考虑手术了。而手术方式的选择则需要与医生充分沟通，需要考虑的因素包括转移的部位（骨干或骨端）、骨转移瘤的数量、机械稳定性（病理性骨折或骨折风险较高），以及肿瘤对非手术治疗的反应等。具体到四肢每一个长骨如何选择手术方式，则是一个比较复杂的问题，需要患者与医生具体商讨、斟酌。

▶ 为什么长骨转移瘤以股骨近端骨折最为常见？

股骨近端是机体主要的承重部位，行走时承重可高达体重3倍，上楼梯时承重可达体重7倍，并且由于解剖学特点，其所受到的机械扭曲也很大。因此，股骨近端骨转移瘤病理性骨折的发生率远高于其他部位。患者需要了解，由于股骨近端机械承受力和轴重较大，因此对解剖复位和承重功能的要求较高。医生需要根据患者的生理解剖特点、个性化地定制肿瘤假体，使手术更加符合患者个人的解剖力学特点，最大程度地恢复其承重和行走功能。

▶ 为什么转移瘤股骨颈骨折优先考虑假体置换术？

假体置换术（EPR）能够很好地治疗继发于恶性肿瘤的股骨颈骨折。因其位置较深，切开复位和内固定术失败率非常高，假体置换术才是最好的选择。骨水泥型半关节置换术能够有效地缓解疼痛，改善功能预后，国内外专家在这方面都积累了不少经验。术后患者局部疼痛会即刻缓解，2周内即能拄拐杖下地，3周左右即可弃拐行走，生活自理。因此，推荐优先考虑假体置换术治疗股骨颈骨折。

▶ 股骨近端转移瘤髓内钉固定和假体置换术哪个更值得患者选择？

以前认为髓内钉固定相对经济，对组织的破坏小，预后应比假体置换术更好。但是，最近对髓内钉固定与假体置换术进行了比较，涉及行走功能预后、生存期、植入物生存期等方面,结果与上述观点不同,两者之间无明显差异。而且假体置换术的一年后并发症(远期并发症)比髓内钉固定明显更少,且失败率明显比髓内钉固定更低。虽然有理由认为假体置换术在一些方面优于髓内钉固定,但是还要医患双方共同探讨,充分考虑患者的个体条件和对术后生活方式的现实考虑及期许,最终确定手术方式。

▮▶ 前列腺癌术后仅一年,复查时又发现骨盆髋臼上区溶骨性病灶,可以做骨盆转移瘤手术吗?

根据原发肿瘤类型及病灶类型、部位和数量,有的国外专家将骨盆转移瘤患者分为4级。1级、2级和3级适合接受手术治疗,4级患者适合接受放疗等非手术治疗。我国学者也以这个意见作为参考,确定适合手术治疗的患者。

1级:孤立性病灶,所患肿瘤的预后较好(发现原发肿瘤后预期生存3年以上),如高分化甲状腺癌、前列腺癌,对辅助治疗敏感的乳腺癌、直肠癌、淋巴瘤和骨髓瘤等。

2级:髋臼周围病理性骨折。

3级:髋臼上区溶骨性病灶。

4级:任何部位多发性成骨性病灶、髂骨翼和骨盆前部溶骨性或混合性病灶、髋臼周围的小型溶骨性病灶。

因此,这位患者的病情符合手术条件。当然,需要患者和主管医生结合其全面情况综合考虑,再做决定。

▮▶ 60多岁患者,三年前做的乳腺癌手术,之后情况一直不错,现在发现左侧股骨转移灶,并有病理性骨折,需要手术,术前要做哪些准备?

肿瘤骨转移患者往往身体状态较差,尤其是高龄、合并心肺功能不全的患者,往往手术风险较大,因此应当综合考虑患者全身情况,评估手术风险,改善心肺功能、凝血功能等。对于该患者,可以考虑在骨折部位暂时给予石膏固定或根骨、胫骨结节牵引等。要精心护理,防止压疮和血栓形成。

▋▶ **50 岁患者, 肺腺癌术后半年感到下腰部剧烈疼痛,CT 诊断为"1~3 腰椎股转移灶",现在服用芬必得量越来越大, 还需要怎么治疗才有效?**

疼痛是脊柱转移瘤最常见的症状,发生率高达 80%。疼痛若局限在受累水平,脊柱棘突触诊时疼痛加重,原因为局部炎症反应、骨膜牵拉、硬膜外静脉丛曲张;有的患者肿瘤组织侵入受累水平椎间孔压迫神经根而造成疼痛;转移灶还可能造成脊柱不稳定,诱发机械性和劳累性疼痛。疼痛不同的性质和机制决定了对其治疗应采用不同方案。您的疼痛可不是服用芬必得就可以解决的,究竟属于哪种情况,需要及早就医诊疗。

▋▶ **直肠癌患者原来腰疼,有椎间盘滑脱,现在走路越来越不利落,磁共振诊断发现腰椎转移,该怎么办?**

腰椎转移很可能造成了脊髓功能障碍,这种情况并不少见,发生率可达 35%~65%,必须尽早治疗,才能获得较好的转归。不要误认为是原有的椎间盘疾病造成的步行障碍,以免延误病情。要及早找医生沟通自己步行障碍的详细情况,寻求应对方法。

因为脊椎骨转移是造成患者瘫痪的主要原因,如果治疗延误,甚至直到不能行走后才治疗,神经功能康复的可能性较小;直肠和膀胱括约肌也常被累及,括约肌功能的丧失往往是不可逆的。您的脊髓功能目前应该还没有受到大的损害,抓紧治疗预后应该不错。

▣▶ 脊柱转移瘤外科治疗包括哪些方法？

脊柱转移瘤的手术治疗包括开放手术和微创手术。开放手术主要包括各种入路的全脊柱切除术、各种入路的姑息减压内固定术（结合或不结合粒子植入术）。微创手术包括内镜脊柱手术、微创减压术、经皮椎体内固定术、椎体成形/后凸成形术等。不同的手术有不同的适应证和优缺点，手术方式的选择应当遵照多学科联合、个性化治疗的原则。

▣▶ 脊柱转移瘤的外科治疗能完全切除肿瘤吗？

脊柱转移瘤是由原发肿瘤病灶转移形成的，如果原发病灶得不到完全清除或有效控制，脊柱会出现多发转移。患者一旦出现脊柱转移瘤，可能造成严重的疼痛和神经功能障碍，严重影响患者生存质量，缩短生存期。外科治疗可减轻疼痛，改善神经功能障碍，配合其他抗癌治疗可以延长生存期。对于预期寿命较长的孤立性单发脊柱转移瘤患者，可通过全脊柱切除术完全清除肿瘤病灶，但该手术操作难度大，并发症多，手术适应证严格，临床上较少采用。目前绝大多数的外科手术是姑息保守治疗，如椎板切除减压内固定术、椎体成形术等。

▣▶ 为什么后路椎板切除椎管减压术是目前治疗脊柱转移瘤脊髓压迫症的最常用术式？

脊柱转移瘤脊髓压迫症可造成脊髓的缺血坏死，因此及时、充分的减压十分重要。全脊柱切除术因其手术适应证严格、操作难度大、并发症多而很少采用，后路椎板切除椎管减压术通过释放脊髓后方空间来减轻脊髓压迫，虽然是姑息减压术，但联合局部放疗也可以达到较好的疗效。患者应与医生密切配合，及早手术，争取较好预后。

▮▶ 为什么有些患者术前需要进行动脉栓塞术？

肾癌、甲状腺癌等脊柱转移瘤病灶往往表现为高血运,减瘤手术术中出血十分惊人。术前动脉栓塞术最主要的目的是辅助减少术中出血;还可使肿瘤组织的血管栓塞,使肿瘤坏死、溶解。目前,术前动脉栓塞术已被广泛应用于高血运脊柱肿瘤的治疗。动脉栓塞术不但可以作为减少手术出血的一种术前辅助措施,提高手术操作的可行性和安全性,使手术获得更好的疗效,而且在某些情况下,动脉栓塞术可单独作为姑息性手术的一种,用于减轻肿瘤疼痛及压迫等症状。因此,动脉栓塞术的结局可以是不同程度的局部缺血,也可以是目标肿瘤的完全坏死。

▮▶ 脊柱转移瘤脊髓压迫症患者的术后护理要点有哪些？

所有卧床休息的患者都需要穿长筒弹力袜,或间断进行双下肢气动脉冲按摩。对于转移性脊髓压迫的患者尤其是截瘫患者,皮下注射低分子肝素,以防止静脉血栓的发生。术后疼痛会持续一段时间,应及时给予充分的止痛治疗。长期卧床可能引发褥疮,需要每2～3小时翻身一次。密切观察日常的肠道功能和膀胱功能,并相应对症处理,对尿失禁患者制订详尽的护理计划。

▮▶ 为什么对于恶性肿瘤患者来说，椎体压缩性骨折是一种严重的并发症？

研究发现,发生椎体压缩性骨折的高龄女性患者的死亡率升高了32%,且发生骨折的椎体数目越多,患者死亡的风险越大,这可能与椎体压缩性骨折后脊柱后凸畸形诱发肺部并发症、身体虚弱等原因有关。同样,伴椎体压缩性骨折肿瘤患者的死亡率也明显高于未发生该并发症的肿瘤患者。此外,恶性肿瘤患者发生椎体压缩性骨折后会进一步造成脊柱不稳定,甚至发生脊髓压迫。

▌▶ 脊柱转移瘤的哪些手术属于微创手术?

脊柱转移瘤的微创外科手术治疗方式包括椎体成形 / 椎体后凸成形术、内镜脊柱手术、微创减压术、经皮椎体内固定术、射频消融技术等。

▌▶ 微创骨水泥椎体成形术治疗脊柱转移瘤椎体压缩性骨折具有哪些优点?

微创骨水泥椎体成形术能够显著减轻脊柱转移瘤椎体压缩性骨折患者的疼痛症状,并且能够稳定脊柱、矫正已有的或阻止即将发生的脊柱后凸畸形,预防发生骨髓压迫,降低死亡率。同时,椎体成形术可以结合术中活检、射频消融、辅助性放疗使用。

▌▶ 肺癌患者由于胸椎转移压缩性骨折做了两次椎体成形术,术中都做了组织活检,有这个必要吗?

组织活检是椎体成形术治疗脊柱转移瘤椎体压缩性骨折中很重要的一部分。它并不会提高手术并发症的发生率。每一次椎体形成术都应做组织活检,因为癌症患者会由于肿瘤以外的原因发生椎体压缩性骨折。组织活检能够明确椎体转移瘤的诊断,避免不必要的放疗。临床发现,发生椎体压缩性骨折的恶性肿瘤患者,病椎组织活检后提示恶性的仅 50%。组织活检在同一患者多发恶性肿瘤、在原发性质不明的肿瘤、在长时间的潜伏期后椎体压缩性骨折作为首发转移征象的情况下,均具有非常重要的意义。

▣▶ 为什么椎体成形术结合放疗治疗脊柱转移瘤是一种理想的治疗模式？

原因之一是一些严重椎体压缩性骨折的患者由于剧烈疼痛而无法接受放疗。另一个原因是经皮微创椎体成形术或后凸成形术在增强脊柱稳定性和预防放疗引发的骨折方面很有作用。微创椎体成形术与放疗结合对一些恶性肿瘤患者而言，是一种较新的治疗模式。椎体成形术可即刻获得止痛效果，而放疗则可以控制肿瘤发展。当然，治疗必须因人而异。椎体成形术的优势包括明确诊断、可在不延迟放疗的情况下取得即刻止痛效果、骨水泥可为将来的放疗提供定位参考、与放疗相比发生脊柱僵化的可能性更小。

▣▶ 微创椎体增强术的骨水泥反应会导致患者死亡吗？

微创椎体增强技术治疗转移瘤椎体压缩性骨折，骨水泥直接导致死亡的病例极为少见。一旦出现，则多与高龄、既往心肺疾病如冠心病、高血压等高危因素相关。因此，术前对高龄、多病患者进行心脑血管等系统进行严格评估是至关重要的。

▣▶ 微创椎体增强术术后多久可以下地活动？

微创椎体增强术具有创伤小、恢复快等优点，对于骨质疏松引起的压缩性骨折患者，原则上术后即可佩带支具下地活动。脊柱转移瘤患者通常一般情况相对较差，恢复慢，原则上只要身体状况允许，鼓励及早佩带支具下地活动。

▣▶ 为什么脊柱转移瘤的治疗需要多学科专家合作？

脊柱转移瘤的治疗涉及手术、放疗和药物等多种方式。鉴于肿瘤病理、疾病解剖学范围和患者状态的多样性，标准化治疗尚难实现。脊柱转移瘤患者的治疗涉及手术学、肿瘤学、神经学、放疗学、药学、介入学和康复医学等多种专科。为了让每一位患者的治疗达到最佳的效果，多学科间的合作至关重要。目前针对脊柱转移瘤的治疗模式已形成共识：多学科联合、个体化原则、精准医疗。当然，其实施还需要医患之间的彼此信任和高度配合。

▥▶ 有治疗骨转移瘤的靶向药物吗？

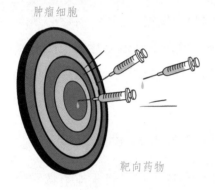

肿瘤细胞

靶向药物

骨转移瘤涉及多种基因及细胞因子，目前已有多种针对这些细胞因子的靶向药物。如二膦酸盐类（唑来膦酸、帕米磷酸等）、迪诺塞麦、组织蛋白酶 K 抑制剂（奥当卡替）。其中以唑来膦酸使用最为广泛，它通过进入破骨细胞和抑制基焦磷酸合酶（生物合成甲羟戊酸途径的关键酶），达到降低溶骨和增强骨骼矿化的作用。

▥▶ 二膦酸盐类药物治疗肺癌骨转移效果如何？

二膦酸盐类药物包括口服类（如阿仑膦酸钠）和静脉输液类（如帕米膦酸盐、伊班膦酸盐、唑来膦酸）。研究表明，接受唑来膦酸治疗（每周1mg）的患者骨相关事件（骨折、骨痛、骨质疏松等）发生率较未治疗组下降了9%。此外，唑来膦酸可延长肺癌骨转移瘤患者的平均生存期，延缓疾病进展。这些研究结果均表明，唑来膦酸在肺癌骨转移患者中可以延迟骨相关事件发生和降低骨相关事件风险。

▥▶ 使用二膦酸盐需要注意什么？

使用二膦酸盐需要注意以下几个方面。首先，口服二膦酸盐吸收率低，易受多种因素影响其吸收，应晨起空腹服用，服药后至少30分钟不进食,避免与牛奶、果汁、矿泉水、钙剂等同时服用。二磷膦盐对食管和胃黏膜有刺激作用,服用时取坐位或立位,用 200~300mL 常温白开水送服,服药后 30 分钟内不能平卧,以减少对食管黏膜的刺激。治疗期间定期复查肾功能和血钙。其次,治疗期间注意口腔卫生,患有严重口腔疾病、需要牙科治疗的患者不建议使用。如果使用过程中出现口腔疾病需要处理,牙科手术与二膦酸盐的前后用药间隔至少 3~6 个月。另外,有些输液用的二膦酸盐(如伊班膦酸钠和唑来膦酸)使用时可能会出现流感样症状,多见于第一次使用,一般持续 1~3 天,表现为发热、肌肉关节痛,多为低热,部分表现为高热,用药期间注意多饮水,可保护肾脏,减轻发热反应。症状明显者可口服非甾体类消炎镇痛药物,如芬必得等。

▮▶ 什么是鞘内镇痛? 鞘内镇痛治疗疼痛性骨转移瘤的适应证有哪些?

鞘内镇痛是通过脊椎骨之间的缝隙, 由专科医生在蛛网膜下腔植入导管,使用内置或外置给药系统将吗啡(或局部麻醉药)直接注入蛛网膜下腔的脑脊液中,鞘内镇痛的效率为口服药物的 200~300 倍,全身不良反应小;低浓度局部麻醉药可以节段性镇痛而不影响运动,疼痛区域无或仅有轻微的麻木感。一线鞘内镇痛药包括吗啡硫酸盐、氢吗啡酮和齐考诺肽,医生也可根据患者病情选择其他药物。

鞘内镇痛治疗疼痛性骨转移瘤的适应证主要有:①经三阶梯治疗疼痛控制不佳的晚期难治性癌痛;②脊柱转移、神经压迫、内脏痛、癌性疼痛综合征。

▉▶ 60 多岁肠癌多年患者，现在发现了股骨转移与脊柱转移病灶，医生建议进行放射治疗的同时做化疗，患者能同时接受这些治疗吗？

放疗是利用放射线产生的高能量杀伤肿瘤细胞,达到消灭肿瘤的目的。约 70% 的恶性肿瘤都需要在某个阶段接受放疗,常见的易发生骨转移的肿瘤包括乳腺癌、前列腺癌、甲状腺癌、肾癌、肺癌、食管癌、胃癌等,大多数都对放疗敏感。既往人们认为放疗是骨转移瘤与脊柱转移瘤的标准治疗方法,但现在认为手术联合放疗效果要优于单纯放疗。至于患者的个体情况如何,放化疗能否同时做,放疗先照射哪个转移部位的病灶,还是需要患者和医生沟通交流,最后做出决策。

▉▶ 骨转移瘤与脊柱转移瘤的放疗安全有效吗？

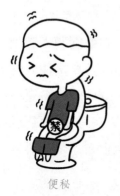

便秘

放疗用于骨转移瘤与脊柱转移瘤的治疗已经有几十年的历史了,20 世纪初人们一直认为放疗是骨转移瘤与脊柱转移瘤的标准治疗方法, 能够有效缓解疼痛,实现肿瘤局部控制。但放疗会引起放射性皮炎、放射性食管炎,以及食欲下降、恶心、呕吐、腹痛、腹泻或便秘等不良反应。随着放疗技术的不断进步,采用药物预防和中药调理等可有效降低不良反应的发生率。

▉▶ 骨转移瘤与脊柱转移瘤接受手术治疗后还需要放疗吗？

需要。因为已经有研究证实,手术联合放疗效果要优于单纯放疗。另外,除了椎体全切术可能实现肿瘤灶的完全清除外,绝大部分手术都是姑息性手术,想要实现减瘤、减压、稳定性重建,减压术或椎体增强术后联合放疗甚至化疗是很有必要的。

▮▷ 为什么脊柱转移瘤术后不能立刻进行放疗？

骨转移瘤与脊柱转移瘤患者施行开放性手术通常创伤较大，手术时间长，术中牵拉、缺血引起的软组织损伤较重，此外，肿瘤患者恢复也比正常人慢，术后早期放疗可能引起脂肪液化、切口不愈合甚至感染。因此，术后放疗通常在术后2~3周进行。微创手术联合术后放疗，开始放疗的时间可以适当提前。

▮▷ 脊柱转移瘤放疗包括哪些种类？

随着放疗技术的不断进步，放疗的种类和类型也越来越多，包括传统放疗、调强放疗、近距放疗、立体定向放疗等。传统放疗主要受限于射线剂量，脊柱转移瘤通常紧邻脊髓，在保证脊髓安全剂量的前提下很难完全杀死肿瘤组织。调强放疗和立体定向放疗可以调节和控制射线在照射野内的分布，提供较高的精确度，多强度、多方向的射线束可以精确地符合靶目标的三维特征。

▮▷ 粒子植入适合骨转移病灶的治疗吗？

粒子植入（即近距离放疗）最适合脊柱肿瘤病灶的治疗，可采用外科技术将放射性粒子植入病灶内，通过放射性粒子杀死周围的肿瘤细胞。在脊柱部位应用近距离放疗可增加肿瘤的总放射剂量，而不会增加脊髓或邻近对射线敏感的组织的放射剂量。放射性粒子是植入病灶内的，因此不存在因为患者移动而造成治疗误差。^{125}I是脊柱近距离放疗中应用最多的同位素。对于需要手术治疗联合术后放疗的患者，粒子植入是最佳选择。如何科学合理地安排粒子间的距离以及在病灶内的分布是其中最重要的环节。

▮▷ 哪种放疗手段在脊柱转移瘤最为常用？

在脊柱转移瘤患者中适形调强放疗最为常用，常见的方案为

300cGy×10F。传统的放疗已应用于治疗脊柱转移瘤多年,其疗效并不理想(长期局部控制率为30%~50%)。由于脊柱转移瘤紧邻脊髓,且脊髓位于脊柱中央,因此射线很难避开脊髓,一旦发生放射性脊髓炎,后果十分严重。由于传统放疗的射线剂量受限,效果也就大打折扣。调强放疗和立体定向放疗具有较高的保形和精确度,疗效优于传统放疗,但立体定向放疗比较昂贵,因此调强放疗更为常用。

▶▶ 为什么有些脊柱转移瘤患者放疗后症状会加重,甚至瘫痪?

脊柱转移瘤病灶通常紧邻脊髓,放疗引起的放射性脊髓炎是脊柱转移瘤放疗的严重并发症之一,可能导致神经功能障碍甚至瘫痪。随着放疗技术的进步,调强放疗和立体定向放疗可以提高精确度,最大限度地降低放射性脊髓炎的发生率。此外,脊柱转移瘤患者往往伴有不同程度的脊髓压迫,放疗早期引起的组织水肿可能会加重脊髓受压,出现相应的脊髓压迫症。因此,明确放疗的适应证,严格把握放疗指征可以有效避免这类情况的发生。随着病情的进展,治疗过程中可能出现疗效之外的情况,患者及其家属应在治疗前就与医生做好沟通,对治疗带来的获益和风险充分权衡,做好思想准备。

▶▶ 哪些脊柱转移瘤患者不适合放射治疗?

脊柱转移瘤放疗的禁忌证包括脊髓压迫、神经损伤,脊柱不稳定;拟照射部位有放射性粒子植入治疗史;既往同一部位脊柱放疗达到脊髓耐受剂量;预期寿命不足3个月;拟照射部位软组织损伤;有系统性结缔组织病变。

▶▶ 脊柱转移瘤放射治疗需要住院吗?

随着放疗技术的进步尤其是立体定向外科技术的发展,射波刀治疗只需3~5次照射即可完成治疗,在门诊即可实施。但脊柱转移瘤患者通常身体状况较差,活动不便,常常合并其他疾病或者需要接受手术治疗,因此需要住院治疗,预防放疗可能导致的不适和不良反应。因此,是否需要住院接受放疗,应由接诊医生根据患者病情及治疗计划综合判断。

▐▶ 为什么门诊放疗要定期检查血常规?

放疗可能导致骨髓抑制,影响正常造血功能,出现白细胞、血小板或红细胞数量下降,如果显著下降,则可能会增加感染、出血等风险。针对这种可能性,放疗前必须检查血常规,了解造血功能。如果白细胞、红细胞或血小板中某项或多项明显低于正常值是不能进行放疗的,必须经过处理使造血功能相应恢复后才能开始放疗。放疗过程中,应每周检验血常规,根据情况决定是否需要停止放疗或者做出调整。

(刘耀升 王飞)

第五章

肿瘤常见伴随症状的康复

癌痛 🖊

▉▶ 疼痛有哪些影响?

从生理上讲,疼痛一般是由于存在看得见或者看不见的损伤,比如肿瘤对机体组织的破坏;从心理上讲,疼痛会导致我们产生很不愉快的感受,导致产生一些负面的情绪,比如焦虑,甚至抑郁。上述的这种身心痛苦,有可能进展到影响我们的日常工作、生活以及生存质量。

▉▶ 有的癌症患者疼得死去活来, 有的癌症患者疼痛却不严重,这是为什么?

一般来讲,癌症患者是否合并严重的疼痛,主要取决于癌症所引起的组织损伤的部位及其程度。如果肿瘤组织侵及神经比较丰富的部位,并造成组织损伤,就会引起比较严重的疼痛。

▉▶ 癌痛有什么不同于其他疼痛的特点吗?

一般来讲,肿瘤患者的疼痛有两种形式,一种是慢性持续性疼痛,这种疼痛往往部位相对恒定、出现频率相对稳定,是一种背景性疼痛;另一种是"爆发痛",这种剧烈性疼痛往往在慢性持续性疼痛基础上急性突发,时间较短,但强度较大。

▉▶ 患者如何让医生知道自己疼痛的程度?

首先,对于癌痛患者,医护人员都要进行常规的量化评估,如同量体温、量血压一样,会有专业的评估工具,患者只需要如实向医护人员描述自身的感受,并准确回答他们的问题,既不夸大,也不缩小。这里给大家介绍一个非常简便的评分方法:一般来讲,如果疼痛对睡眠影响很小或者没有影响,就是轻度疼痛;疼痛会影响睡眠,会疼醒,但仍然可以入睡,就是中度疼痛;疼痛难忍,彻夜不眠,就属于重度疼痛了。

▐▶ 癌痛的治疗目标,是完全不疼吗?

不是的。现在我们一般不讲疼痛治疗,而是称之为"疼痛管理"。完全无痛是我们未来的目标与方向,但就目前来讲,既不现实,也不科学。我们现阶段能够做到的是"疼痛管理",主要包括四个方面:①止痛,将疼痛的严重程度显著降低;②避免药物滥用;③尽可能减少药物不良反应;④改善生存质量。这四个方面,才是我们疼痛管理的重点和核心内容。

▐▶ 疼痛能不能像血压、脉搏一样,完全用数字来表示?

如前所述,疼痛会包含机体损伤的因素,这方面与血压、脉搏一致。但是,疼痛同时包含心理、情绪、思维等个人因素,还包括工作、生活等社会因素,所以疼痛虽然也可以评分,但必然带有一定的主观成分。我们虽然可以依据现有的一些评分规则,给出一定的数字来评价疼痛程度,但疼痛的评分与血压、脉搏这类完全客观的数值是性质不同的,因此,我们应结合主客观情况一起分析,避免过于机械、教条。

▐▶ 疼痛的评分,是不是和量血压一样,要每隔一段时间就评估一次呢?

是的。刚刚住院的患者,第一次评估一定要在入院后8小时之内完成,而且初次给予止痛药物需要"滴定",通俗地说,就是尽快摸索出最佳给药方案。这个时期,根据患者情况,每隔数小时就应评估一次,而且一定要给出具体评估数值,而不是简单地区分轻重程度。即使患者的疼痛状况已经比较稳定了,每个月的疼痛评估也不应少于两次。

▮▶ 癌痛最初并不厉害，是不是先忍一忍，等到实在疼得不行了再治疗，毕竟"是药三分毒"，这样可以吗？

这个观点是错误的。现在我们主张，癌痛越早治疗，效果越好。科学研究已经证实，如果疼痛未能早期治疗，会导致神经本身的病变，我们称之为"神经病理性疼痛"，通俗地说，就是疼痛不治疗的话，传导疼痛的神经本身也会出现问题。很多癌痛最终进展为难以治疗的"难治性癌痛"，其中一个重要原因就是癌痛没有得到早期治疗与控制。所以，癌痛越早治疗，越早控制，后期效果就越好。

▮▶ 癌痛治疗，是不是就是打杜冷丁？

不是的，杜冷丁只是阿片类镇痛药物的一种。针对癌痛治疗，世界卫生组织（WHO）推荐"三阶梯止痛"，通俗地说，是一步一步来的，并不是一上来就应用阿片类镇痛药物，更不是一上来就注射，而是首选口服药物。

▮▶ 头痛可以吃止痛片，是不是癌痛患者也可以先服用止痛片试试？

所有的疼痛，都不能自己乱吃药，首先要明确诊断，然后科学用药，应向专业的医护人员寻求帮助。癌痛是疼痛中非常特殊的一种，更需要接受过专业训练的相关专业医护人员来进行诊疗。另外，在"三阶梯止痛"中，第一个阶梯采用的就是非甾体类镇痛药物，止痛片的学名是"对乙酰氨基酚片"，属于第一阶梯用药，也需要在医生指导下应用。

▣▶ 医生给患者开的塞来昔布，但是患者感觉效果不理想，于是自己多吃了 2 片，还是疼得厉害，后来又吃了 1 片止痛片，感觉好多了，不知道这样吃是否可以？

如前所述，所有的疼痛，特别是癌痛，需要在医生指导下用药。这位患者的做法已经犯了两个错误。首先，塞来昔布与止痛片都属于三阶梯用药中的第一阶梯即"非甾体类镇痛药物"，一般我们不主张同时服用两种及以上同类药；其次，当第一阶梯用药效果不理想时，也不能一味地增加剂量，而是要适时使用第二阶梯用药。所以，还是应该在专业医生指导下用药。

▣▶ 您说的阿片类，是不是"鸦片"呀？

实事求是地讲，阿片也好，鸦片也好，都是从英文单词"opium"翻译过来的，清朝林则徐禁烟的"大烟"，也是这一类。但阿片类药物目前是治疗中重度疼痛最有效也是最不可替代的药物，我们用它控制疼痛，而不是追求它所带来的快感，更通俗地讲，我们是用来治病，而不是吸毒。

▣▶ 听说阿片类药物有口服的，有贴在身上的，还有打针的，是不是打针效果最快、最好？

不是的。如前所述，WHO 推荐的"三阶梯止痛"治疗方案，首选是口服药物，只有在不适宜口服的患者，医生才会根据具体情况，选择贴皮药物或者注射药物。

▸▸ 听说阿片类药物有很多副作用，能不能疼了再吃，不疼了就先不吃？

不可以。三阶梯癌痛治疗的一大原则，就是按时给药，最忌讳的就疼了再吃，不疼就不吃。因为只有规律地按时服药，体内药物的浓度才会比较稳定，而不是忽高忽低。药物浓度稳定，止疼的效果就会稳定，而药物浓度忽高忽低，止疼的效果也会时好时坏。因此，还是建议患者遵医嘱，按时、规律服药。

▸▸ 很多阿片类药物，既有缓释片，也有速释片，都用速释片多好，效果不是来得更快吗？

速释片的效果的确来得快，但是药效来得快，去得也快。如果都用速释片，止痛效果一会儿就过去了，很快又得重复服用，用药量大，效果不稳定，也容易导致药物过量。缓释片的优势是药物缓慢释放，只要按时、规律服药，就能够提供非常稳定的止痛效果，提供一个良好的"背景镇痛"。速释片一般用于前面提到的"爆发痛"，爆发痛来得快，速释片正好可以发挥它的优势，让它去得也快。

▸▸ 癫痫患者可以服用曲马朵吗？

曲马朵属于弱阿片类药物，属于"三阶梯止痛"治疗的第二阶梯，的确会增加癫痫发作的风险，对于具有正常肝肾功能的成年人，建议每日最高剂量为 400 mg（每日 4 次），对于高龄患者（≥75 岁）和那些有肝和（或）肾功能障碍者，推荐较低的每日剂量，以降低癫痫发作的风险。

▥▶ "三阶梯止痛"，就是说必须严格按照第一阶梯到第三阶梯的顺序用药，对吗？

不完全是。目前的研究对于第二阶梯的弱阿片类药物，还是存在很多问题与争论。因此，目前倾向于可以使用小剂量的第三阶梯强阿片类药物，直接代替第二阶梯弱阿片类药物，当然，这个替代方案还不是最终定论，还需要更多临床数据的支持。目前最经典的方案，仍然是"三阶梯止痛"治疗方案。

▥▶ 使用芬太尼透皮贴剂是不是和膏药一样，哪疼贴哪？

不是的，这种贴剂和我们日常使用的各类止痛膏药作用机制完全不同。止痛膏药一般是作用于疼痛局部，所以哪疼贴哪；而芬太尼透皮贴剂是吸收后进入血液，作用于全身，和口服以及注射没有什么本质不同，只是进入血液的途径不同。所以，这类透皮贴剂不是哪疼贴哪，而是只推荐贴在前胸部。

▥▶ 使用阿片类药物最常见的副作用是什么？

便秘是使用阿片类药物最常见也是最棘手的副作用。首先要明确原因，特别是排除肠梗阻等一系列其他因素所导致的便秘，在此基础上可以使用导泻药物，必要时也可使用一些专门治疗便秘的药物，比如甲基纳曲酮等。

▥▶ 羟考酮和吗啡都是强阿片类药物，为了增强效果，可以一起服用吗？

目前不推荐两种及以上强阿片类药物一起服用，目前没有明确证据证明联合服用两种及以上强阿片类药物，镇痛效果会更好。但是如此服用,不良反应的增加,可是有明确证据的,并且对于居家患者,这样联合服用,既给剂量调整带来困难,又不太容易区分不良反应到底来源于哪一种药物,所以目前不推荐这种做法。

▌▶ 癌痛患者目前心态调整得比较好，为什么医生还给患者开了抗抑郁药物？

我们刚才所讲的"三阶梯止痛"药物,只是治疗癌痛的基本用药,有时还要根据癌痛的具体情况,给予其他辅助用药。很多癌痛往往合并神经病理性疼痛,而抗抑郁药物,对于部分神经病理性疼痛具有不错的辅助治疗效果。这时,抗抑郁药物并不是作为治疗抑郁情绪的药物,而是作为癌痛的辅助用药,作用机制不同,使用的剂量也有很大差别。同样道理,现在很多抗惊厥药物、抗精神分裂药物,也被用于合并神经病理性疼痛的癌痛治疗中。

▌▶ 医生嘱咐患者出院后要记疼痛日记,有这个必要吗？

非常有必要,特别是对于已经出院的居家患者。记疼痛日记有利于正确地评估疼痛管理情况,及时调整用药剂量,早期处理不良反应,真正做到个性化用药。如果实在条件所限,可以简化文字,使用符号,或者请家属代记。根据以往的随访经验,最好还是坚持记录疼痛日记。

▌▶ 除了"三阶梯止痛"外,治疗癌痛还有其他方法吗？

对于大多数癌痛患者,只要严格按照"三阶梯止痛"的原则镇痛,约70%的癌痛都可以得到有效控制。但确实有一部分癌痛患者,虽然依据规范的"三阶梯止痛"方案,疼痛仍然难以得到有效控制,这种癌痛往往属于合并神经病理性疼痛的难治性癌痛。这种疼痛往往需要多学科参与的治疗,包括疼痛科、麻醉科、放射治疗科等,采用一定的微创介入方法进行治疗。

▶▶ **既然是神经性疼痛，听说可以把神经用一定方法毁损杀死，就彻底不疼了，这个方法多好，不是一劳永逸了吗?**

不是这样的。神经包括感觉神经和运动神经两大类，而神经一旦被毁损杀死，就不能再生。也就是说，从感觉上来讲，虽然不会感觉到疼痛了，但正常的感觉也会缺失，而导致非常不适的各种异常感觉，包括麻木等;同时，运动神经也会一定程度被累及，导致活动障碍。因此，神经毁损治疗是有严格的适应证的，需要专业人士谨慎选择。一般仅对于预期寿命超过3个月的患者，并且经过充分评估之后，才会采取神经毁损治疗。

▶▶ **肿瘤已经广泛转移，也不想再做放化疗了，但医生说因为腰椎肿瘤转移，需要做放射治疗，这是为什么?**

针对肿瘤骨转移所导致的疼痛，首选的止痛方法就是放射治疗，这时的放射治疗，目标不是广泛地杀死肿瘤细胞，而是为了减轻骨转移引起的疼痛，是一种镇痛手段，而不是肿瘤治疗手段。

▶▶ **有文章提到，鞘内吗啡泵植入术是晚期癌痛的终极治疗手段，这是什么意思呢?**

鞘内吗啡泵虽然使用的也是吗啡，但给药途径不同。简单地说，它是用一根管子和一个微量泵，将吗啡直接注射到脊柱内作用于脊髓，既可以有效地缓解疼痛，同时用药剂量又大大少于口服，仅为口服药物的1/300，效果明确，并发症少。因此，很多人将其称为晚期癌痛的"终极杀手"。但严格来讲，鞘内吗啡泵植入术也是有适应证的，具体还需要咨询专业的医护人员。

▮▶ 晚期癌痛的患者,有必要做疼痛管理手术吗?

晚期癌痛的患者,疼痛管理是我们的核心目标,只要把握好阶梯治疗的原则、规范以及适应证,必要手术。比如脊柱肿瘤转移合并骨质严重破坏的患者,必要时可行经皮椎体成形术,目的就是缓解疼痛。再比如,肿瘤侵犯软组织以及神经丛,可以选择放射性粒子植入术等。

▮▶ 什么是患者自控镇痛? 跟我们手术后用的止痛泵是一回事吗?

患者自控镇痛简称 PCA,最早应用于手术后镇痛。但严格来讲,术后疼痛属于急性创伤性疼痛范畴,机制上与癌痛不尽相同。使用的装置类似, 主要有一个可以持续泵注药物的微量泵和一个患者可以自行控制给药的按钮,其参数由医生来设定,患者可以部分参与药物的给予。但这也是有适应证的,一般用于爆发痛频繁,或者胃肠道给药困难的患者,以及需要合并姑息性镇静的临终患者。

▮▶ 姑息性镇静是什么意思?

姑息性镇静一般适用于终末期的临终患者, 这类患者一方面严格按照癌痛的多阶梯治疗和多学科联合参与,仍然难以缓解;另一方面,患者除癌痛外,往往合并多种晚期癌症的相关并发症,症状叠加,难以有效缓解。这时可采取口服或静脉给药方法,给予一定剂量镇静药物作为辅助手段,使患者处于睡眠或镇静状态,从而减轻临终患者的痛苦,但由于这种方法尚存在一些伦理上的争议,并没有在我国广泛开展。

▮▶ 对于癌症患者的临终关怀, 癌痛治疗是不是最重要的部分?

我们现在更多使用的是"缓和医疗"这个词,其实缓和医疗是在临终关怀的基础上逐步发展起来的概念,相近的名词还有"姑息医学""安宁疗护"等等,实质表达的核心理念是一致的,将临终阶段视作正常的生命过程,不加速也不延缓,但在身体、心理、社会多维度为患者提供支持,这其中,疼痛的缓解当然是重要的组成部分。

(刘刚 高伟健)

疲乏 ✏

▮▶ 为什么患肿瘤后,常常感到疲乏无力,没有精神?

疲乏是癌症患者最常出现的不适感之一。在治疗期间和治疗后,疲乏的发生率分别为 25%~99% 与 29%~38%。疲乏与恶性肿瘤及其治疗有关,所涉及的病理生理学机制尚未明确。推测可能的机制包括促炎因子、下丘脑 – 垂体 – 肾上腺(HPA)轴功能失调、昼夜节律不同步、骨骼肌萎缩和遗传失调。但是,目前这些机制均缺乏有力的证据支持。

▮▶ 为什么患肿瘤后除了全身乏力,还会情绪低落,甚至感到抑郁呢?

疲乏经常与疼痛、情绪困扰、贫血和睡眠障碍等其他症状一起形成症状群。肿瘤患者因疲乏带来的不适感以及疲乏对日常活动能力、生存质量的影响,会引发一系列心理问题,如焦虑、抑郁、沮丧等情绪。疲乏和抑郁经常伴随发生。在一项研究中,987 例肺癌患者中 33% 的患者伴有抑郁,疲乏是促发抑郁的一个重要因素。虽然疲乏与情绪痛苦有很大相关性,但具体联系还在研究中。

▌▶ 肿瘤治疗期间疲乏感加重了，是因为治疗无效或疾病进展吗？

疲乏与恶性肿瘤或恶性肿瘤的治疗有关。癌症治疗，如放化疗、手术、骨髓移植和免疫治疗可直接诱发并加重疲乏。对于接受放化疗、生物治疗的患者，疲乏是治疗后常见的症状，但这并不意味着所采取的治疗措施无效或病情加重。在疲乏发生前，患者应该做好准备。建议患者记录疲乏日记，可以每天对疲乏程度进行自我监测并记录。

▌▶ 为什么肿瘤治疗（放化疗等）已经结束了，还是感到疲乏无力？

疲乏可能是癌症或癌症治疗的急性反应，但也可能是长期或迟发的影响。在治疗停止数月或数年后，患者仍可能还是感到异常疲乏。与治疗后疲乏相关的因素可包括慢性炎症反应，治疗前疲乏、焦虑和抑郁水平，身体活动水平，并发症、癌症的类型，治疗模式以及治疗的后期影响等等。

▌▶ 肿瘤患者出现的疲乏与日常的"乏力/疲劳"有何不同？

与正常人群所描述的通常意义上的疲乏相比，肿瘤患者出现的疲乏更为严重，更令人痛苦，休息也不太可能使之缓解。这种疲乏可能一直存在，也可能是短暂发作，但其发作速度要比寻常疲乏更快。同时，这种疲乏会消耗更多能量，持续更长时间，程度更加严重。可以和多因素的生理和心理障碍（如抑郁）并发，并对患者的日常功能造成不良影响，降低生存质量。

▌▶ 什么是癌因性疲乏？

癌因性疲乏（CRF）是一种与癌症或癌症治疗相关的，痛苦的、持续性的主观感受,表现为机体、情感或认知上的疲乏感或疲惫感,且这种感受与患者近期活动量不相符,并妨碍患者的日常功能。值得注意的是,癌因性疲乏是一种主观感受。癌症治疗过程中的疲乏对机体的影响非常显著,治疗结束后患者也不一定能够恢复至正常的状态。

▮▶ 造成癌因性疲乏的原因有哪些?

癌因性疲乏可发生于疾病的任何阶段,常由疾病进展以及机体对癌症治疗的急性或延迟性反应引发。在新确诊的癌症患者中就可以观察到与疾病明显相关的癌因性疲乏。事实上,异常的疲劳感往往是罹患肿瘤的先兆。癌症治疗,特别是放化疗、手术治疗、骨髓移植和免疫治疗,可直接诱发并加重癌因性疲乏。放化疗过程中常感到疲乏持续加重。此外,并发症也是癌因性疲乏的危险因素。急性或慢性疾病(如疼痛、睡眠紊乱、感染、贫血、营养不良、心功能不全、糖尿病等)、社会心理因素和精神障碍(如焦虑、抑郁)等,都可能导致或加重癌症患者的癌因性疲乏。

▮▶ 癌因性疲乏有哪些临床表现?

癌因性疲乏的临床表现通常包括乏力、不适、疲倦、情绪低落、虚弱、烦躁、筋疲力尽,或是无法完成日常活动。可以用各种消极的语句来描述这种主观体验,例如,"我没有一点儿精神""我总感觉筋疲力尽的",以及"我身子发软"等等。目前,一般采用国际疾病分类标准第10版(ICD-10)中的癌因性疲乏诊断标准作为诊断筛查工具,即癌症患者疲乏症状反复出现,持续两周以上,同时伴有如下症状中的5个或5个以上即可确诊:①全身乏力或肢体沉重;②活动困难;③不能完成原先能胜任的日常活动;④缺乏激情、情绪低落、兴趣减退;⑤存在情绪反应,如悲伤、挫折感或易激惹;⑥不能集中注意力;⑦短期记忆减退;⑧失眠或嗜睡;⑨睡眠后感到精力仍未能恢复;⑩疲乏症状持续数小时仍不能缓解。

▌▶ 癌因性疲乏会造成哪些影响？

相比可通过药物有效缓解的疼痛、恶心和呕吐而言，癌因性疲乏常被患者认为是在癌症及其治疗过程中最令人痛苦的症状。癌因性疲乏会严重影响患者及家人的身心状况、家庭和社会功能，以及对生存质量的满意度，甚至可能会导致患者中止治疗。

▌▶ 如何发现并量化疲乏？

有多种可靠且有效的工具可用来测量儿童、青少年和成人的疲乏状况，美国国家综合癌症网络（NCCN）指南推荐对于年龄＞12岁的患者采用0～10的评分（0：无疲乏，10：能想象的最严重的疲乏），1~3为轻度疲乏，4~6为中度疲乏，7~10为重度疲乏；对于7～12岁的儿童可采用0～5的评分，1~2为轻度疲乏，3为中度疲乏，4~5为重度疲乏；对于5～6岁的患儿采用询问其是否疲劳（即累/不累）的方法来进行判断。

▌▶ 如何使用简易疲乏评分量表？

简易疲乏评分量表包括9个条目。前3个条目评估当前的疲乏程度、过去24小时疲乏的一般水平和最坏水平，后6个条目评估疲乏对生活各个方面的影响。采用线段评分法，线段两端为0和10，0代表无，10代表最严重，被测者要求在符合的数字下面做标记，1~3分为轻度疲乏，4~6分为中度疲乏，7~10分为重度疲乏。简易疲乏评分量表具有良好的信效度，简单、易于理解，且能区分疲乏的严重程度，但不能测量生存质量等方面。

▌▶ 什么是疲乏管理？如何进行？

患者和家属应该知道，疲乏管理是癌症综合治疗的组成部分之一，应对这一症状进行积极的管理，以减少其对生存质量的影响。癌因性疲乏的管理模式一般分为4个阶段：筛查、初步评估、治疗干预和再评估。

在第一阶段（筛查），医护人员为了将有疲乏的患者筛选出来，在病史采集的时候要关注患者的疲乏症状。癌症患者治疗期间或治疗完成后，都需要间隔一定的时间进行癌因性疲乏的筛查。如果患者有疲乏症状，就应进入疲乏管理的第二阶段（初步评估），对疲乏的程度进行评估。如果疲乏的程度是中度或重度，就应进行更为细致的病史采集和体格检查。这一阶段应包括三个方面的深入评估：疲乏本身、同时存在的症状和与疲乏有关的影响因素，同时对存在的问题（如疼痛、厌食等）进行初步的治疗。如果患者没有这些可治疗的问题，或者在初步治疗后仍有中至重度的疲乏，医护人员应推荐患者接受进一步的治疗。初步评估结束以后，中至重度疲乏的患者应进入第三阶段（治疗干预）。美国NCCN 指南基于三种临床状态给出了不同的干预措施：积极抗癌治疗中、治疗后和生命临终。教育和咨询是有效管理疲乏的核心。额外的干预措施包括非药物干预和药物干预，在许多情况下必须使用多种干预措施。第三阶段之后，需要适时进入第四阶段（再评估）。疲乏的干预是一个连续的过程，再评估也要反复进行，如此形成循环。

▶ 治疗过程中，患者及其家属为什么需要接受关于疲乏的健康教育和咨询？

对每一位肿瘤患者都应进行疲乏相关知识的健康教育，尤其是对于即将接受容易导致癌因性疲乏的治疗（如放化疗或生物治疗）的患者。进行健康教育时应强调，疲乏是治疗后常见的症状，这并不意味着所采取的治疗措施无效或病情加重。通过记录疲乏日记可以每天对疲乏程度进行自我监测，行之有效，不妨一试。

▶ 什么是癌因性疲乏的一般性干预？

癌因性疲乏的一般性干预措施可分为保存体能措施和分散注意力措施。保存体能措施是指为避免体能消耗，而对体力活动进行精细的计划和安排。要根据自身情况对日常的活动能力制订现实的期望值,对日常活动进行优先排序,减少不必要的活动,在体能最佳的时段进行活动。中至重度疲乏的患者,可通过记录疲乏日记,确定体能最好的时段,然后安排活动。患者还可采取一些节省体力的技巧,如沐浴后穿浴袍而不是用毛巾擦干身体,使用助行器等设施减少不必要的活动。分散注意力措施包括上网、听音乐、阅读、社交活动等。另外,尽管白天休息可能有助于恢复体力,但应控制在 1 小时以内,以免影响夜间睡眠。

▍▶ 什么是癌因性疲乏的非药物性干预?

癌因性疲乏的非药物治疗是非常有益的,甚至比药物治疗更重要,包括运动、物理疗法和心理干预。有研究显示,非药物干预,尤其是运动和心理干预能够有效缓解癌因性疲乏。营养咨询、改善睡眠的认知行为疗法(CBT)、白亮光治疗(BWLT)等疗法均可用于肿瘤患者的疲乏治疗。而对于临终患者,通过维持和提高生命意义及尊严的干预措施,可以减轻由疲乏症状造成的痛苦,并提高患者的生存质量。

▍▶ 运动对缓解癌因性疲乏有帮助吗?

在癌因性疲乏的非药物性干预措施中,运动的效果最为显著。虽然目前没有足够的依据可就运动量和运动强度给出推荐,但鼓励患者在治疗期间及治疗后进行中等强度的运动。一般建议一周中大部分天数内进行每天 30 分钟的中等强度活动。一些干预性或观察性研究显示,肿瘤患者每周至少进行 3~5 个小时中等强度的活动,可获得更好的体验和更少的治疗不良反应,包括疲乏。但对于存在伴发疾病(如心血管疾病、慢性阻塞性肺疾病)、近期做过大手术、特定功能或解剖缺陷(如头颈部肿瘤患者的颈部活动受限)、适应功能显著下降的患者,应该转诊进行物理治疗;而对于患有骨转移、血小板减少症、贫血、发热或急性感染期、由于转移或其他伴发疾病使活动受限,以及存在跌倒风险的患者,应慎用运动疗法。

▐▶ 瑜伽对缓解癌因性疲乏有帮助吗？

近期的随机对照试验表明，在治疗期间瑜伽干预可以改善癌因性疲乏及睡眠质量。作为癌症康复身心干预的一种有效方法，瑜伽已获得权威的循证临床实践指南——美国临床肿瘤学会（ASCO）《成人癌症生存者疲劳的筛查和管理》的推荐，有条件的患者不妨一试。

▐▶ 太极拳对缓解癌因性疲乏有帮助吗？

太极拳对促进健康有多方面的益处，可改善生存质量，改善机体功能包括耐力及心血管功能，有助于疼痛管理，改善平衡能力，减少跌倒风险，增强免疫反应，还能提高机体灵活性、力量和运动感觉。有研究证实，练习二十四式简化太极拳可有效改善晚期肺癌患者的癌因性疲乏及睡眠质量。但是目前太极拳在癌症康复方面的研究还是很少，仍缺乏高水平的证据证明太极拳对于治疗癌因性疲乏的获益。

▐▶ 气功对缓解癌因性疲乏有帮助吗？

一些系统综述显示气功可能对缓解疲乏有帮助，民间口口相传也肯定了气功的某些疗效。由于相信其疗效的人数众多，国内很多医生也经常推荐患者进行气功锻炼，作为癌症康复的方法之一。但由于现有的相关文献样本量较小、文献方法学质量较低，气功对于抑郁、疲乏和睡眠障碍的治疗作用的临床研究证据尚待收集。

▐▶ 针灸、按摩对缓解癌因性疲乏有帮助吗？

针灸对疲乏的积极作用在小样本研究中已有报道，但缺乏较大的随机对照试验来进一步证实。存在一些模棱两可的证据，因此对于针灸干预乳腺癌治疗后疲乏仅有级别不高的推荐，即可考虑选择针灸疗法。但对于神经病变、睡眠障碍和癌症治疗中的疲乏，因证据不足没有给出推荐，还需要进一步研究。

穴位按摩可作为治疗化疗所致恶心、呕吐的辅助方法,但因其证据并不充分,所以不推荐作为主要的治疗方法。至于穴位按摩改善疲乏、提高生存质量方面,因证据不足,还需要研究,现有指南没有推荐。

▮▶ 心理行为干预对缓解癌因性疲乏有帮助吗?

心理行为干预主要包括认知行为疗法、心理教育疗法、表达支持疗法等。有研究显示,行为疗法(包括认知疗法、放松训练、社会支持、催眠、生物反馈等疗法),可使乳腺癌患者在治疗期间和治疗后缓解疲乏。但由于证据尚不足够有力,仅得到了较低级别的推荐。

▮▶ 冥想对缓解癌因性疲乏有帮助吗?

简单来讲,冥想就是抛弃一切杂念,排除一切嘈杂因素的干扰,在安静的环境下"发呆"。冥想的适用情况包括适应性障碍、悲痛、狂躁、精神上极度的紧张不安、认知功能障碍、苦恼、焦虑、抑郁或其他心理问题和睡眠障碍。美国临床肿瘤学会(ASCO)认为,乳腺癌治疗期间及治疗后,冥想有助于减轻焦虑、抑郁和情绪障碍,提高生存质量。因此,癌症患者可考虑通过冥想缓解癌因性疲乏。

▮▶ 睡眠干预对缓解癌因性疲乏有帮助吗?

很多肿瘤患者出现严重的睡眠障碍(如失眠、嗜睡等),进而引起或加重疲乏。一些睡眠干预疗法已被证实可以有效缓解疲乏。最常用的认知行为疗法(CBT)包括刺激控制、睡眠限制和睡眠卫生。

刺激控制包括困倦时再上床、每晚保持固定的入睡时间、每天在固定的时间起床。当初次入睡时,如果20分钟后还未能入睡,则应先起床做些别的事情,不要急于睡眠。睡眠限制包括避免长时间的午睡或午睡时间太晚、限制每天躺在床上的时间。睡眠卫生包括避免睡前饮用浓茶、咖啡,创造良好的睡眠环境(如黑暗、安静、舒适的环境)。对于肿瘤患儿,使用一些能使其产生安全感的物品,如小毯子、玩偶等,可有助于睡眠。

� 白亮光疗法(BWLT)可以治疗癌因性疲乏吗?

白亮光疗法是指治疗时采用光照度为 1000 勒克斯(Lux)的白光。该疗法最初用于治疗情绪障碍和睡眠障碍的患者。BWLT 对化疗期间的乳腺癌患者的疲乏有积极作用。但是,该疗法的确切效果仍需要进一步的研究证实。

▶ 哪些药物可用于癌因性疲乏的治疗?

药物干预主要通过抑制免疫系统反应降低细胞因子水平,或通过治疗机体代谢紊乱恢复机体外周能量的利用, 从而使机体保持正常生理状态。诸多研究表明,药物干预对改善癌因性疲乏具有一定的疗效。目前,常见的干预药物主要包括中枢兴奋剂、抗抑郁药物以及中药。

研究表明,神经兴奋剂可提高患者注意力水平,改善疲乏。哌甲酯对晚期伴有中至重度疲乏的患者具有较好的治疗效果。美国 NCCN 指南推荐在排除其他疲乏诱因的前提下,使用神经兴奋剂哌甲酯。但老年患者所需剂量要低于年轻患者,使用时应谨慎。

▶ 抗抑郁药物可用于治疗癌因性疲乏吗?

癌因性疲乏和抑郁密切相关,但二者关系复杂,疲乏可以是抑郁的原因,也可以是抑郁的结果。研究表明,抗抑郁药物在改善患者抑郁症状的同时也可一定程度上缓解癌因性疲乏。因此,曾经认为,抗抑郁药物在改善患者抑郁症状的同时也可缓解癌因性疲乏。但由于证据不足,最近不推荐将抗抑郁药物用于缓解疲乏。

▶ 激素可用于癌因性疲乏的治疗吗?

糖皮质固醇类激素,如强的松及其衍生物、地塞米松等,可短期缓解患者的癌因性疲乏,但鉴于其长期使用后的诸多激素类不良反应,对于终末期患者合并神经性厌食症者、脑转移/骨转移引起疼痛者,均不适合使用此类药物来缓解癌因性疲乏。

▥▶ 哪些"补药"可用于癌因性疲乏的治疗?

目前,各种指南均未推荐什么"补药"用于癌因性疲乏的治疗。有些广告推荐保健药物辅酶 Q10 和左旋肉碱等,声称可缓解癌因性疲乏,实际临床观察没有显示其获益。但有一些研究显示西洋参和人参对癌因性疲乏确实有所裨益,可在医生指导下使用。

(高伟健)

恶心、呕吐 ✐

▥▶ 哪些肿瘤患者容易出现恶心、呕吐?

恶心、呕吐是放化疗,特别是化疗最常见的消化道不良反应。化疗药物的种类、剂量和给药途径是决定恶心、呕吐严重程度的主要因素。就个体而言,年轻女性、既往多程化疗者、胃大部切除术后者相对较重;儿童、老年人和经常大量饮酒的患者消化道反应较轻。

还有一些患者的恶心、呕吐与放化疗无直接关系,如肠梗阻、便秘、前庭功能障碍、脑转移、电解质紊乱、高钙血症、高血糖、低钠血症、尿毒症、合并用药(如阿片类药物)、肿瘤或化疗药物引起的肠麻痹、精神因素如焦虑和预期性恶心、呕吐等。

▥▶ 恶心、呕吐有哪些危害?

大多数恶心、呕吐症状是可防可治的。如果不引起重视,长时间恶心、呕吐会导致患者脱水、电解质紊乱、营养不良、身体衰弱,还可能导致吸入性肺炎,严重时甚至会引起窒息危及生命。恶心、呕吐控制不佳会使患者对化疗产生畏惧,被迫调整化疗方案,甚至拒绝化疗,从而错过最佳的、有效的治疗时机。经常有患者出于对化疗的恐惧,主要是对恶心、呕吐的恐惧,在发病早期选择保守治疗,而造成有些分期较早的、本可治愈的肿瘤进展为癌症晚期。所以,有效控制恶心、呕吐,对化疗顺利进行、增强患者治疗信心、提高患者生存质量有着重要意义。

▪▶ 化疗都会引起恶心、呕吐吗?

不是所有抗癌药物都导致恶心、呕吐,也不是所有人对化疗都有此类反应。抗癌药物致吐性根据使用该药物的患者呕吐的发生率而有高低不同、强弱之分。在不预防止吐治疗时,超过90%人会有呕吐反应,此类药物归为高致吐药物;30%～90%有呕吐反应,归为中致吐药物;10%～30%的人有呕吐反应,归为低致吐药物;不足10%的人有呕吐反应,归为很低致吐药物。

▪▶ 我们常用的化疗药物哪些是高致吐药物,哪些是低致吐药物呢?

高致吐性药物包括顺铂、阿霉素、表柔比星、链佐星、氮芥、卡氮芥、环磷酰胺、异环磷酰胺、达卡巴嗪等。

中致吐药物包括奥沙利铂、卡铂、氨磷汀、三氧化二砷、阿糖胞苷、放线菌素、伊立替康、阿霉素、去甲氧柔红霉素、洛莫司汀、甲氨蝶呤、替莫唑胺。

低致吐性药物包括紫杉醇、多西紫杉醇、卡巴他赛、脂质体阿霉素、托泊替康、依托泊苷、培美曲塞、丝裂霉素、吉西他滨、氟尿嘧啶、贝沙罗汀、米托蒽醌、噻替哌。

很低致吐性药物包括博雷霉素、白消安、氟达拉滨、长春碱、长春新碱、去甲长春碱、贝伐珠单抗、门冬氨酰酶、利妥昔单抗、曲妥珠单抗、西妥昔单抗、帕尼单抗、硼替佐米、替西罗莫司等。

药物的高、中、低、很低致吐性归类也并不是绝对的，使用药物剂量的大小和是否有合并用药也会影响其致吐的发生率。例如，顺铂<50mg/m²、环磷酰胺<1.5g/m²、卡莫司汀<250mg/m²、阿霉素<60mg/m²、表柔比星<90mg/m²、异环磷酰胺<2g/m²时致吐率会下降，变为中致吐性药物；阿糖胞苷100~200mg/m²、甲氨蝶呤50~250mg/m²会变为低致吐性药物；阿糖胞苷<100mg/m²、甲氨蝶呤<50mg/m²又会降为很低致吐性药物。

▣▶ 化疗为什么会引起恶心、呕吐？

化疗药物引起呕吐是一个复杂的过程，因为呕吐是通过一系列神经冲动支配来完成的。化疗药物及其代谢产物使消化道黏膜细胞受到损伤，释放出的5-羟色胺作用于肠道迷走神经上的5-羟色胺受体，使迷走神经产生冲动传递至大脑的化学感受区。还有些化疗药物及其代谢产物直接作用于大脑的化学感受区。化学感受区通过神经冲动传递至呕吐中枢，呕吐中枢发出神经冲动至唾液中枢、腹肌、颅神经和呼吸中枢，在多个效应器官的协作下最终完成呕吐。参与呕吐的神经递质和受体包括5-羟色胺、多巴胺、乙酰胆碱、皮质醇、组织胺、阿片类物质受体和神经激肽-1（NK-1）受体。现在常用的止吐药物正是基于这些机制进行研制的。

▣▶ 恶心、呕吐太难受了，化疗引起的恶心、呕吐能控制吗？

恶心、呕吐是患者治疗过程中最为担心和恐惧的不良反应之一。如前所述，现代医学已经对药物的致吐性、致吐机制有了比较清晰的认识，由于呕吐最终共同机制并没有被认识，所以现在仍没有一种药物可以单独解决化疗相关性呕吐。但各种止吐药物在已知的机制下，单独使用或协同使用，对90%以上的恶心、呕吐反应均能达到有效预防和控制。做放化疗时，大家应对医生采取的各种止吐措施在心理上抱有信心，这样能加强止吐药物的作用。

▐▶ 常用止吐药物有哪些？

经常用于预防或治疗化疗相关性呕吐的药物有多巴胺受体拮抗剂,如甲氧氯普胺,5-HT3 受体拮抗剂(临床应用最多)。第一代如昂丹司琼、格雷司琼、托烷司琼、雷莫司琼、阿扎司琼、多拉司琼等;第二代如帕洛诺司琼、皮质类固醇(地塞米松等)、苯二氮卓类(劳拉西泮等)、大麻类、抗胆碱能和抗组胺药(如苯海拉明)、NK-1(P 物质)受体拮抗剂(如阿瑞吡坦)。

▐▶ 化疗没有什么不良反应是不是意味着治疗无效？用止吐药物会影响治疗效果吗？

不是所有人做化疗都会有恶心、呕吐反应,也不是所有化疗药物都能诱发恶心、呕吐。化疗相关的恶心、呕吐是药物不良反应,与化学药物本身的治疗效果没有相关性。化学药物除了消化道反应,还会引发很多其他不良反应,比如骨髓抑制、脱发、肝肾损伤、神经毒性等,都应做积极的防护和控制。

▐▶ 和第一代止吐药 5-HT3 受体拮抗剂比较,第二代药物有什么特点？

第二代药物的亲和力较第一代 5-HT3 受体拮抗剂强 30~100 倍,药物的血液半衰期长达 40 小时;对急性恶心、呕吐的控制率与第一代相当,但对中致吐抗癌药物所致迟发性呕吐的控制率明显好于第一代,两者不良反应相似。

▐▶ 居家口服抗癌药物需要预防性使用止吐药物吗？

口服抗癌药物的致吐性相对较弱,属于中及高致吐性的药物较少,主要包括依托泊苷胶囊、替莫唑胺、米托坦、克唑替尼、雌二醇氮芥、环磷酰胺片[>100mg/(m²·d)]，对于这些药物可酌情预防性使用止吐药物。多数药物的致吐性较低或很低，包括环磷酰胺片[>100mg/(m²·d)]、氟达拉滨、卡培他滨、厄洛替尼、吉非替尼、阿西替尼、拉帕替尼、来那度胺、瑞戈非尼、帕唑帕尼、尼洛替尼、索拉非尼、舒尼替尼、沙利度胺和凡德他尼等。所以，居家口服抗癌药物时一般不推荐同时使用预防性止吐药物。

▊▶ 为减轻恶心、呕吐，化疗期间如何调整饮食？

化疗期间调整好饮食确实有助于减轻消化道不良反应，改善营养状况，有助于化疗的顺利进行。服用抗癌药物时，餐前可少量运动，餐后适度休息，但不要平躺，可在饭后坐直或半卧，并且远离油烟和异味；建议少食多餐，由每日三餐调整为每天 6～8 次小份餐，食材选择高能量、高蛋白、高维生素膳食或营养补充剂；进餐前和进餐后尽量少饮水，进餐时先吃固体食物，再喝稀粥、汤汁和饮品，果蔬汁最好在饭前 30~60 分钟饮用，且建议使用吸管；避免疲劳时用餐；避免太咸、太甜、油腻、辛辣及气味浓郁的食物；酸味食物有助于减轻恶心、呕吐；起床后可吃些较干的食物，如饼干、面包，可抑制恶心、呕吐；使用较大餐具，会显得食物不多，有助于增强进食信心；避免化疗前后 1~2 小时进餐，可以口含生姜片，这些"小技巧"可一直用到化疗结束。若发生了呕吐，呕吐过后要清洁口腔，啜饮清澈液体如苹果汁、苏打水。呕吐频繁时，在 4~6 小时内禁食，或延长至 24 小时后再缓慢进软食，如稀饭、麦片粥或清汤等。

▊▶ 什么是急性呕吐？怎样预防和处理？

急性呕吐是指用药数分钟到数小时内即出现恶心、呕吐，多在 5~6 小时时达到最高峰，一般 24 小时后缓解。急性呕吐首先是预防，应在化疗前给予止吐药物。应根据抗癌药物的致吐性高低，同时结合患者特点来制订止吐方案，对于中及高致吐药物引起的急性呕吐，5-HT3 受体拮抗剂是最常使用的止吐药物，可以联合类固醇皮质激素。效果不好时，要考虑有无其他致吐因素。

▶ 什么是迟发性呕吐？迟发性呕吐怎么处理？

迟发性呕吐在用药 24 小时后出现，常见于顺铂、卡铂、奥沙利铂、环磷酰胺和阿霉素。地塞米松对迟发性呕吐疗效肯定，完全控制率可达 45%，联合阿瑞吡坦控制率可提高至约 68%，5-HT3 受体拮抗剂建议选择第二代药物，对于高剂量顺铂化疗，止吐方案延长至化疗结束后第 3 天。

▶ 什么是预期性呕吐？

前一次化疗中出现恶心、呕吐的患者，在下一次化疗开始前就出现恶心、呕吐，属于条件反射，临床上称之为"预期性呕吐"。常常以恶心为主，在年轻人的发生率高于老年人，发生率为 18%~57%。

▶ 预期性呕吐怎么处理？

预期性呕吐治疗的关键在于预防，即在第一次化疗时采用最佳止吐治疗，避免出现严重的恶心、呕吐反应。一旦发生，除在化疗前和化疗当天加用抗焦虑药物、镇静药物治疗外，可配合行为干预，如放松、催眠、音乐和针灸等。

▶ 什么是突破性呕吐？突破性呕吐怎么处理？

突破性呕吐是在预防性止吐治疗后，仍出现需要治疗的恶心、呕吐。对于突破性呕吐的治疗，仍然是加强预防，应调整下一周期化疗前的预防止吐方案。如果出现突破性呕吐，要给予与化疗前不同类型的化疗药物；也可以联合用药，一般选择静脉注射、肌肉注射或直肠给药，避免口服方式给药；再就是应"按时"给药而不是"按需"给药。患者应随时向医生报告病情，对用药做出调整。

▌▶ 化疗期间医生常嘱咐高蛋白饮食，能建议一些既保证营养又可以减轻消化道不良反应的饮食方案吗？

化疗期间可以食用的高蛋白饮食包括煮熟的肉类、鱼类和禽类，冷的肉类和鱼类沙拉，蛋类，用低脂奶制作的肉汤、菜汤，脱脂酸奶等，但避免食用肥肉和煎炸肉、煎蛋。米面谷物类食品，应避免甜甜圈、酥皮蛋糕等高糖、高油脂的制作方法。水果和蔬菜类应避免煎炸的或糊状的蔬菜、有强烈气味的蔬菜。总之，既要清淡，又要品种丰富，在保证营养的同时减少对味觉和嗅觉的刺激。

▌▶ 化疗间歇期居家休养如何避免恶心、呕吐的发生？

居家休养期间，因预防性药物使用不便，更要注意饮食和居家环境的调整：使用吸管和带盖的杯子饮用汤、水、果蔬汁等；烹饪时注意通风，或选择在患者外出或睡觉时烹饪，避免油烟刺激；居家环境避免使用空气清新剂或香水；避免在有油烟味或其他味道的房间内用餐；经常漱口，减少口腔异味刺激。

（刘彦芳 高伟健）

便秘和腹泻 🖊

▌▶ 什么是便秘？

便秘是一种临床复杂的症状。便秘是指排便困难或费力、排便不畅、便次太少、粪便干结且量少。正常人一般每周排便不少于 3 次，平均粪便量 200g，粪便含水量在 60%~80%。便秘患者可表现为每周排便少于 3 次，有的虽然每日排便多次，但排便相当费力，每次排便花费时间较长，排出粪便干结如羊粪且数量少，排便后仍有粪便未排尽的感觉。

▐▶ 对肿瘤患者来说,哪些情况会引起便秘?

包括与肿瘤相关的便秘、治疗相关的便秘、营养因素和其他疾病引起的便秘等。

▐▶ 便秘与肿瘤相关的原因有哪些?

肿瘤生长在胃肠道腔内或胃肠壁上,引起肠道狭窄或阻塞,导致粪便通过障碍而引起便秘,肿瘤浸润肠道影响肠道蠕动,腹腔或者盆腔肿瘤压迫胃肠道导致胃肠蠕动减慢,以及肿瘤压迫或浸润腰骶部脊神经、盆神经可导致排便反射中断,还有肿瘤导致的水电解质失衡如低钾血症、高钙血症、脱水等原因。

▐▶ 便秘与治疗相关的原因主要有哪些?

手术治疗相关因素,如胃肠道手术后肠腔变窄;某些化疗药物的不良作用,如放化疗中使用的减轻呕吐的药物、抗酸药物、阿片类止痛药物、解痉药物、补血铁剂、利尿剂、抗过敏的抗组胺类药物,以及某些抗抑郁药物等。

▐▶ 可能会引起便秘的化疗药物有哪些?

容易引起便秘的化疗药物包括长春新碱、长春瑞滨、紫杉醇、卡铂、奥沙利铂、5-氟尿嘧啶等,这些具有周围神经毒性的化疗药物可能会引起便秘,因此在使用上述药物(尤其是上述前三种)过程中,注意多吃一些软食,多吃富含膳食纤维的食物,多饮水。如果化疗前就有便秘的情况,注意服用一些缓泻剂,如乳果糖口服溶液、麻仁润肠丸等。

▐▶ 什么是阿片类药物相关性便秘?

即使用阿片类药物后出现便秘, 或使用阿片类药物后既往便秘症状加重,简称为 OIC,诊断标准为:阿片类药物治疗超过一周,大便次数减少全每周少于 3 次自主排便,排便费力,排便不尽感,大便干燥。

▨▶ 与便秘相关的营养因素主要有哪些?

进食量过少、饮食过于精细、水分摄入过少都是导致便秘的重要因素。放化疗患者常会出现食欲不振的情况,饮食相应会受到影响,无法产生足够的粪便量和液化食糜,食糜通过回肠速度也会减慢,时间一长会导致水分被肠道吸收,结果粪便变硬,排便减少,引发便秘。营养差、体力弱、长期卧床等都会影响排便情况。

▨▶ 除了上述因素,还有哪些情况与便秘有关?

并发的其他疾病,包括因肛门疾病(如痔疮、肛裂)引起的排便时局部疼痛;慢性神经性病变,如截瘫、偏瘫、脑血管或脊髓病变;精神性原因,如焦虑或抑郁、痴呆;内分泌疾病,如甲状腺功能低下;代谢紊乱,如糖尿病、尿毒症等。

▨▶ 如何区分便秘轻重程度?

一般可将便秘分为轻、中、重三种程度。轻度症状较轻,不影响生活,经一般处理即可好转,无须用药或少用药。重度便秘症状持续,患者异常痛苦,严重影响生活,不能停泻药或治疗无效。中度则介于两者之间。所谓的"难治性便秘"常常是重度便秘,可见于出口梗阻型便秘、结肠无力及重度便秘型肠易激综合征等。

▨▶ 如何通过调整饮食结构改善便秘?

调整饮食结构,包括适量增加谷类及纤维素的摄入,适量增加饮水,进食适量酸奶,以增加益生菌的摄入。

高纤维素食物包括全麦面包、谷类食物,以及各种蔬菜(西芹、红薯、各种蘑菇、龙须菜、小白菜等)、水果(香梨、椰子、石榴、桑椹等)和干果(芝麻、杏仁、松子、核桃、腰果等),纤维素可保留水分,增加粪便体积,软化粪便,促进肠蠕动,且有助于益生菌生长,从而利于排便。

▎▶ 除了饮食调整,还有什么办法能减轻便秘?

除了饮食调整,还可以通过运动、调整情绪、建立排便习惯等方法来减轻便秘。化疗期间也不要完全卧床,运动有助于加强大肠蠕动,缩短结肠转运时间,促进排便。可以根据情况,选择适当的运动,例如散步、打太极拳等。

建立良好的排便习惯,每天定时排便,利用生理规律建立排便条件反射,有利于排便。也可在三餐后半小时内进行腹部按摩,每次 10 分钟,顺时针环形按摩来促进肠道蠕动,改善便秘情况。

情绪对排便也有影响,保持良好的情绪和心理状态很有必要,对于焦虑、抑郁的患者,精神心理治疗有利于改善便秘。

▎▶ 如何预防阿片类药物引起的便秘?

医生为患者处方阿片类药物的同时,应处方防治便秘的药物,若阿片类药物加量,也应增加防治便秘药物的剂量,目的是使这些患者保持规律排便。为了预防便秘的出现,需要告知患者保证足量水分的摄入,多食用富含膳食纤维的食物(不推荐补充药用纤维,不能改善阿片类药物导致的便秘),并为体质瘦弱的患者改进排便条件,体力可耐受者适当进行体育锻炼。

▎▶ 常用治疗便秘的药物有哪些?

结合患者具体情况,给予粪便软化剂、刺激性泻剂或复合制剂进行治疗,以保证每 1~2 天一次肠道非强制性通便。粪便软化剂主要有乳果糖、多库酯钠、聚乙二醇、氢氧化镁、山梨醇等,刺激性泻剂主要有比沙可啶、蒽醌类(番泻叶、鼠李皮)、酚酞、矿物油(医用石蜡油、蓖麻油等),复合制剂是多库酯钠和蒽醌类构成的药物。

▌▶ 治疗便秘的中成药有哪些？

有通便作用的常用中成药有麻仁润肠丸（胶囊）、番泻叶颗粒、四磨汤、苁蓉通便丸、大黄通便颗粒、大黄泻火丸、清肠通便丸等。便秘一般分为虚/实两类，应在中医指导下辨证施治，以调理气机、滋润肠道为治疗原则，合理选择药物。

▌▶ 治疗便秘的药物有没有副作用？通便药物可以长期使用吗？

粪便软化剂中的渗透性通便药物可在肠道形成高渗环境，吸收肠外水分，导致肠内容积增加，刺激肠壁，加强蠕动，促进排便。因此，这些药物容易加重或导致电解质紊乱，应慎用于重症晚期癌症患者。有水肿、心功能不全或高血压的患者应避免使用钠盐制剂灌肠；乳果糖、麻仁润肠丸副作用相对少，但严重便秘者使用时也可出现腹胀、腹痛等症。因此，便秘最好通过改变饮食习惯或饮食结构提前预防，或者发生便秘以后尽早处理，避免便秘加重，进展为肠梗阻。

▌▶ 发现患者直肠内有不易排出的粪块该怎么办？

当发现患者直肠内有不易排出的粪块时，可首先考虑经直肠使用通便的栓剂，如果无效则应尽快灌肠。直肠栓剂包括刺激性栓剂和润滑性栓剂。刺激性栓剂可选比沙可啶栓、酚酞栓，适用于直肠内积聚的粪便软块。润滑性栓剂有助于直肠内比较硬的粪块排出，常用的润滑性直肠栓剂有甘油、山梨酸栓剂，可润滑肠道，促进排便。使用直肠栓剂后仍无效时，可考虑医用石蜡油保留灌肠。对于直肠栓剂或灌肠，重度中性粒细胞减少症或重度血小板减少症患者应禁用。

▮▶ 肿瘤患者腹泻的发病原因是什么？

肿瘤患者发生腹泻是由于胃肠道正常的分泌、消化、吸收等功能发生障碍或紊乱，导致消化道分泌量增加，消化不完全，吸收量减少和（或）胃肠动力加速等情况，最终会导致粪便稀薄，大便次数增加而形成腹泻。正常人每天排便 2~3 次或每 2~3 天排便 1 次，有规律性，粪便成形。腹泻患者不但大便次数增多，而且性状改变，呈稀便、水样便甚至血性便。

▮▶ 腹泻主要的原因有哪些？

腹泻潜在的病因包括放化疗、泻剂的过度使用、感染性因素、长期使用抗生素、手术、营养不良、副肿瘤综合征、神经内分泌肿瘤和肿瘤侵犯肠道。其中，放化疗是导致腹泻的重要原因，尤其是放化疗同步进行，腹泻的发生率可高达 80% 以上。

▮▶ 引起腹泻的药物有哪些？

引起腹泻的药物，包括化疗药物、分子靶向药物、新型免疫治疗药物泻剂、抑酸药物、抗生素等。

▮▶ 肿瘤患者化疗或放疗中出现腹泻会引起什么后果？

医学上将由化疗或放疗引起的腹泻称为放化疗相关性腹泻，是肿瘤患者放化疗引起的一种常见胃肠道毒性不良反应。轻者会降低患者的生存质量，严重者会导致水电解质紊乱、脱水、感染，甚至可能导致休克、死亡。所以，对于放化疗后腹泻必须引起足够的重视，提早预防，早期发现，早期治疗，避免出现严重后果。

▮▶ 为什么放化疗容易出现腹泻？

这是因为放化疗在杀灭肿瘤细胞的同时，对正常组织细胞也会造成一定程度的损害，可谓"杀敌一千，自损八百"。而化疗首先会损害生长代谢旺盛的组织和细胞,我们的肠黏膜细胞分裂增殖速度很快,容易遭受化疗药物的直接破坏,引起肠黏膜萎缩,小肠绒毛变短或剥脱,小肠吸收面积减少,黏膜的完整性遭到破坏,而引起肠道的消化、吸收障碍和分泌增加,从而导致腹泻。

▍▶ 除了放化疗药物对肠道的直接损伤,还有什么原因会引起或加重腹泻吗?

放化疗会造成骨髓抑制,即白细胞、粒细胞、血小板减少,机体免疫力降低。肠道菌群增殖活跃,也可继发肠道感染,如果发生肠道感染,会引起或加重腹泻。肠道肿瘤在化疗时会出现肿瘤坏死,若合并炎症刺激导致肠道分泌增多,也会出现腹泻。肠癌手术后的患者,由于肠道手术切除大部分肠管,吸收面积减少,造成吸收不良,也会提高腹泻的发生率。另外,肠癌的患者放化疗时常常用到氟尿嘧啶静滴或静脉泵入,当使用时间超过 3 天甚至更久,腹泻的风险和发生率将大大增加。除此之外,化疗时恐惧、焦虑或紧张的情绪,容易使胃肠蠕动及消化液的分泌量增加而致腹泻。因此,对于肠癌患者来说,在化疗过程中尤其要注意防治腹泻。

▍▶ 容易引起腹泻的放化疗药物有哪些?

容易引起腹泻的常见化疗药物有氟尿嘧啶、伊立替康、甲氨蝶呤、阿糖胞苷、阿霉素、依托泊苷等。当然,化疗过程中腹泻发生与否、发生的程度和持续时间,除了与化疗药物的种类有关,还与剂量和用药时间及肿瘤部位、患者的身体状况有关。

▍▶ 放化疗相关性腹泻与见于一般人群的腹泻一样吗?具有哪些特征?

放化疗相关性腹泻与一般人群发生的腹泻不同,不及时治疗后果可能很严重,甚至危及生命。典型的特征主要包括无痛性腹泻或伴轻度腹痛的腹泻,喷射状水样便,一天数次或数十次,持续 5~7 天,可出现在放化疗当天或之后,常用止泻药物通常效果不佳。

放化疗相关性腹泻如何分级?

不同的医学研究组织对放化疗相关性腹泻采用的分级方式有所不同。常用的分级方法主要参考以下两种:

• 世界卫生组织(WHO,1981)分级法:

Ⅰ度:暂时性(<2 天)。

Ⅱ度:能耐受(>2 天)。

Ⅲ度:不能耐受。

Ⅳ度:血性腹泻,需要治疗。

• 国际抗癌协会 CID 分级法:

0 级:无 。

1 级:与治疗前相比,排便次数增加<4 次 / 天。

2 级:与治疗前相比,排便次数增加 4 ~ 6 次 / 天。

3 级:与治疗前相比,大便次数增加≥7 次 / 天,腹部重度疼痛或大便失禁,影响日常活动,需要住院。

4 级:危及生命(如循环系统衰竭)。

5 级:死亡。

放化疗相关性腹泻一般发生在什么时间?不同的放化疗方案导致的腹泻有什么不一样吗?

放化疗相关性腹泻分为急性腹泻和迟发性腹泻,急性腹泻是指与放化疗同时发生,迟发性腹泻是指放化疗结束一段时间后发生的腹泻。常见药物中以氟尿嘧啶类药物(卡培他滨、替吉奥)和伊立替康最为多见,这些药物均可能导致急性或迟发性腹泻。伊立替康化疗易合并包括急性腹泻在内的急性胆碱能综合征和迟发性腹泻，欧美白种人发病率高于亚裔人群，有研究发现与 UGT1A1 基因不同相关。以伊立替康为主的化疗方案中，3 周方案：3~4 级腹泻发生率 30%，5 天左右出现；FOLFIRI 方案：3~4 级腹泻发生率 15%，8 天左右出现；IFL 方案：3~4 级腹泻发生率 20%~30%，11 天左右出现。

▮▮▶ 什么是急性胆碱能综合征？除了腹泻外，还有什么症状？常见于哪种化疗药物？

急性胆碱能综合征主要见于使用伊立替康化疗后，与伊立替康的抗胆碱能活性有关，高剂量时更易发生，常在输注伊立替康的同时或结束后短时间内出现，主要症状包括流涎、瞳孔缩小、流泪、出汗、潮红、腹部痉挛和早发性腹泻。

▮▮▶ 放化疗导致腹泻的主要原因是什么？

放疗相关性腹泻主要发生在盆腔、腹部、腰椎放疗过程中，尤其以盆腔放疗最为常见，当联合化疗时腹泻的发生率大大增加。盆腹腔肿瘤（包括胃肠道肿瘤、宫颈癌、卵巢癌、前列腺癌、输尿管癌等）所在部位邻近肠管，放射线不可避免会照射到肠管。放疗会使胃肠道上皮组织损伤，增加肠管蠕动，影响水分和营养的吸收；放疗还可引起感染和上皮细胞坏死，导致局部炎症反应，直接刺激肠道分泌水分和电解质，使吸收和分泌失调，而出现放疗相关性腹泻，这是盆腹腔放疗常见的并发症，常表现为以腹绞痛及腹泻为特征的急性放疗性肠炎。肠隐窝未分化细胞增殖池不断补充脱落的肠表面上皮细胞，该细胞对化疗及放射线尤为敏感，肠上皮再生受损及毛细血管渗出可影响黏膜屏障功能，肠吸收功能下降，导致水样腹泻。

▐▶ 放化疗患者怎样预防腹泻的发生？

首先，在放化疗前进行充分评估，包括患者的身体状况、年龄、放化疗野、放化疗方案致腹泻风险。放化疗前停用缓泻剂，放化疗前后注意饮食，进食清淡、易消化、高蛋白的软食，避免生冷、辛辣刺激性、油腻不易消化的食物，注意食物卫生。如进行的是含伊立替康方案的放化疗，或曾有急性胆碱能综合征发生，放化疗前可使用阿托品进行预防。放化疗过程中注意观察病情，有变化及时处理。

▐▶ 出现放化疗相关性腹泻怎么办？

在放化疗过程中出现腹泻，要根据腹泻严重程度进行处理。对于轻度的暂时性腹泻，可口服一般止泻药物，如蒙脱石散、复方谷氨酰胺肠溶胶囊等。如腹泻每天超过 5 次，必须立即停止放化疗，给予止泻和适当补液治疗。一般止泻药物效果不佳，尽早口服洛哌丁胺治疗。停用抗肿瘤药物后，肠黏膜细胞迅速修复后，腹泻也会很快停止。如腹泻达到 10 次及以上或预计 10 次或出现血性腹泻，立即停止放化疗，尽早口服洛哌丁胺止泻，同时补液、补充足够营养。如腹泻严重或出现发热，合用抗生素治疗。

洛哌丁胺口服方法：初次 2 粒（4mg），之后每 2~4 小时口服 1 粒（2mg），24 小时内不超过 8 粒（16mg），至腹泻停止 12 小时停药，如治疗 48 小时后腹泻仍未停止，即为复杂性腹泻，在上述治疗的同时，加用奥曲肽抑制分泌，用药至腹泻停止 24 小时。

▐▶ 腹泻的非药物治疗方法是什么？

非药物治疗方法包括确保摄入量充足，并鼓励小口饮用液体，在严重脱水病例中考虑静脉补液，简单地补充碳水化合物、少量电解质和葡萄糖，避免使用牛奶及其他含乳糖的食物。

▐▶ 腹泻的药物治疗方法？

药物治疗方法包括抗动力、抗胆碱能药物、吸收剂、生长抑素类药物。

（王莉 梁峰）

化疗脱发和周围神经炎 ✎

▐▶ 化疗脱发的原因是什么？

脱发是化疗最常见不良反应之一，尤其对女性患者，会有损容貌并带来心理上的重大打击。究其原因，任何化疗药物都无法选择性地只杀灭癌细胞，在杀灭癌细胞同时必然也会损害部分正常人体细胞如毛囊细胞等，使受损部位出现脱发，并且有可能发生在所有有毛发的部位，包括眉毛、腋毛、阴毛等。

并不是所有化疗药物都会导致脱发。最常引起脱发的药物包括紫杉醇、阿霉素、表柔比星等。

▐▶ 化疗后多久会发生脱发？

脱发经常发生在化疗后两周左右，在两个月时达到高峰，脱发程度与药物的种类和剂量、化疗时间长短有关。不必过于担心，这种脱发属暂时性，毛发可在化疗结束后1~2个月内逐渐重新生长，有些患者长出的新毛发，其质地、色泽等优于原来的毛发。

▐▶ 有什么措施可以预防脱发？

预防脱发的有效办法并不多。化疗时尝试佩戴冰帽等使头皮温度冷却，以减少头皮血流量，从而减少药物头皮循环，减少毛囊损伤。也有的患者试用一些草药液在头部局部涂抹，希望减少毛囊损伤，促进新的毛发迅速生长。

▮▶ 化疗期间能染发吗？

治疗期间不能染发，也不要长时间佩戴假发，而应使头皮毛囊得到充分的暴露和休息，才能尽快恢复健康状态。整个治疗过程中要注意选用温和的洗发液，温水洗头，吹干头发时要用低温、温和的风速，尽量不要留长发。

▮▶ 肿瘤治疗期间，为保护毛发，饮食上有什么注意事项吗？

蛋白质、维生素及铁、锌等微量元素都是毛发生长所必须的营养物质，膳食方面多食用新鲜水果、蔬菜、粗粮和肉类，尽量少吃或不吃腌菜及辛辣刺激性食物等。另外，中医认为黑米、黑芝麻、海带、乌鸡等有促进细胞再生、乌发生发的作用，可以适当食用。但不要擅自选用何首乌等中药材，避免肝肾损伤。

▮▶ 什么是化疗后周围神经炎？

化疗后周围神经炎是常见的化疗反应，指化疗后部分患者出现的周围神经紊乱症状，具体表现为表现为手指、脚趾等肢体末梢皮肤感觉异常，如针刺感、麻木感、发热感、触觉不灵敏等，少数患者会出现肌肉酸痛、四肢无力等，严重者甚至出现袜套样、手套样的迟钝、麻木感觉。

▮▶ 什么药物会引起化疗后周围神经炎？

最容易导致神经损害的药物包括顺铂、奥沙利铂等铂类药物，泰素等紫杉醇类药物，以及诺维本、卡培他滨等。常用化疗药物奥沙利铂，导致急性周围神经炎发生率最高。化疗后周围神经炎是化疗药物对周围神经损伤积累的结果，可见于超过半数的接受化疗患者。

▶ 化疗后多长时间会发生周围神经炎？能自行缓解吗？

周围神经炎症状的严重程度与用药剂量有关，常出现在化疗后 1 个月左右，部分症状会在治疗停止后 1~3 个月时自行缓解。但也有少数患者症状无明显缓解，个别患者甚至持续终生。

▶ 怎样才能尽可能避免周围神经炎？

本质上周围神经炎是由化疗药物对神经细胞的毒性所致，目前尚无有效的预防方法。建议使用化疗药物后数小时内一定要避免冷刺激，不要进食生冷食物、接触低温物品。

▶ 发生了周围神经炎怎么办？

化疗后一旦出现周围神经炎的相关症状，一定要及时告知医生，尽快评估、鉴别患者的症状及其严重程度，使用一些营养神经药物以改善周围神经炎症状，必要时应调整化疗方案、采用物理治疗等。已确诊的化疗后周围神经炎，推荐使用度洛西汀 30mg 1 次 / 日，一周后加量至 60 mg 1 次 / 日，或加巴喷丁、普瑞巴林及三环类抗抑郁药物（如阿米替林）等，也可以减轻症状。此外，还可积极进行康复训练，或适当进行有氧活动，以促进神经功能恢复。

（贾佳）

骨健康 ✎

▶ 骨骼的主要组成成分和功能包括哪些？

骨骼是生命的支柱，有"生命工厂""体质银行"之称，具有贮藏骨髓、支撑形体和保护内脏的重要功能。人的骨骼中含有有机质和无机质，前者约占骨重的 1/3，使骨骼具有弹性；后者主要为磷酸盐、碳酸钙和氯化钠等无机盐类,约占骨重的 2/3,使骨质变得坚硬。骨骼的化学成分与物理性质,是随着年龄、生活环境和健康状况而发生改变的,成人骨骼既有很大硬度又有一定的弹性,而老年人由于骨骼中的无机质增多,脆性变大而容易发生骨折。

▶ 为什么要重视骨健康? 忽视骨健康有哪些危害?

提到"骨健康"人们很容易联想到老年人,骨骼是在不知不觉中逐步走向衰老的。骨衰老不像一条皱纹或者一根白发那样明显,但它甚至可能早于皱纹或白发出现。数据显示,女性从 25 岁骨密度达到峰值后,即开始进入骨质流失阶段。世界卫生组织(WHO)2018 年数据显示,全世界有 3.5 亿人患有各种各样的骨关节疾病,并预测到 2025 年,这个人数将会超过 8 亿,其患病率仅次于心血管疾病,成为威胁人类健康的第三大杀手。

常见的骨质疏松症就是骨质流失所导致的,轻者可引起全身骨骼疼痛不适,严重者甚至可能发生脊柱和四肢的骨折,甚至有些老年患者没有明显的外伤,仅仅是咳嗽或者在起床过程中就会发生骨折。另外,退行性骨关节炎也是骨质亚健康状态的一种表现。

▶ 哪些不良的饮食习惯会影响骨健康?

钙是组成骨骼组织的重要矿物质,也是构成骨骼的基础,维生素 D 帮助身体利用钙。若身体不能获得足够的维生素 D,钙就不能很好地被吸收,则骨流失和骨质疏松症的风险大大增加。注意膳食平衡,饮食结构中富含水果和蔬菜对于健康的骨骼是非常重要的。除了钙和维生素 D 外,镁、钾、维生素 K 等对骨健康也十分重要。若从食物中不能摄取足够的矿物质和维生素(如胃肠道功能障碍患者),则需要补充多种维生素。足量的蛋白质对骨健康也是很重要的,但若膳食中含有大量的动物蛋白质、盐和咖啡因,可导致人体钙流失。

▐▶ 吸烟、喝酒对骨质有影响吗?

吸烟会影响骨质形成，过量饮酒不利于骨骼的新陈代谢，喝浓咖啡会增加尿钙排泄，影响身体对钙的吸收，摄取过多的盐以及蛋白质亦会增加钙流失。肿瘤患者应尽早戒烟、戒酒，并养成良好的生活习惯。

▐▶ 得了骨质疏松症,是不是补钙补得越多越好啊?

随着年龄的增加，中老年人发生骨质疏松症的风险逐渐增加。但无论是年龄因素还是肿瘤因素导致的骨质疏松症，由于该病会带来疼痛，并且容易引发骨质疏松性骨折，使得患者对骨质疏松症心怀恐惧。

补钙是重要的，要遵循医嘱进行合理的补钙治疗。通常年龄在 60 岁以上的老年人，每天需要摄入 800mg 钙。但过量补钙并不可取，如果血液中钙含量过高，可导致高钙血症，并引起并发症，如肾结石、血管钙化等，危害健康。

▐▶ "年轻时不急,老了再补钙也来得及",这种说法对吗?

不对。骨质疏松症是一种全身性代谢性骨骼疾病，是人体衰老的表现。女性在绝经后 5~10 年，男性在 65~70 岁一般都会出现骨质疏松。无论是男性还是女性，一般在 30~35 岁达到一生中能够获得的最高骨量，称为峰值骨量，此后骨质就开始流失。由此可见，要想老来骨头硬朗，就得在 35 岁之前打好基础。所以，中老年人大量补钙并不能逆转骨量减少的趋势，也不可能治愈骨质疏松症。

▐▶ 肿瘤患者为什么更容易出现骨健康问题?

肿瘤患者往往需要经历手术或者放化疗，在病情进展和治疗中均有很多因素会影响骨骼的健康，某些肿瘤如乳腺、前列腺和肺部的肿瘤特别容易发生骨转移，导致脊柱或者四肢骨折。一些治疗肿瘤的药物有时也会引起体内激素水平的变化，导致骨质疏松而出现骨折。这种骨折因为肿瘤侵及骨头，和普通的外伤骨折不同，是"病理性骨折"，很难愈合，因此会导致患者疼痛剧烈，并丧失行走能力。

▶ 肿瘤发生了骨转移有哪些表现？如何尽早发现？

主要表现为骨转移部位的疼痛。在肿瘤转移早期，相当数量的患者没有疼痛的症状，往往只有"全身没劲儿"的感受。一旦骨转移到了后期，多数会出现较剧烈的骨痛。还有的癌症患者，因为肿瘤破坏了骨骼，发生了骨折，才意识到已经骨转移。病程晚期被癌细胞侵袭的骨骼如同被虫蛀的"朽木"般脆弱，极易被折断，甚至弯腰或转身过猛都有可能引发腰椎、颈椎骨折导致截瘫，严重影响生存质量和生存期。

所以癌症患者的定期随访是非常重要的。不论有没有骨痛，都要定期随访，系统检查，做到早发现、早诊断、早治疗，才能取得较好的疗效。

▶ 我母亲乳腺癌术后 3 年了，最近腰疼得厉害，医生又让拍片子又做磁共振，有必要吗？

肿瘤发生骨转移时，需要用不同的检查方法观察不同的重点内容。在 X 线片上，只有病变直径大于 1cm，骨量流失超过 50% 的病灶才会被发现；骨扫描检查会发现骨形成活跃的部位，骨转移局部血流丰富，显影浓聚，敏感性好，但特异性低；CT 检查能清楚地看到骨结构，如果有骨结构破坏或邻近软组织改变都能显示出来，便于为活检定位。我们常说的磁共振能提供完整、多维的脊柱影像，通过对比成像看清骨髓与肿瘤组织，对早期脊柱转移更加敏感，有利于诊断脊髓压迫和指导后续放疗方案。

▌▶ 肿瘤发生了骨转移,是不是就没什么好办法治疗了?

肿瘤发生了骨转移,意味着肿瘤已经进入晚期,但仍有一些方法可以进行治疗。治疗骨转移需要全身药物治疗和局部手术、放化疗相结合。要按照医生的要求,规范地坚持使用双磷酸盐实施全身治疗,从而抑制骨破坏,促进钙盐沉积和骨质修复。

▌▶ 听说一些治疗肿瘤的方法会对骨质有影响,是这样吗? 患者应该如何应对呢?

一些抗肿瘤常用的芳香化酶抑制剂或化疗药物是会引起骨质疏松、骨量流失的。患者应加强补钙和运动锻炼;发现严重骨质疏松时,应在医生指导下规范使用双磷酸盐治疗,在日常生活中注意预防骨折。已经骨转移的患者要尽量减少剧烈活动,特别是要保护负重骨,如椎体、下肢骨等;走路也不要太急,不能背负重物。

▌▶ 我爷爷有多发性骨髓瘤,医生给他注射唑来膦酸,这药是干什么的?

二膦酸盐类药物可与骨矿物质结合,抑制破骨细胞对骨质的溶解和破坏,减少恶性肿瘤引起的骨吸收和溶骨性破坏,因此可明显改善骨痛、骨病变及高钙血症。老年人患多发性骨髓瘤、恶性肿瘤骨转移时,骨质流失和骨质破坏比年轻人更严重,出现严重骨不良事件的概率更高,如剧烈疼痛、病理性骨折、高钙血症等,严重影响患者生存质量。二磷酸盐类药物是预防和控制这些不良事件的主要药物,唑来膦酸即是其中一种。

▐▶ 二膦酸盐类药物有什么不良反应？安全吗？

人体对二磷酸盐类药物有较好的耐受性，它不仅在治疗骨质疏松症方面具有很好的效果，在治疗恶性肿瘤引起的骨骼疾病方面也越来越受到重视。其主要不良反应为发热等类似感冒的症状，偶尔会出现胃肠道反应、一过性肌炎、关节病等，这些反应轻微可控，未观察到长期的不良反应。极少数患者可能出现下颌骨坏死，常与原有口腔疾病有关，应与医生沟通，及早预防。

（任大江）

第六章 ◀▮▮

癌症生存者的自我管理

共病管理 ✐

▌▶ 人为什么会生病？

人类发生疾病的根本原因有两个：先天发育的完善程度和易感性，后天受到的环境刺激的强度、频率及时间长短。

人是多细胞动物，除了胎儿期在母体内的发育，出生后仍要经历很长的一段时间才能发育成机能完善的个体。个体的素质受到各种复杂因素的影响，但后天所受的环境刺激是发病的主要因素。

发育完善的个体对于外界刺激具有一定的稳态适应和损伤修复能力，健康的生活方式及日常维护有助于延缓疾病的发生和降低疾病的严重程度。北欧国家芬兰的"健康促进运动"就取得了非常显著的效果，通过推动生活方式的改变降低了死亡率，延长了健康寿命。

先天的内在机能发育不完善，后天日常维护不善，就会生病。例如，机体对葡萄糖的代谢能力有障碍，就会得糖尿病；但是如果善于保养维护，注意饮食和运动，就可能预防其发生，至少可延迟其发生。

▌▶ 疾病可以避免吗？

人体在不同阶段均有各阶段比较特异性的疾病谱。

在成年之前，人类疾病主要和先天发育不良、营养不良、感染及意外伤害有关。青壮年阶段主要的致病因素是精神疾病、自杀、意外伤害及恶性肿瘤。老年阶段则以代谢综合征、心脑血管疾病、恶性肿瘤、慢性肺病、骨关节病、年龄相关性认知障碍等慢性非传染性疾病为主。

对于慢性非传染性疾病而言，主要的发病因素是生活与行为方式、环境和职业因素等，多数是可控的。北欧国家芬兰模式已经证实，做出生活方式改变，可降低一半以上的慢性病发病率和相当比例的疾病相关死亡率。

流行病学已经证明，生活方式的调整和有效的健康管理可大幅降低疾病的发生率和致死、致残率。

▮▶ 世界卫生组织（WHO）关于慢性病有何宣言？

世界卫生组织（WHO）非常重视对慢性病的预防与控制，其官方网站发布的宣言主要包含以下内容：

（1）慢性病流行。WHO定义的四种主要慢性病是心脑血管疾病、肺病、癌症、糖尿病。

（2）因病而死。占总死亡人数的63%，即全球每年5700万例总死亡人数中，有3600万例是由于慢性非传染性疾病死亡的，男女风险相当。

（3）过早死亡。因非传染性疾病导致的所有死亡人数中，有900多万例发生在60岁之前。

（4）因病致穷。治病性支出将人们推向贫困或禁锢在贫困之中，同时疾病也削弱了生产力。

（5）穷国为主。80%的非传染性疾病死亡病例发生在低收入和中等收入国家。

（6）肥胖流行。2008年有15亿20岁及以上的成年人超重，2010年近4300万5岁以下儿童超重。

（7）吸烟致死。吸烟导致全球每年近600万人死亡，2020年上升至750万人，占总死亡人数的10%。

（8）诱因明确。可通过控制共同的危险险因素进行预防，如避免烟草酒精、改变不良饮食习惯、加强身体活动。

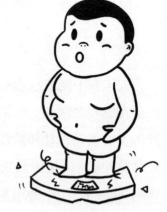

肥胖

（9）可防可控。如能消除危险因素，约3/4的心脑血管疾病和2型糖

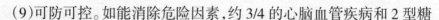

尿病以及 40% 的癌症都是可以预防的。

ⅠⅠ▷ 癌症患者有哪些常见的共病？

癌症虽然在青壮年阶段疾病谱中占重要地位，但多数癌症类型是在 40 岁以后开始高发的，癌症在老年人中的发病率更高，而老年人往往合并多种年龄相关性疾病。

在老年人中，各种慢性非传染性疾病极为流行。如心脑血管疾病、代谢综合征、骨关节运动系统退行性疾病等。

这些慢性疾病往往有着相同的发病原因，例如，肥胖对心脑血管疾病和癌症的发生均有诱发作用，肥胖可导致绝经后乳腺癌、侵袭性前列腺癌及子宫内膜癌等癌症类型的发病率上升。

共病不仅使抗癌治疗变得复杂化，也增加了治疗难度，同时使得康复状况更为复杂。癌症生存者除了关注癌症疾病本身，还应积极管理其他危及健康的疾病；最好是能主动预防，采取积极的健康生活方式，并按时参加体检。有研究表明，长期癌症生存者(5 年以上)，主要致死因素为非癌性共病。另一项研究亦证实，子宫内膜癌生存期超过 5 年，心脑血管疾病成为其最主要的致死原因。

ⅠⅠ▷ 什么是综合老年评估？

随着人类的食品生产技术的进步和公共卫生事业的发展，人类的寿命得到普遍的延长，社会进入老龄化时代。老年人面临着更为复杂的疾病与健康问题，老年综合评估(CGA)是现代老年医学的核心技术之一，是筛查老年综合征的有效手段。针对可控性老年疾病状态实施 CGA，可最大程度地提高老年人的生存质量。

CGA 采用多学科方法评估老年人的躯体情况、功能状态、心理健康和社会环境状况等，并以此为基础制订以维持和改善老年人健康及功能状态为目的的治疗计划。

CGA 实施建议出具备技术开展资质的专职人员，或老年科特有的多学科团队成员如老年科医生、临床营养师、康复治疗师、临床药剂师、护理医师、精神科医师等分别进行。

CGA 从一般情况、共病、多重用药、机体功能状况、精神心理状况、认知功能、营养状况、社会支持等各个方面全面评估患者。目前已有多个不同版本的 CGA 软件可供使用。

对于在中长期照护机构或居家养老的老年人，可采用一些自评量表或简单的他评问卷来进行评估

开展 CGA 的目的是通过不同的初筛工具，多方面、多维度地帮助确诊患者是否合并老年综合征。在老年综合征的综合管理中，CGA 亦可作为疗效观察指标之一。

▮▶ 老年综合评估(CGA)包括哪些主要内容？

老年综合评估(CGA)的内容，应根据老年患者的具体情况而定。概括地讲，CGA 除包含常规的一般医学评估（即常规的医学诊断方法）以外，主要包括如下评估内容。

（1）机体功能的评估。包括日常生活与活动能力、平衡和步态、吞咽功能、视力和听力等。

（2）精神心理的评估。包括认知功能、情感状况（如抑郁和焦虑等）和精神状况等。

（3）社会经济状况的评估。包括对社会参与、社会支持和经济状况等的评估，对老年受虐和老年文化差异等的评估。老年受虐评估主要从老年人是否被遗弃、被忽视、受不公正待遇，以及身心是否受虐待等方面进行评估。

（4）环境评估。主要是居家安全方面的评估。

（5）老年综合征或老年照护问题的评估。包括对跌倒、痴呆、尿失禁、晕厥、谵妄、睡眠障碍、疼痛、多重用药、营养不良、吸入性肺炎、肺栓

寨和深静脉血栓等患病风险的评估。

(6)生存质量评估。使用常用生存质量评定量表和健康调查表等进行评估。

▎▶ 哪些人可以从老年综合评估中获益？

老年综合评估(CGA)适合 60 岁以上,已出现生活或活动功能不全(尤其是最近恶化)者,或已伴有老年综合征、老年共病、多重用药、合并精神方面问题、合并社会支持问题(独居、缺乏社会支持、疏于照顾)及多次住院者。

但对于合并不可控疾病的老年人,CGA 工具并不适宜。对于合并严重疾病(如疾病终末期、重症)、严重痴呆、完全失能的老年人,CGA 几乎无获益或获益并不显著,不建议常规使用,如有需要可酌情开展。

▎▶ 什么是肌肉衰减综合征？

肌肉衰减综合征是一种与年龄增加相关的,进展性、广泛性的全身骨骼肌质量减少与功能丧失,合并体能下降、生存质量下降,以及跌倒与死亡等不良事件风险增加的临床综合征。受累肌肉以四肢骨骼肌为主,表现为渐进性肌肉质量减少与功能丧失。

肌肉质量减少可能最早起源于成年人早期,以 2 型肌纤维的萎缩与丢失开始,并持续一生。而肌肉功能丧失可能开始于 35 岁左右,并以每年 1%~2% 的速度丧失,50 岁后开始加速,60 岁后再次加速,75 岁后丧失速度达到顶峰。比较而言,肌肉功能(力量与输出功率)丧失速度较肌肉质量减少速度明显更快。

肌肉衰减综合征的发病率受到多种因素的影响。上海市 70 岁以上人群女性发病率为 4.8%,男性为 13.2%；60 岁以上人群总体发病率为 9.8%,男性 6.7%、女性 12.0%；农村发病率为 13.1%、城市为 7.0%。在中国的西部地区,农村老年人较城市老年人更容易患上肌肉衰减综合征。

肌肉衰减综合征的发病机制尚未完全明确，已知很多因素与其发生和进展密切相关，其中个体内在因素包括老龄化、内分泌系统功能变化、骨骼肌去神经支配、活动量下降、营养失衡与基因遗传等，外在因素则包括各种原发疾病和全身慢性炎症，各种因素相互影响，共同促发疾病的进展。

▮▶ 哪些疾病与肌肉衰减综合征有区别也有联系？

肌肉衰减综合征与衰弱相互重叠，同时又有一定差异。肌肉衰减综合征侧重于与年龄相关的肌肉质量减少，内涵更为广泛。衰弱则是具有多种原因的一种临床症状，以力量与耐力下降、生理功能丧失为特点，个体对依赖和死亡的易感性增加。肌肉衰减综合征患者可能同时具有以上两种综合征的表现，但衰弱包含心理精神因素与社会因素，如认知、社会支持及环境等。

恶病质是以骨骼肌伴有或不伴有脂肪组织的丢失为特征的复杂代谢性综合征，常继发于各种严重疾病。肌肉衰减综合征是恶病质的一个基本元素，但不能等同于恶病质。

少肌性肥胖是指个体在肌肉质量减少的同时合并脂肪组织的减少。少肌性肥胖对老年人体能丧失、平衡与步行能力下降的预测性，优于肌肉衰减综合征。

▮▶ 肌肉衰减综合征有何临床表现？

肌肉衰减综合征最主要的表现为四肢骨骼肌质量的减少与功能的丧失。

从 20 岁至 80 岁，机体肌肉质量将减少 30%，肌纤维横截面积下降 20%。而超声研究发现，随着年龄的增加，肌腱硬度下降、肌束缩短、肌纤维成角降低，肌肉功能丧失。一般而言，肌力的下降呈不均衡性，具体表现为下肢较上肢、伸肌较屈肌肌力下降更为严重，也表现为肌力的下降较肌肉质量的下降更为明显,膝关节伸肌力量的下降可达 55% ~ 76%。

此外,少部分患者可能出现呼吸肌群受累,特别是合并慢性阻塞性肺疾病、慢性充血性心力衰竭者。

肌肉衰减综合征除了对骨骼肌结构与功能有直接影响外,还会加大患者跌倒与骨折风险,降低体力活动表现,增加入院次数,加重护理负担,甚至增加死亡风险等。

目前采用的主要评价指标包括肌肉力量、肌肉质量、体能状况,次要评价指标包括日常生活与活动能力、生存质量、代谢与生化学指标、炎症指标、跌倒史、入院史、衰弱程度、社会支持度;这些指标可用于患者的动态追踪,以此反映其病情变化、对治疗的反应等。

▌▶ 如何减缓肌肉衰减综合征?

肌肉衰减综合征是一种复杂的多因素疾病,患者可从适合的多学科干预模式中获益。肌肉衰减综合征的治疗目的在于减缓或逆转肌肉质量的减少与功能的丧失,减少相关并发症,提高生存质量。目前对肌肉衰减综合征的治疗主要包括药物治疗、营养支持、康复训练等方面。

(1)药物治疗。肌肉衰减综合征的发生和进展与激素水平改变及蛋白质代谢失衡密切相关,因此,目前药物治疗集中在肌蛋白合成激素的补充与蛋白质代谢的平衡调节方面。这方面的药物包括睾酮、非甾体选择性雄激素受体调节剂(SARM)、生长激素、长精氨酸修饰的胰岛素样生长因子 –1、胃饥饿素等。但目前药物治疗的疗效并不理想。

(2)营养支持。营养不良是肌肉衰减综合征的病因之一,补充蛋白质与氨基酸可促进肌肉蛋白合成,改善患者症状。研究推荐我国老年人蛋白质的摄入量应维持在 1.0 ~ 1.5g/(kg·d),并适量增加富含亮氨酸等支链氨基酸的优质蛋白质。而在蛋白质来源方面,植物性蛋白在改善患者肌肉质量减少方面,优于动物蛋白。

大量观察性研究证实,维生素 D 对肌肉功能有直接的影响。因此,提高老年人血清维生素 D 水平,有助于预防肌肉衰减综合征。

(3)康复训练。康复治疗是改善年龄增加所造成的肌肉质量减少与功能丧失的有效非药物措施。目前的支持性证据主要集中在主动运动训练,被动训练相对较少。包括渐进性抗阻训练在内的主动运动训练能显著增加老年健康者或慢性疾病患者的肌肉体积、质量、肌力、功率与骨密度,改善患者的步行速度、步行距离、日常生活与活动能力、生存质量,减少脂肪组织,减少跌倒事件的发生。有氧运动训练在改善心肺功能的同时亦能增加肌肉体积。柔韧性训练与平衡训练对改善老年人整体健康状态具有非常明确的作用。

▐▶ 什么叫代谢综合征?

如今代谢综合征已成为一种流行病,主要和人类生活方式的改变,尤其是食物的过度丰盛和体力活动减少有关。

历史上,由于生产力水平落后,大多数人长期处于有限的食物供应状态和繁重的体力劳动之中。现代工业革命和科学技术的进步,极大地促进了粮食和肉类的生产。现代医学对疾病本质的认知进步改善了公共卫生,使得人类的预期寿命和疾病谱都发生了巨大变化,以代谢综合征为主的各种慢性非感染性疾病已成为流行病。

代谢综合征具体表现为高血糖、高血脂、高半胱氨酸及高尿酸血症,这些代谢紊乱往往合并肥胖或超重,这种状态下会导致血管受损,导致心脑血管疾病高发。

代谢综合征是一种与食物营养素摄入过多和先天性物质代谢通路障碍有关的内环境失稳状态,其进展可导致各种慢性脏器损害甚至衰竭。但代谢综合症是可防可控的,通过监测体重、调整饮食模式及进行适量运动可大幅降低代谢综合征的发生率,并且可在某些阶段逆转。

▋▶ 如何进行心脏健康管理？

冠状动脉是心脏的供血血管，随着年龄的增加，冠状动脉供血功能就会下降。抗癌治疗中一些药物或心脏区域附近的放疗会影响到心脏健康，年龄相关性心脏功能下降及治疗相关的心脏毒性作用，使得癌症生存者的心脏健康问题在老年人群中尤其凸显。

有基础心脏病和接受有心脏毒性作用的抗癌治疗的癌症生存者中，心脏健康管理是一个非常重要的环节。积极的心脏健康管理通过全程管理，包括预防、治疗及康复，可最大程度地减少心脏功能的减弱。

心脏康复措施也是其中重要的一环。有效的心脏康复会综合应用多种协同、有目的的干预措施，包括康复评估、运动训练、指导饮食和生活习惯、规律服药、定期监测各项指标和接受健康教育等，以改善生存质量，使患者回归正常生活，并有助于预防心血管事件的发生。

▋▶ 抗癌治疗对慢性感染性疾病有什么影响？

抗癌治疗会导致机体免疫力下降，打破隐匿性感染的内在平衡状态。临床已经观察到部分乙肝患者在化疗后出现乙肝病毒再激活。

如果既往有病毒性疾病，或者体内有隐匿性感染病灶，在抗癌治疗开始时应考虑到慢性感染性病灶的再激活。临床最常见的是乙肝病毒激活和带状疱疹病毒激活。

与免疫抑制剂相关的乙肝病毒再激活，见于 24%~88% 的患者。在 HBV 感染已经康复、抗 HBc 阳性、有或无抗 –HBs、但血清中未检出 HBsAg 的患者中，也有 3%~25% 可发生再激活。

乙肝病毒再激活定义为既往 HBV DNA 水平稳定或检测不到患者 HBV 的复制突然增加，其标志是 HBV DNA 水平升高，通常伴随肝损伤，表现为血清谷丙转氨酶（ALT）水平升高。在 HBsAg 携带者中，HBV

DNA 水平较基线时升高 10 倍可确诊为再激活。感染缓解或康复患者中,再激活的特点是"反向血清转换"至 HBsAg 阳性。

HBV 再激活可自发发生,但大多和免疫抑制疗法、自身免疫性疾病及器官移植有关。

临床需要关注的是,在免疫抑制治疗的情况下,HBV 再激活经常有严重的临床症状。基于血清学状态和免疫抑制方案的类型和强度,临床严重程度分级标准如下:

(1)隐性 HBV 再激活,表现为 HBV DNA 水平增加,但无血清 ALT 水平增加。

(2)显性 HBV 再激活,表现为轻度(定义为血清 ALT 水平上升但无黄疸或症状表现)、中度(黄疸或明确的肝损伤症状,如疲劳或深色尿),或重度(出现肝功能衰竭特征,如凝血功能障碍或肝性脑病)。

▌▶ 如何评估乙肝病毒再激活的风险?

急性病毒性肝炎的临床表现可持续数周,并使进一步的化疗延迟数个疗程。HBV 再激活死亡率据报道可高达 25%。因此,考虑到其肝衰竭风险,HBV 再激活是一个严重的问题,同时因其危及可治愈恶性肿瘤的成功治疗,这一问题变得更为严重。

与那些感染康复或缓解(HBsAg 阴性,但抗-HBc 阳性)的患者相比,HBsAg 阳性患者更容易出现 HBV 再激活。危险因素包括免疫抑制方案的特点、复杂性以及免疫效力。

高危人群定义为 HBV 再激活预期发生率在 10%以上的人群。HBV 再激活风险最高的患者是那些 HBsAg 和抗-HBc 阳性或 HBs Ag 阴性、抗-HBc 阳性的患者,以及即将采用 B 细胞耗竭剂如利妥昔单抗治疗的患者。

HBsAg 阳性、抗-HBc 阳性且即将采用蒽环类衍生物或中至高剂量皮质类固醇治疗 4 周或更长时间的患者也属于高风险人群。高风险人群应接受预防性抗病毒治疗。

中度风险人群定义为 HBV 预期再激活率在 1%~10% 的人群,建议正在接受免疫抑制药物治疗的中度风险人群进行预防性抗病毒治疗。

低风险人群的 HBV 再激活预期发生率低于 1%,也建议常规预防性抗病毒治疗。

▐▶ 如何管理骨与关节健康?

癌症本身(如骨髓瘤及骨转移)、化疗及一些内分泌治疗(如治疗乳腺癌的芳香化酶抑制剂、糖皮质激素等)会加重骨质疏松,加速骨关节病变的进展。尤其是合并骨转移的患者,更需要加强骨关节健康。骨折尤其是脊柱和股骨颈的骨折会导致生存质量骤降。癌症生存者的骨健康管理应从如下方面着手。

(1)评估骨健康风险。包含症状、体格检查,也可行骨密度检测、骨的生化代谢标志物检测,必要时可行脊柱 MRI 或骨扫描。

(2)用药时采取主动预防。如在长期的芳香化酶抑制剂治疗时常规行抗骨质疏松治疗。

(3)骨关节症状管理。如骨转移后的唑来膦酸治疗、椎体骨折时的椎体成形术、骨转移灶的放疗。

▐▶ 为什么说健康掌握在自己手里?

世界卫生组织(WHO)在 1992 年基于心血管疾病的高发,曾提出"健康基石"的理念,要求合理膳食,适量运动,调整心态,戒除不良嗜好。事实上,这个理念的提出是基于北欧国家芬兰对心脑血管疾病的预防经验,该国曾经一度是心脑血管疾病死亡的高发国家,经过大规模的社会化运动,心脑血管疾病的发生率和死亡率均大幅下降,甚至降低程度接近 3/4,被 WHO 称之为"芬兰模式"。

根据 WHO 的调查,导致疾病的各种因素中,内因占 15%,社会因素占 10%,医疗因素占 8%,气候地理因素占 7%,而个人生活方式因素占 60%。1992 年国际心脏健康会议上发表的《维多利亚宣言》中说:"当前主要的问题是在科学论据和民众之间架起一座健康金桥,使科学更好地为民众服务。"这座"健康金桥"就是:

(1)合理膳食。俗话说"病从口入",膳食卫生和营养均衡是健康的基础。

(2)适量运动。现代人普遍缺乏体力活动,积极主动的锻炼有助于减少运动不足所致的慢性疾病,减少代谢综合征,并改善生存质量。

(3)戒烟限酒。吸烟可引起慢性支器管炎、肺部疾病,并增加心脏病和高血压的风险。适量饮酒可以改善血液循环,过量饮酒则影响消化吸收和营养物质的新陈代谢,并可导致神经兴奋性失衡,严重者可致死。

(4)心理平衡。心理机能是动物发展到高级阶段的产物,是一种环境适应性机能。人类社会生活环境的复杂化,导致心理负荷超载,诱发各种心理疾病,轻者精神出现异常,重者在慢性心理应激状态下还会诱发脏器功能疾病。

▶ 心理因素对健康有何影响?

心理是一项可控的健康相关影响因素。传统医学和现代医学对于心理在健康中的作用都极为肯定。全球首席预防心脏病学专家 Roger Blumenthal 参与主编的《预防心脏病学》是一本心血管界权威的教科书,该书中报告了当今流行病学研究中发现的与冠心病存在紧密联系的心理危险因素。

一些负面情绪如抑郁、各种形式的焦虑综合征,如恐惧、创伤应激后综合征,负面认知模式如悲观主义、慢性压力(如工作压力、婚姻压力、社会孤立、社会经济地位低下),均会增加冠心病的发病率。

该书认为其病理生理机制是自主神经系统和下丘脑 – 垂体 – 肾上

腺轴的慢性激活。大脑和心脏都是慢性心理应激的终末靶器官,大脑会在慢性应激的作用下发生重塑。心理危险因素如抑郁、慢性压力可引起广泛的周围效应,诱发冠状动脉疾病。这些周围效应包括炎症、高凝状态、代谢综合征和糖尿病、高血压、血管内皮功能障碍,这些因素均会增加机体对周围环境刺激的反应性。

急性心理应激通过广泛病理生理效应,加大冠状动脉疾病患者心脏事件发生的风险。

而积极的心理因素,如积极的情绪、有目标感,能促进人的生理健康并延长寿命。

▐▶ 癌症患者何时需要就医?

因为就医延误而导致悲剧结局的情况并非罕见,初次确诊癌症的患者中存在诊断延误的不在少数。初次治疗结束后在院外随访期间的复发或并发症的诊断延误是另一种常见的诊断延误。癌症生存者新发症状和体征的及时诊断和干预不仅可能会改变治疗结局,并且有益于取得更好的治疗效果。

曾有一位化疗结束的患者在出院的第 5 天出现了严重的腹泻,急诊进行检查和补液后得到了控制;但是患者又出现了食欲缺乏,几天未能进食,最终因合并类癌综合征,发生严重低血糖,引发恶性心律失常而去世。一位接受 TKI 治疗的肺腺癌患者,疗效非常好,从卧床不起入院到自行出院回家。但在家休养时认为出现腹泻是在"排毒",长期腹泻而未就医,最终导致严重的营养不良和水电解质紊乱。

那么癌症患者何时需要就诊看医生呢?

无瘤者的常规复查:一般最初两年是每 3~6 个月一次,随后三年是每年一次;有病情变化随时就诊。

带瘤生存者在有各种病情变化或新发症状体征时,食欲、神志和行为出现明显异常的,或体重及日常活动能力出现下降的,应及时就医,查明原因。

服用抗癌药物或其他一些药物期间出现病情变化者也要及时就医。曾有一例服用左旋咪唑出现脱髓鞘脑病的乳腺癌术后患者,当时家属注意到患者出现了言语精神异常,及时就诊,避免了严重后果。

▐▶ 突发紧急情况如何处理?

在癌症的进展过程中,有些实验室检查结果严重异常和症状突然加重,属于急症,会危及生命或致残,需要及时干预。在抗癌药物治疗期间,一些药物反应也会加重病情,导致病情突然恶化,这些情况均需要及时就诊。

曾有一例在某肿瘤中心实验室检查发现高血钙的患者,主诊医生要求其立即住院。但患者未能遵医嘱,数天后家属到门诊咨询,当时患者主诉已有明显乏力,医生要求其当日住院却遭拒绝。次日清晨家属刚刚办理完住院手续,患者入病房不足 10 分钟即突发心搏骤停,最终抢救无效死亡。

一旦突发紧急情况,需要呼叫 120 向值班调度员说明基本的病情,主要内容如下:

简短说明事件发生经过,待调度员询问再做补充。

简要描述现状:查看是否有言语反应和呼吸,触摸脉搏,若患者摔倒应查看其有无外伤及其肢体活动情况。

汇报既往疾病史及健康状况:包括肿瘤史、心脑血管病史,以及近期或当前的治疗状况。

另外,若摔倒后怀疑骨折的,搬动患者时务必谨慎。

第二原发癌的预防 ✎

▐▶ 什么是第二原发癌？

第二原发癌是指人体患一种癌症之后，在排除转移癌的前提下，又患上了第二种癌症，因此第二原发癌也被称为重复癌。可发生于与第一癌相同的器官，多是成对器官的另一侧，如乳房、肾、肺，也可发生在不同的器官。

▐▶ 第二原发癌产生的原因是什么？

导致第二原发癌出现的原因很多也很复杂，例如，身体携带的致癌基因、患癌后机体免疫力低下、不良生活方式等等。目前比较常见的原因主要有以下几种：①基因突变，机体内有两万多个基因，真正和癌症有直接关系的基因有 100 多个，这些癌症基因中突变一个或者几个，癌症的发生率就非常高。②遗传因素，有不少报道指出，第二原发癌与家族史密切相关。有癌症家族史的患者，患第二原发癌的比例要比一般癌症患者高得多。③免疫力因素，免疫力是机体的防线，抵御外界有害侵袭，清除体内早期恶变的细胞。癌症患者接受化疗等相关抗癌治疗后，会使机体的免疫力下降，发生第二原发癌的可能性大大增加。④不良生活方式，长期吸烟、酗酒、高脂肪饮食、熬夜等不良生活方式对机体各个脏器均有不良影响，器官受到损伤越多，需要的修复就越多。长期器官损伤加上反复修复组织容易诱发癌症。

▐▶ 第二原发癌好发于哪些年龄段？

不同类型的恶性肿瘤好发年龄不同，一般来讲，恶性肿瘤的发病率随年龄增加而升高。2013 年中国第一次发表了《肿瘤年报》，无论男女，癌症发病率从 40 岁以后就是指数增长，80 岁以后开始下降。第二原发癌发生在第一癌之后，既往也有研究报道，第二原发癌的发病间隔时间，多在第一癌确诊后的 1~3 年内，平均 5~7 年。

▪▶ 第二原发癌的预后如何？

第二原发癌的预后取决于癌症所累及的脏器、恶性程度、病理类型、肿瘤分期和治疗方式，通常第二原发癌的预后较差。在双原发癌患者中，超过半数的患者死于第二原发癌，而死于第一原发癌的患者仅占 13%。第二原发癌为肺癌的致死率最高，是第二原发癌为黑色素瘤、膀胱癌、甲状腺癌、肾癌及子宫内膜癌致死率的总和。同时，第二原发癌和第一原发癌的间隔时间是影响患者预后的重要因素，间隔时间越长，预后相对越好，间隔时间越短，预后越差。

▪▶ 如何筛查第二原发癌？

美国的一项研究纳入了 210 万例肿瘤患者，包括前列腺癌、乳腺癌、肺癌、结肠癌、直肠癌、膀胱癌、宫颈癌、肾癌、黑色素瘤和淋巴瘤，中位随访时间达到 6 年后，8.1% 的患者发生了第二原发癌，比例很高。因此，恶性肿瘤患者定期随访，以尽早发现第二原发癌是十分必要的。

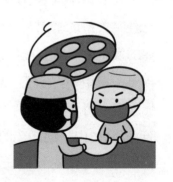

▪▶ 临床上如何治疗第二原发癌？

临床上根据不同原发癌采取个性化综合治疗策略，才能达到最佳治疗效果。能够手术的，应力求根治性手术治疗，并根据肿瘤的生物学特征以及患者的实际情况，给予放化疗、靶向治疗、免疫治疗等个性化综合治疗措施，以延长患者的生存期。

▌▶ 生活中如何预防第二原发癌？

第二原发癌的发病原因尚不明确,包括内源性和外源性因素。内源性因素复杂多样,不好控制;外源性因素可防可控,预防大于治疗。恐癌之心不可有,防癌之心不可无,保持良好的心态,远离不良的生活环境,适量运动,注意饮食营养,改变不良的生活习惯等等。

▌▶ 第二原发癌能否早期发现？

大部分癌症在某种程度上来说,是可防可控的。前面我们也讲过,原发恶性肿瘤患者发生第二原发癌的概率高达8.1%,从思想上重视第二原发癌,按时进行检查,第二原发癌是能够早期发现的。

▌▶ 第二原发癌如何诊断？

现代医学对癌症已经有了较为完善的诊断方法,即以临床症状和体征为基础,结合各种化验和检查结果做出诊断。肿瘤的检查方法依据其对身体是否有创伤,可分为有创性检查与无创性检查两大类。有创性检查通过一些具有创伤性的手段,如活检、穿刺等,来获取有关的体液或组织细胞进行病理学检查,以达到肿瘤诊断的"金标准"。无创性检查不会对身体造成创伤,包括抽血化验、超声、CT、磁共振、内镜、骨扫描、PET/CT等。对于第二原发癌的诊断应注意与原发癌复发或转移进行鉴别。

▌▶ 如何随访第二原发癌患者？

进行有规律的医学检查是随访第二原发癌患者的主要手段,检查内容包括病史回顾、体格检查、影像学检查、内镜检查和实验室检查等。恶性肿瘤治疗结束后,两年内每3个月做一次复查,2~5年之内每半年做一次复查,5年之后每年做一次复查。

▮▶ 什么是夫妻癌？

人们常说的"夫妻相"，是因为长期共同生活的夫妻，不仅在兴趣爱好、生活习惯上相互影响，再加上在饮食起居、心理情绪等多方面的潜移默化，在外貌、形体、举止上会出现诸多相似的地方，可以说是幸福生活的外在表现了。然而，同样的原因也可能导致"夫妻病"。夫妻双方同时或先后患上癌症的现象，被称为"夫妻癌"。

▮▶ 夫妻癌产生的原因是什么？

诱发癌症的因素很多，包括内源性因素和外源性因素，夫妻癌的发生更多与外源性因素有关，包括不良生活习惯、环境污染及情绪因素等。

（1）不良生活习惯。夫妻双方大多具有一致的作息规律，频繁熬夜会打乱生物钟，增加双方患癌的风险。癌症发病与饮食习惯有关，与膳食营养因素相关的癌症占30%以上，夫妻双方的饮食习惯也相同，比如夫妻都喜欢吃腌制食品，食管癌的发病率就会大大升高。

（2）环境污染。环境污染等有害的外界因素具有致突变、致癌、致畸的效应，夫妻生活在同样的环境中，不良的生活环境对夫妻双方产生同样的危害。

（3）情绪因素。夫妻双方在一个家庭，处于同样的生活环境，如果家庭缺乏和谐的氛围，就会出现同样的不良情绪。不良情绪是癌细胞产生和扩散最有效的媒介，情绪压抑得不到释放的人，容易患肺癌；性格内向、抑郁，青少年时期受过精神创伤等的人，胃癌发病率升高。

同时，如果夫妻一方患癌，另一方势必承担巨大压力并长期处于焦虑、忧愁等负面情绪中，患病风险亦随之增加。

▮▶ 夫妻癌好发于哪些年龄段？

不同类型的恶性肿瘤好发年龄不同，夫妻癌的发生更多与外源性因素相关,这些有害因素对机体的损伤是一个逐渐累积的过程,因此夫妻癌好发年龄阶段相对偏大,多见于 60 岁以上人群。

▮▶ 如何诊断夫妻癌?

夫妻癌的诊断相对比较简单,夫妻双方同时或先后确诊为相同或不同的恶性肿瘤,即可诊断为夫妻癌。

▮▶ 如何筛查夫妻癌?

2015 年,世界卫生组织(WHO)上海癌症研究合作中心的一项研究表明,100 对死亡夫妻中可能有 5 对"夫妻癌"。这个比例还是很高的,因此我们应重视和警惕夫妻癌。夫妻双方应每年进行防癌体检,以尽早筛查恶性肿瘤,如夫妻一方确诊为癌症后,另一方应及时进行检查。

▮▶ 夫妻癌如何治疗?

夫妻癌的治疗与一般恶性肿瘤治疗原则一致,综合治疗、规范治疗、个体化治疗是目前治疗癌症的基本原则。现代医学技术突飞猛进,新理念、新技术、新策略不断推出,治疗癌症的手段也在不断更新,手术、放化疗、生物治疗、靶向治疗等多种方式联合作战,使肿瘤治愈率大大提高。

▮▶ 夫妻癌的预后如何?

大家谈"癌"色变,主要的原因是其高死亡率。夫妻癌的预后取决于癌症所累及的器官、恶性程度、病理类型、肿瘤分期和治疗方式等因素,早期发现夫妻癌可以大大提高治愈率。一般来讲,夫妻癌的预后与普通恶性肿瘤无明显差别。

▌▶ 夫妻癌如何预防？

预防"夫妻癌"，夫妻双方应养成良好的生活习惯。一是调整心态，夫妻双方要加强沟通，相互理解，善于控制自己的情绪，采取积极乐观的态度，一方患癌后，双方应树立战胜疾病的信心。二是合理膳食、调整饮食结构，少吃"三高食品"（高脂肪、高蛋白、高热量），少吃烟熏、油炸食品，多吃富含纤维的新鲜水果和蔬菜。三是养成良好生活习惯，不吸烟、不酗酒、不熬夜，积极参与体育锻炼。

▌▶ 夫妻癌能否早发现？

肿瘤疾病严重威胁着人类的健康和生活质量，早发现、早治疗是提高肿瘤治疗效果的关键所在。因此，提高对恶性肿瘤的警惕，重视机体的微小变化，及时就医，定期做防癌体检，夫妻癌是可以早期发现的。

▌▶ 如何早期发现夫妻癌？

首先，要注意机体的细微变化，如异常肿块、体重下降、不明原因的发热、身体疼痛、大便习惯的改变等，如果出现上述症状应及时就医。其次，定期做防癌体检也是早期发现肿瘤的重要途径。肿瘤筛查是早期发现癌症和癌前病变的重要途径。体格检查中各项血液学检查指标，超声、CT等都是常用的肿瘤筛查方法。夫妻双方均应定期参加肿瘤筛查体检。最后，若夫妻有一方确诊为癌症，另一方更应及时进行肿瘤筛查体检。

▌▶ 如何做好夫妻癌的随访工作？

目前，医院已有完善的随访制度，通过随访可做到早发现、早诊断、早治疗。患者及其家属要重视随访，在接到医院的通知或电话随访后，应及时给予回复，并按时、及时到医院复查、治疗。夫妻癌的随访工作需要由医院、患者及其家属共同配合完成。

▶ 癌症会遗传吗？

癌症的发病由内外双重因素决定，外界因素主要是环境因素起主要作用；内部因素是先天因素，包括遗传因素，对于癌症的发病也起着一定的作用。某些人及其家族的细胞内，存在着肿瘤敏感基因，这种基因可能通过父母生殖细胞的结合，传递给下一代。这些癌症敏感基因在特定条件下，以及某些内外因素的作用下，可能出现功能变异，进而形成癌细胞。因此，从这个意义上讲，某些癌症是会遗传的。

▶ 哪些癌症会遗传？

能够遗传的癌症一般分为三种，一种属于遗传性疾病，发病由异常基因引起，带有异常基因的人有 80%~90% 的可能性将患该类癌症，常见于某些儿童恶性肿瘤，如儿童肾母细胞瘤、视网膜母细胞瘤等。另一种属于具有遗传倾向的肿瘤，有些人天生就携带一些基因突变，这些突变虽然不能直接导致癌症，但是会让体内的细胞分裂发生突变，数量大大增加。好莱坞著名影星安吉丽娜·朱莉为了防止得乳腺癌而预防性地切除了双乳。她做此决定的原因就是她家族和她本人都携带 BRAC1 基因突变，有了这个突变，她的细胞分裂产生的突变比正常人高百倍，因此有约 87% 的可能性得乳腺癌，约 50% 的可能性得卵巢癌，并且这类肿瘤进展为恶性肿瘤的风险极高。第三种虽然没有发现确切的致癌基因证据，但其发病表现出明显的家族聚集性，同一家庭或家族中多人患同样的癌症，这种类型的肿瘤包括胃癌、结直肠癌、乳腺癌、子宫癌、肝癌和肺癌等。

▶ 什么是遗传癌？

目前，遗传癌还没有明确的定义。一般认为，与遗传性因素相关的癌症称为"遗传癌"。遗传癌的比例并不高,美国癌症协会认为,仅 5% ~ 10% 的癌症患者与遗传性基因有关。

‖▶ 遗传癌如何确诊？

属于遗传性疾病的遗传癌,需要通过专业的基因检查来确诊,做基因检测是最直接、最准确的方法,但并不是说所有人都需要做基因检测,还可以通过一些简单的方法来识别。对于某些家族聚集性肿瘤人群,包括胃癌、结直肠癌、乳腺癌、子宫癌、肝癌和肺癌等,癌症的家族性聚集是最显著的特征,某一家族中某一种癌症频繁出现,就需要特别警惕遗传癌的存在。

‖▶ 遗传癌有什么特征？

一般将遗传癌分为两种:一种为狭义的遗传,其特征为显著的遗传,父母患某种癌症,其子女也患该种癌症;另一种为广义的遗传,其特征为明显的癌症家族聚集性,某一家族中某一种癌症频繁出现,或者是家族中多人患不同的癌症。

‖▶ 遗传癌如何早期发现？

只有了解遗传癌容易出现的人群和遗传癌的特征，遗传癌还是比较容易发现的,父母患某种癌症,其子女也患该种癌症。某一家族中某一种癌症频繁出现,或者是家族中多人患不同的癌症,这些都是需要警惕的遗传癌信号，对这些人群进行肿瘤全面筛查是早期发现肿瘤的最佳手段。

‖▶ 遗传癌的预后如何？

目前遗传癌的预后与普通癌是否存在差异尚无定论。既往研究提示,在环境因素一致的情况下,遗传性的食管癌、胃癌患者肿瘤恶性程度更高、进展更快、预后更差。　项来自剑桥大学的研究指出，遗传因素和癌症转移直接相关，同时患者的预后更差。

（秦健勇　李倩）

带瘤生存 ✎

▶ 得了癌症如果不治疗会怎么样？

有些患者出于这样、那样的想法，得了癌症却不治疗。有的认为病情太重疗效不好，经济压力又大，觉得自己必死无疑；少数认为治疗毒性太大，而采取一些自认为没有毒性的传统治疗，如传统医学或自然医学的方法。如果不治疗，癌症的结局如何，这个问题其实说的是癌症的自然病程。《UICC 临床肿瘤学手册》曾专门讨论到这个问题，通常会有如下几种结局。

（1）自愈倾向的。如常见的乳腺导管原位癌、宫颈原位癌，有一部分可以逆转；另外一些是浸润癌的自愈，这种情况是由于未知的因素而出现非医疗干预性的痊愈。具体表现为疾病病灶的消失，一般解释为自身免疫力的变化或者癌细胞的再分化。这种情况发生率极低，仅为十万分之一至六万分之一。

（2）缓慢进展型。如某些前列腺癌与甲状腺癌。开始治疗干预有一定标准。临床可表现为惰性过程，如某些前列腺癌，即使未进行干预，也可能长期维持稳定超过 10 年，但需要密切观察。

（3）医疗干预获益显著型。这种癌症如果不干预，进展会比较快，如早期浸润性乳腺癌、早期肺癌。一旦发现应抓紧时间开始治疗，花费少、痛苦小、疗效好，并且将并发症发生率和功能损失减至最低。

（4）医疗干预获益明显型。适用于大多数情况，但是要有合适的干预策略和干预程度。即使晚期也可以从抗癌治疗中获益，多数患者可以

419

通过积极支持治疗改善症状和生存质量。这种情况下的干预目标是以提高生存质量为主。

▮▶ 影响癌症进展的因素有哪些？

癌症的演变趋势主要取决于癌症的生物学特性，癌症是一个笼统的概念，主要基于组织细胞形态学结合临床确立。不同类型的癌症在诊断、病情进展过程或结局方面差异极大；即使是相同类型的癌症诊断，也可能预后差异较大。一般而言，癌症发生和进展的影响因素按照可干预性分为如下两种。

（1）不可控性因素。癌症的生物学特点在癌症诊断后几乎是不可改变的，癌症的初始分期可以在手术前通过新辅助治疗手段部分改变手术的可行性与预后；当然，随着科学技术的发展，癌症生物学行为是相对治疗效率而言，一些非常恶性的肿瘤也可以转变为容易控制的肿瘤，例如，全反式维 A 酸等治疗方案的出现就显著改变了急性早幼粒细胞白血病的预后。

整体而言，诊断时癌症生物学行为可干预性极差。但是从预防角度来看，积极防癌措施可以极大地降低癌症的发生率，也可以降低癌症的恶性程度。

（2）可控性因素。首先是积极的医疗干预，包括及时诊治、选择合理的治疗决策和合适的治疗团队、选择个性化的治疗后健康管理方案。

从个人角度而言，对待疾病和人生的心态、科学的疾病管理知识，均是可以改变的和可控的，尤其是治疗性的生活方式改变，对于改善预后具有非常重要的意义。

▮▶ 当前癌症患者的生存状况如何？

我国曾在 2015 年做过一次大型的抽样统计，得出的数据是，5 年生存率约为 30%；农村偏低，城市略高，但在不同癌症类型之间差异极大。

5 年生存率在 50% 以上的癌症类型有乳腺癌、甲状腺癌、鼻咽癌等,不足 10% 的癌症类型有肝癌、胰腺癌等。

癌症是一种差异性极大的疾病,即使同一病理诊断、分子分型大致差不多,两个患者的结局也会有很大差异。对于癌症,人类的认识还是有限的,不推荐对一个非衰竭期、临终期患者的预后做哪怕是基于统计学模型的判断。

根据我国的癌症生存数据,癌症诊断后约 70% 的患者在 5 年内死亡。有 30% 可以活过 5 年,但其中一些是带瘤生存者,尤其在乳腺癌等癌种中常见 5 年以上病史的带瘤生存者。当前由于分子靶向和免疫治疗的显著进步,5 年以上的无瘤生存者能够占到初诊癌症病例数的 20% 左右。

▥▶ 带瘤生存患者如何获得生存获益的最大化？

带瘤生存者中部分患者可以获得长期生存,5 年甚至 10 年以上的长期生存者并非罕见。

可以达到长期生存的因素主要是一些癌症类型的特殊性,如有众多系统治疗选择的乳腺癌,以及分子靶向治疗时代下的肺癌,以及一些惰性或者对治疗极度敏感的癌症类型。

临床治疗上难以达到根治标准,即难以达到无瘤状态时,我们称之为"带瘤生存"。还有一些患者因治疗风险较大,虽有一定希望但需要经历较大的治疗伤害才能达到一定机会的无瘤,因此选择了带瘤,但必要前提是癌症进展相对缓慢。

带瘤生存者追求生存质量与治疗毒性的合理平衡,就目前的治疗发展看,包括如下策略。

(1)控瘤策略。随着新的治疗手段的出现,晚期癌症也有了治愈的希望,例如,新的免疫检测点抑制剂对敏感病例可以达到长期缓解的效果,缺点是太昂贵,而且也有一定比例的治疗伤害,甚至死亡。无其他控瘤方案可选的患者且具备一定的经济条件时，可以考虑系统评估治疗获益可能性以后，探讨有无免疫治疗获益的机会。当然，目前医疗技术条件下，分子靶向治疗和内分泌形式的系统控瘤策略仍是首选。

(2)疾病管理与病情监控。选择可靠又不致过分影响生存质量和精神状态的病情监控策略是必要的。有证据表明，在肺癌患者中积极地监控病情进展，可在生存期上取得明显获益。

(3)生活方式。有证据表明，特殊的饮食模式、适量的运动对癌症生存者病程有显著影响，如可以降低复发率、延长生存期和提高生存质量。健康的生活方式还会降低全因死亡率，对预防改善非癌性疾病状态有重要意义。

(4)心理调节和价值观。有益并适度的社会交际、足够的社会支持，以及积极的自我心理调整有助于获得更好的生存质量，有助于促进患者采取更加积极的治疗态度和行动。一些基础研究已经表明，心理上的积极调适可以获得更好的预后。

▶ 生存质量第一还是生存时间第一？

抗癌治疗在带来治愈机会的同时，也可能会带来治疗伤害。例如，最新的免疫检测点抑制剂会产生一种心脏毒性，虽然少见（＜1%），但是一旦发生死亡率高达50%。早期的化疗死亡率也较高。如何在抗癌治疗的获益和风险之间取得平衡，即使是有着丰富专业经验的医生也会经常面临艰难的抉择。

在开始抗癌治疗的时候，一定要将支持治疗作为抗癌治疗形影不离的"孪生姐妹"。抗癌治疗期间的积极支持治疗有助于提高在抗癌治疗期间和之后的安全性。积极的支持治疗有助于缓解抗癌治疗期间的安全性焦虑。

至于生存质量第一还是生存时间第一的抉择，就要看患者的主观意愿了。尊重患者的选择是第一标准。在医生眼里，初次治疗，有可能治愈的患者,值得冒一定概率的治疗风险;但对于处于终末期或者一般状况已经变差的患者,就不值得选择有一定风险的治疗了。

▮▶ 什么情况下,患者可以选择牺牲生存质量?

抗癌治疗肯定会带来或多或少的生存质量下降,抗癌治疗也有一定治疗风险,带来一些治疗并发症。一些患者过度强调治疗风险而导致诊断和治疗延误,其实在治疗期间医务人员对治疗风险和获益已经做过权衡,但一些患者可能由于在治疗决策时表现犹豫,错过了最佳治疗时机。

首次治疗或以治愈为目标的治疗需要承担一定的生存质量下降风,甚至需要承担一定的治疗风险。但如果涉及一定程度的残疾与死亡风险,就有必要谨慎地根据个人价值观做出选择了。

▮▶ 可以举一些有借鉴意义的癌症康复案例吗?

网络上、书籍中有不少癌症长期生存者的故事,他们的探索具有一定的价值。有一些身为医生者在自己或家人患病后的思考或许更具有普遍的康复启发意义。

《每个人的战争》是一位名叫大卫·赛尔旺·施莱伯的医生罹患肿瘤后,在长期与肿瘤做斗争的过程中写下的,该书极具精神鼓舞和技术层面的参考意义。

《康复是一场旅行》的作者马修·曼宁是一位知名的康复医生,他在妻子罹患大肠癌后开始陪伴与探索康复之旅, 此书兼具患者视角和康复医生视角。

中国抗癌协会副理事长、国家卫生健康委员会副主任曾益新院士曾真诚推荐一篇患者写的"病患真言",此文也值得患者阅读参考。

❚❚▶ 带瘤生存有哪些形式？

带瘤生存期间生存质量的高低和其时间的长短决定了带瘤生存的价值有多大。带瘤生存是一种基于现有技术条件下难以做到无瘤生存的折中性策略。多数患者需要长期服用抗癌药物,配合积极的支持性康复性措施,以保障生存质量和抗病能力。

（1）理想的状态。系统性和局部抗癌治疗后肿瘤病灶得到控制且稳定,机体功能障碍轻,基本不影响生活,可正常工作。

（2）有一定生存质量的状态。机体功能受到一定影响但可独立生活,日常生活能力不受影响,但参加工作有些吃力。需要经常做抗癌治疗,有一定的治疗毒性。这种状态下仍可以进行运动锻炼和参加一些有益身心的娱乐活动。

（3）体能状态不佳或处于进展期的。这种情况需要积极的医疗干预和较多的支持治疗。

❚❚▶ 抗癌治疗的基本策略是什么？

对于带瘤生存者而言,首要的任务是控瘤,将肿瘤控制在稳定和症状最小或无症状的范围内。目前公认有效的肿瘤控制措施有局部治疗,即手术和放疗及各种微创治疗。但带瘤生存者最常用到的还是药物抗癌治疗。带瘤生存者的目标已经不再是治愈(虽然不排除部分病例经治疗转化为可治愈状态),而是在保障生存质量的基础上控制肿瘤进展。治疗策略的选择应遵循如下基本原则。

（1）安全性和舒适性。保障生存质量,不再做一些毒性反应强烈的治疗。

（2）合理选择抗癌治疗方案。在不影响疗效的基础上,优先选择口服的毒性反应小的方案。如女性可以选择不脱发的化疗方案,优先选择可以口服的化疗药物和分子靶向药物, 这些均可以最大限度地保障生存质量,以及治疗奔波带来的生存质量下降。

(3)经济性考量。同等疗效不增加毒性反应,当然选择经济性好的。

(4)治疗方案欠佳时考虑 MDT(即多学科会诊)策略。MDT 可以集思广益,或者可以发现更好的策略。

当然,门诊医生未必会详细列出这么多抗癌治疗策略选项,作为患者应该知道自己的需求,并有权向主诊医生申明自己的治疗需求。

▌▶ 当前的抗癌治疗手段如何分类?

目前被证实有效的抗癌方法至少有如下三种。

(1)局部治疗。特点是对肿瘤病灶局部有效,治疗时包括明确的解剖部位。包括手术和放疗,手术和放疗又分为许多不同的技术,如开腹和微创、定位更加精确的放疗、不同的射线源。

局部治疗中还有一种是微创介入性治疗,这包括血管介入和各种理化手段的局部消融治疗。这种治疗手段创伤小,对机体功能状态要求相对较低,是患者拒绝或者不适合手术时的一个重要选项;在合理使用的前提下,也是控制某些局部病灶的可选治疗手段。

(2)系统性治疗。特点是对全身所有病灶有效。主要是各种药物治疗,一些细胞治疗也属于系统性的治疗。药物抗癌从化学治疗起步,后来发展出内分泌调节、分子靶向、免疫治疗等有效而作用机制有别的方法。

(3)治疗性生活方式改变。已经有提示某种特殊的饮食可能改变疾病的预后。如 2017 年 ASCO 年会发布,树坚果可以显著改善 III 期结肠癌的复发和生存参数。不少疾病与营养代谢有关,饮食调整对疾病康复有重要作用,然而人类对代谢调节治疗的机制尚缺乏深入的理解,目前国内石汉平教授所大力提倡的代谢调节治疗是一种有前景的治疗思路,其具体实施方法仍需要进一步优化。运动疗法在癌症控制上有明确的意义,尤其是有氧运动,已经在不少癌症类型验证了其生存获益。

▐▶ 什么是过度治疗？

"过度治疗"本身是一个有争议的概念，也很难有一个明确的定义。过度医疗的提出是医学界主动反思、自我审视，力图优化医疗行为的一种自我鞭策。由于医学问题的复杂性，常规医疗活动很难完全避免过度医疗问题。现有科技水平对疾病认识的局限性也造成了一些过度医疗的现象。

在某些情况下，过度治疗可能也是由患者自身引发的。如由于对肿瘤复发的过度焦虑而引起的过度检查和过度治疗，再比如乳腺原位癌是不需要化疗的，已经有证据表明化疗反而导致死亡率升高。而一些患者过度迷信化疗是预防复发的良药，其实化疗是在某种条件下才能达到降低复发率和死亡率的效果。

因此，首先，提醒广大患者关注过度治疗这个客观现象，以尽量避免受到它的伤害。其次，对已经发生的过度治疗给予更多的理解，不是简单归咎于道德和逐利原因。再次，患者应积极与主诊医生沟通，有助于减少过度治疗；如非急症，对医疗服务给予合理的再评估，如多学科会诊（MDT）/第二诊疗意见等。最后，对谨慎选定的医疗团队给予足够的信任，避免耽误治疗时机，寻求在诊治获益和诊治风险、治疗不足和过度治疗之间获得平衡。

▐▶ 外科手术治疗会有哪些不良反应？

虽然目前癌症被定义为一种全身性疾病，但多数癌症会表现为一种局部性的症状或者体征，尤其在实体瘤进展的早期，因此寻求局部性的毁损治疗是人类应对肿瘤类疾病的首个有效治疗方法。外科手术治疗的起源可能要追溯到至少 4000 年前古埃及医学对乳腺癌的切割烧灼类毁损治疗，由于感染死亡率高，并没有广泛流行。

大规模的外科手术治疗萌芽于 19 世纪，那时人类开始在无菌术和麻醉技术的支持下开展手术切除治疗,到20世纪初外科手术治疗癌症已经广泛开展,尤其是在安全输血法出现以后。外科手术是绝大多数可治愈癌症获得治愈的基础,是第一种被确认的广泛有效的癌症治疗方法,在肿瘤越是局限的早期,其有效性越为明显。因为单纯外科手术就能治愈不少实体性癌症,如乳腺癌、大肠癌、肺癌等,除了少数肿瘤如血液肿瘤、淋巴瘤及鼻咽癌等不适合外科手术外,绝大多数癌症早期可从手术治疗中获益,因此外科手术治疗被称为癌症治愈的基础。

但是,如果滥用外科手术,其有利的一面就不能发挥作用,反而放大其存在的不良反应,尤其是在那些不规范的外科手术中,带来的伤害更为明显。这是因为:

外科手术可能一过性地增加肿瘤局部播散和远处转移;所以肿瘤外科禁忌挤压,强调以整块切除、锐性分离和无瘤隔离为特征的无瘤技术。

在手术操作中的挤压、移动会造成癌细胞脱落,这些脱落的癌细胞若不能为机体免疫所杀灭就可能形成新的病灶。在术野和循环血中,均可找到一定数量的癌细胞。

手术操作,尤其是创伤较大的手术,会一过性地造成患者的免疫功能低下。动物实验已经证明,免疫功能低下会引发转移灶的形成和进展;部分原发肿瘤可能存在对转移灶的抑制作用,有学者认为是原发瘤释放抗原提升了对转移瘤的免疫原性抑制。这一机制在肾癌术后使用肿瘤疫苗减少复发率上得到了支持。当然,手术切除主病灶也有其有利的一面,如减少了主病灶分泌物对全身的免疫抑制,也降低了肿瘤负荷,有助于其他全身性治疗发挥抗癌疗效。

▮▮▶ 什么是治疗不足?

治疗不足也属于不规范治疗的范畴,治疗不足在癌症诊治也并非罕见。值得注意的是,治疗不足往往是由于患者对疾病认知不深入所致，即认识不到疾病的发展趋势和危害性，不能及时把握治疗时机；当然在某些情况下，也可能是主诊医生未能及时识别治疗时机和治疗强度。

中国有一个流传久远的故事，"扁鹊见蔡桓公"，主人公蔡桓公讳疾忌医，就是一个典型的"治疗不足"现象。

有些患者或其家属可能因为狭隘的个人经验放弃明显可能获益的医疗措施，最主要的原因是考虑到治疗的毒性和伤害，导致延误治疗。

治疗不足的具体表现为时间上的延误、治疗强度不足、过早停药等。

一些疾病有极窄的治疗时间窗，不少急症是越早诊断与干预，越有机会避免较差的结局，且治疗效果越好。如一些缺血／出血性急症、电解质紊乱，如果耽误治疗时机会造成不可挽回的后果。

什么是 MDT？

肿瘤专科医生有时候会提到 MDT，这是多学科会诊的意思，其英文全称为 Multi-Disciplinary Treatment 或 Multi-Disciplinary Team，缩写为 MDT。就是说汇聚与疾病和健康问题相关的多学科专家，对患者的整体健康问题做出评估，制订一个适宜的可选治疗策略。

一般来说，经 MDT 程序制订的策略可行性强，并且已经充分权衡了治疗获益和治疗风险，且每个可选的治疗方案后有专家们推荐的级别，供患方治疗决策时参考。

标准化的 MDT 探索已经开始，我国曾经出台部分病种的 MDT 专家共识。但 MDT 耗时费力，目前的医疗体制下，一般在疗效不佳、需要重大决策或者临床存在歧义时方考虑采用。大型癌症中心多有 MDT 门诊，学术会议也有 MDT 讨论；前者容易获得，后者往往质量更高。

什么是第二诊疗意见？

医学是一门不断处于发展和进步中的学科，换句话说，医学是一门年轻的学科,也是一门"有缺陷"的学科。临床实践中遇到的问题远远多于医生们所掌握的已知知识体系,行医的艺术既是训练和经验的技术,也是团队合作的艺术,还是研究和探索的艺术。医学不是万能的,也不可避免地存在缺陷,所以我国现代内科学巨擘张孝骞老前辈常常说:"如履薄冰,如临深渊"。

癌症因其致死、致残率高,并且花费有可能形成灾难性支出而成为一种重大疾病。对患者而言,这往往是人生中最为重大的挑战,可以想象,就中国患者而言,尤其是对年纪尚轻的患者而言,这是一个确定其未来5年内因病死亡率高达70%的诊断。在这样的困难时刻,患者及其家属所面临的最大挑战,就是不知如何对主治医生提出的诊断和治疗决策进行评估和回应。

突然被诊断为癌症往往令患者毫无心理准备,不知所措。对疾病的不了解、对治疗结局和风险的焦虑往往充斥心间。首次诊治是癌症治疗成败的关键,这时为了对结论持谨慎态度和确保最大程度地减少诊断失误,推荐找第二家权威的专业机构进行系统评估和全面评价,以便确立最后诊断和决策。第二诊疗意见给出的诊断与治疗方案选择是对第一诊疗意见的有益补充和互证,有助于患者最终做出理性的判断,以积极的心态接受治疗。

▮▶ 目前有哪些种类的抗癌药物?

目前用于系统性治疗的抗癌药物是控瘤的主要武器,最近这些年来抗癌药物的研发突飞猛进,取得了突破性的成就。按照作用机制,当前主要的抗癌药物分为如下四类。

(1)细胞毒性化疗药物。这类药物自20世纪四五十年代开始用于临床,之后大规模筛选、开发了不少种类的细胞毒性药物。这些药物主要作用于处于细胞周期中增殖旺盛的细胞,对癌细胞没有选择性,所以一般有较大的毒性,有时甚至是致死性毒性。随着药物治疗技术的进步,因化疗死亡的比例较之前已经显著降低;而且为了保障治疗安全,支持性治疗的进步也非常大。目前化疗仍是抗癌药物治疗的主力军,而治疗的安全性已经提高很多,一些安全性高的化疗药物在门诊就可以使用。

(2)内分泌治疗药物。这类药物的代表是乳腺癌和前列腺癌的相关药物,如芳香化酶抑制剂及雄激素受体拮抗剂。从机制上说也可以归结为靶向药物,且为最早被使用的靶向药物。与化疗药物相比,内分泌治疗药物的机制为阻断癌细胞对激素依赖的生长模式。性激素进入细胞核与受体复合物共同作用于 DNA,依靠 DNA 的表达产物驱动激素依赖性肿瘤细胞增殖。所以内分泌治疗的特点是起效慢,通常需要 3 个月的观察期,对于增殖迅速、需要尽快降低肿瘤负荷的情况就不适合。这类药物的显著优点就是可以口服;治疗毒性比多数化疗药物低很多;虽然起效略慢,但有效时间和有效率均高于大多数化疗药物。所以只要条件允许,这些药物被推荐为一线用药。

(3)分子靶向药物。这类药物作用于癌细胞或者肿瘤微环境中的间质细胞(如血管内皮细胞)上的功能蛋白质,一般是驱动细胞生长的受体类蛋白质,通过阻断这些分子信号通路,来抑制细胞增殖。分子靶向药物是一个药物开发方向,作用靶点复杂,涉及细胞膜特异抗原、受体酪氨酸激酶及其下游通路、细胞周期蛋白、凋亡调节因子、表观遗传调节蛋白等。该类药物虽成为靶向药物,也并非肿瘤特异性的,所以也存在一定程度的不良反应。目前肺腺癌的靶向治疗取得了非常好的效果,由于靶向的是某些细胞增殖时候的一类特殊的细胞周期调节通路,所以又对某一类依赖专门的细胞膜受体通路的增殖细胞有专门靶向性,毒性相比化疗药物普遍小很多,而有效性高出不少。最典型的分子靶向药物是治疗慢性粒细胞性白血病的伊马替尼和治疗肺腺癌的酪氨酸激酶抑制剂(TKI)系列。分子靶向治疗的靶点和内分泌治疗有所不同,起效往往也较快。

（4）免疫治疗药物。免疫治疗主要有 CART-T 细胞疗法和免疫检查点抑制剂。前者的代表药物是治疗 B 淋巴细胞肿瘤上 CD19 为靶点的过继免疫细胞治疗。后者的代表药物是以癌细胞上或者淋巴细胞上 PD-1/PD-L1 及 CTLA4 蛋白为靶点的阻滞性抗体疗法。免疫治疗的机制与化疗和分子靶向治疗不同，疗效存在著名的"拖尾效应"。所谓"拖尾效应"是指化疗、靶向或内分泌药物治疗的生存率随着治疗时间的推移而不断降低。而经免疫检测点抑制剂治疗的生存曲线却在生存时间超过某一个时间节点后，生存率几乎不再下降。这种现象表明，免疫治疗一旦有效，疗效持久，患者长期带瘤（或无瘤）生存。免疫治疗的缺点是目前价格比较昂贵，治疗的效率高低与特定的生物标志物有关，因主动性激活机体免疫也有相当的毒性反应，主要表现为自身免疫性炎症，严重的自身免疫并发症有可能导致死亡。

▐▶ 什么是维持治疗？

维持治疗的理念最早是在白血病治疗中被提出，而后在非小细胞肺癌和肠癌、乳腺癌等实体肿瘤治疗中陆续得到验证，表明该治疗策略可改善生存期和生存质量。

维持治疗指在完成既定的化疗周期数，肿瘤得到最大程度缓解（可以是无瘤或者带瘤缩小、带瘤稳定）后，再以高效低毒性方案延长治疗，使患者保持持续的肿瘤缓解，以改善生存期和生存质量的抗癌药物使用策略。一般会选择低毒性、高效且可口服的方案做维持治疗。

按照 2018 年发布的《中国晚期乳腺癌维持治疗专家共识》，维持治疗的模式大致可分为如下三类。

（1）原方案维持。将一线化疗方案延长至疾病进展或不可耐受。

（2）原方案中部分药物维持。一线化疗后，从原有效方案中选择单个或部分药物来进行维持，通常是无血液毒性反应的细胞毒性药物或分子靶向药物。

（3）换药维持。经过一线化疗后，换用其他适合的化疗药物或内分泌药物进行维持。更换的药物一般是一种可能无潜在交叉耐药的新药物。

维持治疗策略的提出基于以下理论：减少耐药、清除微小转移灶以减少肿瘤的复发和转移、抗肿瘤血管生成和抗肿瘤免疫效应等。

制订维持治疗方案一般需要考虑以下因素：一线治疗的反应程度、全身状况、疾病进展后接受治疗的可能性、肿瘤的组织学或分子特征。

▮▶ 什么是节拍化疗？

维持治疗最经典的模式就是节拍化疗。节拍化疗是一种以肿瘤内增殖的血管内皮细胞为靶点，通过持续应用低毒性剂量的药物来抑制肿瘤血管生成的化疗模式。研究发现，这种低成本、易耐受且使用方便的治疗模式更易于在低收入国家实施，现已成为针对晚期或抵抗性肿瘤的有效治疗策略。维持治疗的作用靶点可直接针对肿瘤细胞，也可涉及其他类型细胞，如血管内皮细胞和免疫细胞，通过改变肿瘤微环境和免疫特征发挥治疗效应。计算机支持的数学模型可以帮助节拍化疗的实施。在过去的 10 年里，节拍化疗已成为一个非常有潜力的治疗策略。但是，对于节拍化疗的准确评估尚缺乏大样本的对照研究，其与靶向药物等联合应用的效果也有待证实。特别是当前肿瘤治疗已进入了精准治疗时代，节拍化疗如何实现精准治疗尚待探索。有效药物浓度的暴露时间远比根据体表面积或体重计算出的剂量重要，而节拍化疗也应被看作是一种新的治疗策略而非便宜的治疗方法。几种化疗药物已经用于节拍化疗策略，包括长春瑞滨、环磷酰胺、卡培他滨、甲氨蝶呤、贝伐单抗、依托泊苷、吉西他滨、索拉非尼、依维莫司和替莫唑胺等。然而，节拍化疗的作用机制、最佳剂量和暴露时间等尚待深入研究。

▌▶ 什么是药物轮换策略?

药物轮换策略的主要目的是控制耐药,是基于肿瘤病灶中对不同药物有不同敏感性的亚克隆的存在而发展出来的一种给药策略。

其治疗思路在细菌耐药领域早有应用,据一篇中文文献的记载,所谓抗微生物药物的药物轮换方案就是把数种(建议 4 种以上)作用机制不同、抗菌谱相仿的抗微生物药物组合起来,形成一个对抗细菌的抗菌药物组合,按一定顺序周期性轮换使用其中的每一种药物;当一个疗程结束,需要进行下一疗程时,不同作用机制的另一种药物投入使用,其他药物均处于停用状态;如此便形成"一种药物仅用于一个疗程、连续数个相邻的疗程分别使用不同作用机制的药物"这样一种滚动循环式的轮换用药方案。

曾有一位肺腺癌患者,其癌细胞群中含有两种驱动基因突变为主的细胞群:一种为 EGFR 外显子突变,一种为 VEGFR。为了控制耐药,他采用的是轮流针对其中一种驱动突变给药的靶向治疗策略,获得了较长的带瘤生存期。网上抗癌圈一度将这种给药策略给予很大程度的推崇。这种给药策略,甚至得到了一些专科医生的关注,理论和实践上确实是存在一定依据的。

▌▶ 带瘤生存的药物治疗策略有哪些?

虽然免疫检查点抑制剂的出现给广泛扩散的实体瘤患者带来了希望,基于当前医学技术水平,多数这种类型的肿瘤仍很难获得治愈效果。免疫检查点抑制剂治疗原发耐药率很高,经过仔细的免疫评估后,也有相当程度的耐药率,而且有一定继发耐药率,所以目前的带瘤生存策略是基于当前的主要药物治疗做出的。根据笔者的观察提出如下用药策略。

首先,确定适合带瘤生存的目标人群。包括经过初始治疗病情稳定又没有机会做根治性治疗的患者，一般状况及全身健康状况尚可的患者，治疗意愿强且各方面条件不错的患者。

其次，确定控瘤的治疗方案。选择低毒性有效的药物、方便的给药途径（最好是口服）、恰当的给药时机（维持给药，或者给予"休假期"进展后再给药），多建议采用单药或者证实单药有效的双药组合，如果有多个已经证实有效的作用机制不同的单药，可以考虑采用轮换给药策略，以上均需要在专业医生具体指导下进行。

最后，不能忽略药物以外的方法。目前已经在部分肿瘤类型证实，特殊饮食对病灶控制有益，ASCO 曾报道树坚果对Ⅲ期结肠癌术后复发有着显著的抑制作用。对于大多数癌症，适量的体能锻炼对预后的积极影响已得到广泛证实。所以控瘤不仅指药物，而是药物与生活方式等的综合性调整。

美国国家癌症研究所（NCI）于 2015 年提出，抗癌的主要策略应由"寻找和杀灭（Seek and Destroy）"转变为"锁定与控制（Target and Control）"，反映出对既往"虽斩尽杀绝，然人瘤俱灭"治疗策略的修正。我国著名的肝癌研究专家汤钊猷院士，结合一生的临床观察与基础研究经验，借用传统医学整体观思维，提出了一种称为"消灭与改造并举"的控瘤策略，与 NCI 的策略可谓异曲同工。

▓▶ 什么是癌症生存者的全程管理？

癌症生存者从广义上讲，包括所有曾被诊断癌症类疾病的人。他们处于不同的疾病管理阶段，有不同的需要。治疗前、治疗期间以及治疗后，无瘤状态、带瘤稳定可控及带瘤进展，疾病稳定期和终末期各有不同的疾病和健康管理需求。

全程管理的目的是给这些不同治疗阶段的患者以相关的医疗支持内容和强度，以满足他们的现实需求，在有效控制、重点干预的原则下将治疗相关性生存质量下降减至最低，并将生存质量获益和抗癌治疗的长期获益进行综合考量。

▌▶ 带瘤生存的理论基础是什么？

癌症的生物学行为具有很大的异质性，一些在现有技术条件下难以根治的癌症做到无瘤生存有较大风险或者不可能做到，这时，平衡生存质量和生存时间、治疗获益与风险的"中庸之路"就成为一种理性的选择。

带瘤生存模式与传统的快速进展或无瘤生存是有区别的，在当前系统治疗进步的条件下已成为一种临床较为常见的现象，其理论依据如下。

（1）疾病的生物学惰性倾向。如广泛浸润、转移的慢性淋巴细胞白血病（CLL）和慢性髓细胞白血病（CML），只要非急性／处于稳定期就可以长期生存，正常生活，相当于实体瘤的良性肿瘤。老年斑从病理切片上看也属于浸润、多发的黑色素瘤，但不会有人认为它们是恶性肿瘤。甲状腺癌、前列腺癌的某些类型呈惰性表现，即使合并转移也并不显著影响生存期和生存质量。

（2）肿瘤干细胞驱动理论。肿瘤干细胞是癌症进化的驱动器，是耐药的主要原因，并且与放疗抵抗等密切相关，是治疗失败的主要原因。其转移潜能及治疗抵抗与上皮间质转化及 Hedgehog、Wnt、白细胞介素-6／信号传导与转录激活因子3、转化生长因子-β 等多种信号通路相关。只有杀死肿瘤干细胞或诱导其进入静止的状态，才有可能消灭或控制癌症。

（3）癌灶内的细胞亚克隆进化。著名遗传学家和生物学家 Theodosius Dobzhansky 认为："如果不从进化论的角度分析问题，生物学的一切都将变得无法理解。"肿瘤病灶内的细胞群对不同的抗癌药物敏感，也可能存在内部的生存竞争，采用适宜、适时的更换或轮换用药策略，有助于在长期控制瘤灶进展的同时防止耐药。

（4）治疗毒性和治疗获益的平衡。姑息性抗癌的毒性控制应该更为严格,在治疗毒性和疗效间找到合适的、患者可接受的方案也是带瘤生存理念的依据之一。当然,带瘤生存更为关键的是有一系列有效且毒性低的药物可以选择。

（5）免疫原性细胞死亡。一些抗癌药物或放疗、消融治疗等治疗手段不仅杀死癌细胞,还会由于癌细胞死亡发生的抗原暴露或释放引起患者机体的免疫应答。这一现象被称为免疫原性细胞死亡。抗原呈递细胞吞噬死亡癌细胞之后,可以激活免疫系统,引导免疫系统跟踪、识别和杀死其他癌细胞,发挥清除癌灶的效应。带瘤生存时选择具有免疫原性细胞死亡效应的药物,有助于长期控制癌灶。

（6）肿瘤微环境的免疫调节。除了免疫原性细胞死亡效应外,一些化疗药物还可以杀灭免疫抑制细胞,如 Treg 细胞,达到调节或解除肿瘤微环境中的免疫抑制,重启或者重建免疫平衡的效果。

（7）宿主体质状态管理。这包括综合健康管理、代谢和内分泌免疫状态的改变。已经有证据显示,一些并非直接针对癌细胞或癌灶的治疗模式通过调节机体功能改变了预后。

近年来,众多带瘤生存者都是已有肿瘤细胞播散的晚期患者,在"与癌共舞"的治疗策略引导下长期生存。所以,对于浸润、转移的肿瘤细胞应进一步分为可控与不可控,并结合患者意愿给予可行且积极的抗癌策略,部分病例甚至可适时转化为可根治病例。

▮▶ 为什么说癌症是一种慢性病?

鉴于人类在癌症认知和控制领域所取得的进步、抗癌药物的进步,以及早诊早治后癌症生存者的现状,WHO 于 2006 年宣布癌症是一类"可以治疗、控制,甚至治愈的慢性病"。当然,极少数癌症类疾病会表现为一种爆发性或者急性发病过程,并且在短时间内即宣告死亡。据临床观察,极少数癌症可以在发病不到 3 个月内死亡,而绝大多数癌症表现为一个慢性过程,主要原因如下。

亚临床演化往往需要很长时间,且有部分会中断,如原发性肝癌,一般要经过正常肝细胞→腺瘤样增生→不典型腺瘤样增生→早期肝癌等阶段,其过程往往需要数年甚至数十年。乙型肝炎自开始至亚临床肝癌,中位时间为 10 年左右,若自肝硬化算起,其中位时间也有约 5 年。从亚临床肝癌至肝癌末期,多数也有两年左右的时间。乳腺癌起源于乳腺导管上皮的重度不典型增生,但并非所有重度不典型增生均会转化为浸润癌。从细胞癌变进展到临床体表可摸到最小体积 1 cm³ 的肿物,要经过 40 次的细胞倍增。乳腺癌的中位潜伏时间约 12 年(6~20 年),确诊后自然病程平均 2~3 年。

人群中有相当比例的亚临床癌在生前并无表现。国外非癌性死亡者尸体解剖显示,80 岁左右老年人中 25% ~ 100% 均发现隐匿性、无任何症状的肿瘤。非癌性死亡者的无症状带瘤状态,为我们对无症状带瘤状态和基于癌灶 – 宿主的免疫平衡状态的设想提供了一定的启示。

▶ 什么是肿瘤微环境?

1889 年,英国现代医学病理学之父 James Paget 的儿子、子承父业的外科医生 Stephen Paget 在对 735 例乳腺癌死亡病例的病理悉心研究的基础上,结合文献资料提出了肿瘤转移假说:器官微环境("土壤")可影响特定肿瘤细胞("种子")的种植、存活和生长。这个 100 余年前提出的理论后来不断因基础研究认识的深入而得到证实,其中的"土壤"就是指肿瘤微环境。

研究表明,癌症不仅在原发灶形成一个特别的肿瘤微环境,而且在转移前会释放细胞因子,招募骨髓源性不同耐药特征的亚克隆,前往全身可能使转移癌细胞落脚的器官或组织,执行转移前微环境构建;当然,构建转移前肿瘤微环境的不只是骨髓源性细胞,有研究显示外泌体也参与了这一过程。

肿瘤微环境是指肿瘤的发生、生长及转移的局部组织环境,包含细胞间质和间质细胞,如免疫细胞、成纤维细胞、血管、淋巴管,甚至神经等。肿瘤微环境与肿瘤细胞所处的内外环境有着密切关系,包括肿瘤所在组织的结构、功能和代谢,与肿瘤细胞自身的(核和胞质)内在环境也有关。

肿瘤细胞和肿瘤微环境有着复杂的互动关系。肿瘤细胞可以通过自分泌和旁分泌,改变和维持自身生存和增殖的条件,诱发肿瘤的生长和进展,例如,肿瘤细胞可以在自身周围塑造免疫抑制的微环境,为自身发展创造条件。全身和局部组织亦可通过代谢、分泌、免疫、结构和功能的改变,限制和影响肿瘤的发生和进展,例如,激素依赖性癌细胞会利用自身保留的激素信号通路促进自身增殖与扩散。

▆▶ 癌症的发生、进展与免疫机能有关系吗?

免疫系统是多细胞动物体内高度进化的一个系统,维持多细胞动物在细胞层面和分子层面的稳定性。回溯动物进化史,在单细胞原核生物时代就已经出现了适应性免疫机能的雏形。例如,在单细胞生物古菌或细菌中存在的 CRISPR-Cas 系统,就是一个维护基因稳定性的免疫机制。这种原始的免疫机制是多细胞化后复杂免疫机能的进化基础。

清除入侵生物、衰老结构和有害基因的免疫机能是一个古老而结构弥散的细胞或组织成分。在动物多细胞化后,免疫机能与全身每个器官息息相关,借助循环系统实现对全身的管理与维护。

1868 年,医生 Wilhelm Busch 报道,使用丹毒感染癌症患者后观察到肿瘤显著缩小。1891 年,美国纽约纪念医院骨科医师 William B. Coley 以注射细菌进入肿瘤的方法治疗癌症,创立"科利毒素"疗法。起初,该方法疗效并不稳定,而且可能死于感染。后来他采用加热方法改良细菌液,才显著提升了该疗法的安全性。当时确实有不少晚期恶性肿瘤患者经此法治疗,在无药可医的情况下得到了缓解,甚至是长期缓解。从免疫学原理来看,这种疗法的机制在于以细菌抗原来激发固有免疫,从而启动抗癌免疫。

如今,曾经一度被打压的早期免疫治疗已经得到世人的认可,开拓者的名字被冠名肿瘤免疫界最高奖项——威廉·科利奖。而以CART-T细胞治疗为代表的过继细胞免疫疗法及以CTLA-4及PD-1/PD-L1为代表的免疫检测点抑制剂已经在抗癌免疫疗法的研发上取得了突破性的成功,更加有力地证明了免疫调控是肿瘤防控的一个重要策略。

▋▶ 人们对抗癌免疫机能的认知经历了哪三个主要阶段?

人类对抗癌免疫机能的认识经历了从现象到机制,逐渐深入细化的过程。这些学说的提出,为抗癌免疫提供了重要的理论依据,也为治疗策略的优化提供了指引。回溯抗癌免疫的认知历史,大致经历了如下三个阶段,并最终由美国华盛顿大学医学院的科学家们提出了肿瘤免疫编辑学说。

1909年,诺贝尔奖获得者、德国免疫学家Paul Ehrlich最早提出免疫监视学说,他认为免疫系统可以遏制肿瘤的发生,免疫功能异常会导致肿瘤高发。

1959年,澳大利亚免疫学家Frank Macfarlane Burnet和美国医学家Lewis Thomas(曾担任著名癌症中心MSK的院长)进一步提出了"肿瘤免疫监视"(Tumor Immune Surveillance)的假说,认为免疫系统能够识别并清除恶性肿瘤,从而抑制肿瘤的发生和进展。

2002年,美国医学家Gavin P.Dunn及其同事首次提出了"肿瘤免疫编辑"(Tumor Immuno-editing)学说,系统阐述了肿瘤和免疫系统之间的三阶段关系。该学说认为,肿瘤免疫编辑是适应性和先天免疫系统控制肿瘤生长和塑造肿瘤免疫原性的过程,具体包括三个阶段:清除(elimination)、平衡(equilibrium)和逃逸(escape)。清除,即肿瘤免疫监控阶段,是指适应性和先天免疫发现和杀灭新形成的癌细胞的过程;平衡是最长的阶段，包括部分癌细胞生长受到抑制和部分癌细胞的免疫原性越来越小获得生长机会，表现为癌细胞群落的整体稳态，其机制为癌细胞总数量的增长和抗癌免疫之间处于相对平衡状态；在逃逸阶段，那些原先在癌灶细胞群中占比较少的低免疫原性癌细胞逐渐生长扩散为可检测到的肿瘤，进入临床阶段。

Ⅲ▶ 为什么说癌症是一种生命演化现象？

人类属于多细胞动物，是地球生态圈进化中最为高级的物种。但人类自身不能生产营养物质，主要依靠捕食关系获取自养或异养动植物或真菌的机体有效成分作为自身物质与能量代谢来源。人类机体内外的一些微生物是共生关系，医学上把微生态系统定义为人类机体健康的基本组成部分，这个系统的状态和结构变化，健康、疾病演变，甚至治疗的有效性均密切相关。

人类是多细胞动物进化的高级物种，回溯生命进化史可以发现，多细胞动物起源于单细胞动物。在进化到稳定的多细胞动物前，所谓多细胞动物不过是单细胞动物的简单组合。例如，群体形成性领鞭毛虫 Sros 仍然是单细胞的生物，但可以 5 种细胞形态存在慢游泳单细胞（领鞭毛虫的典型形态，包括鞭毛和领毛）、快游泳单细胞（领毛已经消失，只剩鞭毛）、通过杯形鞘壳附着在物体上的细胞群落、聚集成链的细胞群落和聚集成玫瑰花座形（rosette）的细胞群落。根据其体内已经出现的一些多细胞动物形成的关键蛋白推测，后 3 种形态已经是多细胞动物的雏形。

在单细胞动物向多细胞动物进化的道路上，历史曾无数次在漫长的时间里出现反复，如简单多细胞动物在某种条件下再次解体为单细胞动物。这种进化估计从 21 亿年前，一直持续到 6 亿年前基因组已经积累到足够支撑起多细胞系统，才出现了所谓的"寒武纪"生命大爆发，多细胞生命进入了一个快速演化和进化的大时代。

人类的生物学祖先是起源于 6 亿年前的原始单细胞生物，在 6 亿年间的进化中，经历了快速的进化成为一个超级物种。这个精致有序的美丽机体，虽然能组建复杂的社会结构和分工，具有高度的智能，然而究其本源，不过仍是一个进化中的多细胞生物而已。而癌症现象，某种意义上而言，就是摆脱了多细胞系统稳态与分工机制的一个单细胞化 / 简单多细胞化生物的返祖现象。

理解癌的这个进化生物学假说，对优化癌症诊治和预防策略具有重要的理论价值。

▶ 带瘤生存能转化为无瘤生存吗？

治疗药物和治疗策略的进步，尤其是在可以有效调节免疫状态的治疗方法出现以后，有可能使得晚期癌症患者获得治愈，特别是那些寡病灶和药物治疗后获得完全病理 CR 的患者。免疫检查点抑制剂有效治疗后的"拖尾效应"，提高了晚期癌症患者长期生存的可能性，甚至可以达到治愈。

因此，所谓的"带瘤生存"治疗也可以说是一种"权宜"的全局性治疗策略。在合适的时机，必定有部分带瘤生存患者可以转化为无瘤状态，也有部分患者在合适的时机，经过更加积极的综合治疗，最终得以治愈，进入临床无瘤状态。

▶ 何时可确认为带瘤生存失败？

带瘤生存是对于现有条件下无法达到根治性目的的患者提出的一种权衡治疗伤害和生存质量、生存获益的个性化控瘤策略。虽然随着治疗药物和治疗技术的进步，越来越多的患者获得了长期带瘤生存，但最终仍有很大一部分患者会带瘤生存失败，进入肿瘤进展期。一般而言，出现如下情况应考虑放弃积极的抗癌治疗手段，以支持治疗为主（当然，充分沟通下的患者意愿是何时放弃积极抗癌治疗的一个主要甚至唯一参考）。

- 一般健康状况已经比较差。
- 存在其他不可控制的非肿瘤性疾病。
- 内环境不稳定状态。
- 药物治疗有效率低，而且毒性大或有较大的安全性风险。
- 患者主观意愿放弃积极抗癌治疗。

▶▶ 有癌症自愈这回事吗？

癌症自愈是一种临床现象，已得到主流医学界的承认。2006 年出版的《UICC 临床肿瘤学手册》(第 8 版)专门谈及这个话题，而且在主流医学期刊也有报道和总结，但这种恶性肿瘤的消退机制尚不清楚。

据文献记载，每 10 万例恶性肿瘤患者中，有 1 例经组织学证实的病灶自发性消退。在儿童神经母细胞瘤、肾癌和膀胱癌及恶性黑色素瘤最为常见，文献解释为免疫机能激活的结果。

曾有一例著名的在医院内发生的终末期淋巴瘤自愈现象，这个现象是如此的神奇和传奇，并具有可追踪性，甚至吸引了一位美国医生专程前往香港调查。这位绝处逢生的女患者后来写了一本畅销书 *Dying To Be Me*。

关于癌症自愈的病例有很多，在 PUBMED 数据库可检索到不少，甚至有一个网站专门收集这样的病例以资研究。

▶▶ 如何提高免疫力？

免疫力是一个很笼统的概念，不过人体的免疫机能确实会随着一些状态有所波动。例如，气温和空气湿度的变化会显著影响非特异性免疫机能。曾观察到，寒冷时候呼吸上皮的纤毛活动度会降低，空气干燥时候细菌更容易在呼吸道定植。疲劳和恶劣的心情对免疫力也有影响。食物的营养成分、药物的生理效应以及辐射均对免疫力有影响。最明显的表现就是手术、放化疗后机体免疫力会下降。

免疫系统的机能和肿瘤的预后密切相关，癌症患者都希望提高自身免疫力，更有效地对抗恶性肿瘤。最新的抗癌疗法如 CART-T 细胞疗法和免疫检测点抑制剂疗法，从治疗原理上讲，也是通过人为提高免疫细胞的活力以获得一定的治疗效果。但这种疗法在对特定生物学标志的敏感人群产生一定疗效的同时，可能伴有一定的自身免疫性毒性反应，甚至是致死的毒性反应。

对癌症患者而言，提高免疫力并不是一件简单的事情。健康机体需要一种免疫稳态，免疫机能既不能亢进，也不能衰弱。亢进会导致自身免疫疾病，衰弱则表现为先天或后天的免疫力低下。即使在免疫力低下人群，也不是所有类型的癌症发病率会升高。所以，控制癌症并不是改善免疫力这么简单。

不过，免疫力确实是机体的一项重要机能，免疫力低下更容易导致感染，也可能会导致某些癌症更易于复发和进展。在维护免疫机能上，应采取维护免疫稳态的方法。评价免疫细胞的机能状态尚缺乏很好的检测标准，目前常用的方法是免疫细胞计数，如中性粒细胞和淋巴细胞计数，以及一些亚群细胞计数（B 淋巴细胞、CD4/CD8 阳性细胞及 NK 细胞）。免疫细胞计数降低多见于肿瘤晚期和一些免疫机能衰竭的肿瘤患者，多合并营养不良尤其是负氮状态，是预后不良的表现。

关于维护免疫机能，基于现有认识，主要有如下建议。

（1）维持骨髓机能 / 外周血正常。有正常的外周血细胞形态和计数。若合并贫血应调节至正常范围。

（2）维持能量和蛋白质的平衡状态。避免体重过轻或超重，保持血白蛋白 / 血糖稳定；营养素的平衡有助于建立免疫稳态。

（3）运动和睡眠。运动是一个重要的可调控因素，进行适量运动可综合改善机体素质。睡眠是高等生命生存和修复的必要程序，对失眠的积极干预不仅能够改善症状，还有多方面的积极作用。

（4）在专科医生指导下，适当使用免疫调节剂。在放化疗后，骨髓功能受到损伤，可能会出现免疫细胞计数降低和功能减弱。如有必要，此时可尝试使用一些不良反应较少的免疫调节剂，如胸腺素类。胸腺素类免疫调节剂在一小部分人群有一定效果（可改善乏力症状或恢复免疫细胞计数），但在大多数人群的预期效果尚未确定；迄今该类药物在癌症患者的免疫支持治疗上并未获得充分的证据。一种名为旋咪唑的药物曾被用作免疫增强剂，但其安全性并不稳定，曾有多例使用该药后引发严重自身免疫性脑病（脱髓鞘脑病）的报道。

▌▶ 什么是慢性病的自我管理？

疾病给患者带来各种各样的症状和问题，限制机体功能，严重影响其生存质量。自我管理（Self Management）也可称为自我帮助（Self Help）、自我监测（Self Monitoring）等。自我管理概念提出的意义在于使患者具备应对和解决这些症状和问题的一般能力。自我管理主要包括控制身心症状、遵守治疗程序、社会角色适应、生活方式改变等。英国考文垂大学（Coventry University）健康和生活方式干预应用研究中心主任 Barlow 教授认为，借助有效的自我管理，患者能够实现对自身状况的监测，整合认知、行为和情感模式的调整，最终可能达到满意的生存质量。值得注意的是，并非所有人都欢迎自我管理模式，也并不是所有人都能从中获益。显然，自我管理需要一定的认知和行动能力，也需要一个积极的疾病观和健康观。

通过开展自我管理健康教育活动，能够加强患者对自身疾病的认识，促使患者自觉地采取有益于健康的行为和生活方式。其效果已经在一些传统的慢性病中得到了验证，如代谢综合征、心脑血管疾病。

▌▶ 癌症患者的自我管理有何意义？

自我管理最早在糖尿病、高血脂等代谢综合征的诊疗中取得了显著的获益。在糖尿病的防控中,以健康教育为核心的自我管理已经成为治疗成败的关键,有效的健康教育可以充分调动患者的主观能动性,促进养成健康的生活方式, 并有助于患者积极配合治疗, 防治各种并发症,有利于达成治疗目标,并可减少治疗费用。

英国国家癌症研究所(NCRI)下属的癌症经验协作组织(CEC),将"自我管理"定义为癌症(或生命限制性疾病)患者主动采取使生存质量最优化的方法。自我管理是一种在应对慢性病的过程中发展起来,管理症状、治疗、生理和心理社会变化,以及做出生活方式改变的能力。

对于肿瘤患者来说, 自我管理就是根据自己的病情特征、治疗进展、自身体质及健康状况,在日常生活中对自己的日常行为(包括衣食住行、心理等)进行规范,尽量减少不利于疾病康复的影响因素,达到使疾病长期稳定的目的,其主要目标包括:

(1)改善功能。这一点是每一个肿瘤患者都期盼的。人体是一个非常复杂和精密的系统,在人生病的时候,人体也会迅速做出调整,调动自身的修复能力与疾病抗衡,正是因为具有这样的能力,人体才在肿瘤治疗结束后,会根据损伤的程度进行自我修复和适应。患者可以通过自我管理,加快自我修复和适应,达到比较好的状态,抑制肿瘤的激活,达到防止肿瘤复发和转移的目的。

(2)预防复发。癌症被定义为一种全身性疾病,除了少数癌症可以单纯经手术治愈外,绝大多数癌症最终因复发或转移而治疗失败。在首次治疗结束时应高度重视预防复发和转移。已有证据显示,术后辅助性抗癌治疗有助于延迟或者减少复发,并提高预期生存期;另有一些证据表明,绝大多数癌种可以从积极的体能锻炼中受益,部分癌种可以从健康膳食或者特殊膳食中受益。体质的改善有助于改善肿瘤微环境,抑制癌细胞增殖,也有助于健康相关生存质量的提升。

(3)监测病情。休眠和微小转移癌目前无法使用检查设备发现,临床检查能够发现的癌灶多数需要大于 $1cm^3$。初次治疗结束后虽然全身不能再检查出癌症病灶,生化检查也表现出无癌,但仍可能存在隐匿性癌灶,癌症治疗后有极高的复发率,虽经积极抗转移、抗复发干预,仍有相当比例的癌症复发。此时,及时发现、早诊早治有利于改善预后,因此初次治疗后推荐积极的病情监测。

总的来说,自我管理与医学干预一样重要,医学治疗手段为治愈提供了必要条件,想要进一步康复提升健康状况,自我管理驱动下的主动康复必不可少。

▐▶ 癌症生存者自我管理的主要内容包括哪些方面?

自我管理的中心思想是自我控制,自我管理是个体健康生活的重要组成部分,当肿瘤患者经过首次抗癌治疗病情达到完全缓解或部分缓解后,应以自我管理方式促进机体的进一步康复。培养自我管理能力的主要内容包含两大任务、六大技能。

两大任务包括:

(1)疾病的医学管理。了解自身疾病的基本知识,以及病情变化时出现的一些主要症状,以便监测自己的病情,有异常时及时向医生报告病情。管理自己的药物,正确服用药物。坚持定期复查。一般而言,无瘤生存者 1~2 年内每 3 个月复查一次,2~5 年内每 6 个月复查一次,5 年以后每年复查一次;带瘤生存者需要个性化的随访计划并视病情变化及时就诊。

(2)情感调适与管理。认知情感变化对机体可具有正面或负面影响,要学会调节由疾病造成的不确定性所致的愤怒、忧虑、苦恼和抑郁等情绪变化,保持愉快的心情,多与家人及朋友交流,必要时寻求专业医护人员的帮助。

六大技能包括:

(1)解决问题能力。识别自身健康问题,在医务人员帮助下找到解决问题的办法。

（2）做出决策能力。在应对健康问题时，具有做出决策的基本知识和判断力。

（3）资源利用能力。包括充分利用家庭和社会资源、信息支持为自我管理服务。

（4）与医务人员形成良好合作关系的能力。积极主动地配合医疗计划，与医务人员达成合作关系。

（5）行动计划能力。做出生活方式或行为改变的能力，制订行动目标和计划的执行能力。

（6）自我调适（Self Tailoring）能力。选择个性化自我管理方法，并及时评估和调整。

▐▶ 患者应如何鉴别五花八门的健康信息？

在信息时代获取信息非常方便快捷，但也导致信息泛滥，以及无用甚至有害信息的流传。随着社会的进步，网络上"流言粉碎机"和微信流言管制功能，低劣信息泛滥现象已经有所好转，但健康相关信息的复杂性及质量良莠不齐，仍使得人们无所适从，难辨真伪。

国际卫生和健康网络基金会是一个联合国承认的非营利性公益组织，其HONcode医学和健康网站行为准则是著名的健康相关互联网信息质量控制标准，其关于健康信息质量的指导建议具有可操作性，符合其通过标准的网站可获得认证，并接受其持续监督。

该标准有八点，可参照作为鉴别健康相关信息的指导：

（1）信息原创者的权威性。即所有医学健康信息和建议均来自接受过专门医学健康训练的专业人员。如果有不属于上述来源的内容，本网站将清楚地予以注明。

（2）类似于维基百科的归因性。对于网站上提供的医学健康信息，本网站会尽可能指明其资料来源，可能的话，通过超链接指向其材料来源。临床网页的最后修改日期也将清楚地注明（比如，在该网页末端注明）。

（3）中立非广告性质的合理性。健康相关信息应恰如其分、中肯平衡地介绍某一特殊疗法、商品或服务的获益。

（4）联系网站人员。网站的设计者将尽可能采用清楚明了的方式提供医学健康信息，并提供联系地址，供网站访问者进一步索取资料或获得更多支持。

（5）赞助商。公开其所有支持者，包括所有对本网站提供了资金、服务或材料的营利和非营利组织的名称。

（6）商业利益冲突及编辑政策的诚信性。如果广告收入是网站的一项资金来源，本网站将在网页中清楚注明，并简要介绍网站广告政策。广告和其他促销信息在网站上的表达方式会明显有别于本网站的医学健康信息。

（7）网络信息的地位是补充性的。提供的医学健康信息旨在推动和促进患者/网站访问者及其医生之间的关系，而非取代这些关系。

（8）隐私保密性。本网站对患者/网站访问者的相关资料（包括个人身份）严格保密。网站负责人保证严格遵守相关法律规定。

▮▶ 患者可以从哪里获取疾病支持信息？

书面信息方面，这里推荐几种国内外有关癌症科普的著作：

《众病之王·癌症传》，作者悉达多·穆克吉是一位癌症专科医生，此书曾获普利策奖。该书系统介绍了癌症临床医学的起源和发展，是了解癌症疗法的深入之作。

《癌症人性的一面》，作者吉米·霍兰是肿瘤社会心理学界的权威，译者唐丽丽老师是国内肿瘤心理学的奠基者和开拓者，并曾跟随作者学习。此书是了解癌症心理学问题的权威著作。

《肿瘤防治新知识系列》，这套书由人民卫生出版社出版，编写人员均是行业内的知名专家，一套12册，全面介绍癌症的科学知识，并且文字浅显易懂,专门面向对癌症患者编写,即可为患者所用,也可以作为癌症康复学校教材。

中国抗癌协会科普系列丛书《"癌症知多少"新媒体健康科普丛书》,是由国内最权威的癌症学术组织编写,参与者均为高年资医务人员,尚未出全,本书即为其中一册。

网络信息方面,国内尚缺乏系统发布癌症康复信息的科普网站;一些国外知名机构编写的百科全书如维基百科、肿瘤百科值得参考,但大多数是英文版。美国 ASCO 和 NCI 发布大量患者支持信息,全面而权威,也推荐了不少可靠站点。在《NCCN 癌症生存者指南》中有一个专门的患者信息参考指引可资参考,其中推荐的网站有数十个,基本涵盖各类癌症信息需求,提供了丰富且高质量的信息,英语好的读者可参照该指南。

▶ 心态会影响预后吗?

遭遇癌症打击,尤其是治疗失败,病情日趋加重的情况下,患者出现情绪波动是很正常的心理反应。当然,心理素质好的人,适应力会更强,能够较快适应,而一部分患者由此可能出现情感障碍,这也是正常并且可以理解的。短暂的情感障碍并不会影响癌症治疗的预后,一定程度的情感释放其实更有助于康复和维持积极的心态。

目前尚无明确的证据表明,单纯的心态差别(治疗模式和分期病种无差别的前提下)如积极或消极,对预后有何影响。《柳叶刀》杂志曾发表过一例初诊时的心理状态对预后的影响的研究,短期内似乎积极的心态对预后有正向的影响,但追踪随访到 20 年时,差别几乎可以忽略不计。

但是考虑到心态本身的动态性及测量的主观性,以及心态会影响到患者的就医行为,我们可以推断,长期的消极心态即不利于康复,也不利于维持生存质量。

允满乐观精神有助于增强求生意志，促使患者采取更加理智的行动。求生意志有助于患者积极面对疾病，主动掌握一些药物和治疗方案等方面的知识。正向情感，如希望、眷恋、勇敢、努力、忍耐、信任等均有助于增强求生意志，而恐惧、愤怒、丧失自信、孤僻等负向情感可能会削弱求生意志。

尽管多数患者会在经历短暂的情绪消沉后，很快就以积极的姿态重新面对疾病，但有一些患者则可能深陷于不良情绪之中，甚至影响到治疗和日常生活，这时就需要采取心理医学干预了。

▌▶ 睡眠对癌症复发有影响吗？

睡眠是一个尚未被人类破解的高等动物才有的生理现象，是人体最高整合性控制系统正常运转的基础性活动。缺乏睡眠会导致智力水平下降，工作效率降低，长期失眠会严重影响身体健康。

目前已知睡眠分为慢波睡眠和快动眼睡眠，二者交替出现。机体在深度睡眠状态会分泌生长激素，儿童在睡眠期间的身高增长速度是白天的3倍，随着年龄的增加，睡眠期间分泌的生长激素会减少。人体在睡眠期间会分泌一种褪黑激素，它具有抗氧化效应，可保护氧化物对脱氧核糖核酸（DNA）造成损害；睡眠期间内分泌有显著的变化，呈现出昼夜节律。可见睡眠对机体生理活动调节具有重要意义。国外有研究发现，上夜班的女性乳腺癌发病率会升高，可见睡眠质量差可能与癌症发生有关。

迄今为止，尚无睡眠与癌症相关性的权威研究和结论。但根据已知的现象推测，睡眠质量和疾病的进展有关，睡眠也与癌症类疾病的发生和进展有关。

睡眠维持生理机能的正常运转，也是精神活动的重要调节器。癌症生存者一定要合理安排好睡眠，才有利于自身康复。

▌▶ 特殊膳食模式可以控制癌症发展吗？

营养是生物生存的根本，许多疾病与营养方面的问题有关。理论上推断，一些特定的营养模式可以对癌症进展造成影响。2017年就有一个轰动性研究结果出现。

2017年美国临床肿瘤学会（ASCO）年会上，哈佛大学的研究者发布了这样一项研究成果。该研究结论是，每周至少食用60克树坚果（包括腰果、榛子、胡桃、杏仁、核桃等，其他坚果无效）的患者，其Ⅲ期结肠癌复发风险降低了46%，而死亡风险降低了53%。这个研究结果一经发布，可谓轰动全球，引发各国关注。

不过，这个结果只是初步发布，尚需要更深入的研究来检验。但是，我们现在开始每天吃点树坚果，总归是没有坏处的吧。

▌▶ 膳食平衡模式的主要内容是什么？

营养和癌症之间的关系也是非常复杂的，可以肯定的是营养会影响癌症发生与进展。但什么人采取什么样的膳食模式可能就是一个更复杂的问题了，因为人与人之间的代谢体质均有差异，所谓代谢特异体质。

代谢综合征和肥胖与人类一些癌症的发生、进展有关，如绝经后乳腺癌、侵袭性前列腺癌、子宫内膜癌等。那么某些食物是否可以干预癌症的发生和进展呢？上文提到每周至少食用60克树坚果就是一个例子。具体到实践中，笔者建议患者遵守如下膳食平衡模式。

（1）量出为入，卡路里的平衡。人体摄入的食物很大一部分是为了能量摄入。人体每天至少需要1800卡左右的能量来保证基础代谢和基本的肌肉活动的需要，这相当于大约350克葡萄糖在体内完全氧化所提供的能量。过剩的能量会以脂肪的形式在体内储存起来，过多的脂肪会导致体内代谢通路高负荷状态，引发肥胖和代谢综合征。已经证明这两种状态均会影响机体健康与寿命。

（2）营养素的平衡。主要是蛋白质、必需脂肪酸、维生素、微量元素等。这方面提倡摄入一定的水果和坚果、优质蛋白质。

（3）微生态的平衡。人类在长期的进化过程中与大量的微生物达成共生关系；健康的微生态系统有助于生理机能的内在稳态，有研究证实微生态紊乱会加速肿瘤进展。

（4）代谢调节机制的平衡。适量运动及充足睡眠对代谢有良性调节作用，稳定的大脑神经活动有利于内环境的代谢平衡。

▌▶ 什么是地中海式饮食？

地中海式饮食是指有利于健康的，简单、清淡以及富含营养的饮食。这种特殊的饮食结构强调多吃蔬菜、水果、鱼、海鲜、豆类、坚果类食物，其次才是谷类，并且烹饪时要用植物油（富含不饱和脂肪酸）来代替动物油（富含饱和脂肪酸），尤其提倡用橄榄油。地中海式饮食是以自然的营养物质为基础，加上适量的红酒和大蒜，再辅以独特调料的一种特殊饮食方式。

地中海式饮食在 1945 年由美国人 Ancel Keys 在意大利西南部港口城市萨莱诺首次向世人报道。地中海式饮食对健康的益处主要归因于大量食用橄榄油，而不像美国人摄入大量的动物性脂肪。橄榄油可以降低体内的胆固醇水平，降低血压和血糖。橄榄油还可以预防和治疗消化性溃疡，也有防癌的作用。另外，饮用红酒也是地中海式饮食对健康有促进作用的因素之一，因为红酒含有强效的抗氧化物质类黄酮。

20 世纪 90 年代中期，哈佛大学营养科学系主任、美国科学院院士 Walter Willett 医学博士再次提出地中海式饮食。以意大利南部、希腊的大部分地区，尤其是克利特岛的居民膳食结构为基础，并辅以规律的体育锻炼。该膳食结构的优点颇多，最引人注目的是饱和脂肪酸的摄入量很低，而不饱和脂肪酸和膳食纤维的摄入量则很高。

总的来说，地中海式饮食具有以下特点：

膳食富含植物性食物,包括水果、蔬菜、全谷类、豆类和坚果等;以新鲜水果作为每天餐后甜品。

橄榄油作为主要的食用油。脂肪提供能量占膳食总能量比例在25%~35%,饱和脂肪只占7%~8%。

每天食用适量奶酪和酸奶;每周食用适量鱼、禽肉和蛋,甜食仅食用几次;每月只食用几次红肉。

大部分成年人有饮用红酒的习惯。

食物的加工程度低,新鲜度高,以食用当季和当地产的食物为主。

▐▶ 素食有利于抗癌吗?

在进化的道路上,人类长期处于杂食状态;所以,纯素食而不出现营养相关性问题,需要很高的技术条件。对于癌症患者来说不提倡纯素食,可以考虑以素食为基础的近似素食。纯素食容易导致缺铁和一些动物来源营养的缺乏。

迄今为止,尚无权威性的研究确认纯素食具有抗癌效果,而且纯素食要确保营养素不缺乏,需要很高水准的营养知识和技术条件。如果一定要以素食为主,建议咨询专业营养师并实施营养监测。

▐▶ 生酮饮食有利于抗癌吗?

生酮饮食最早用于脑部疾病的治疗,如脑胶质瘤、癫痫等,在控制癫痫类疾病中取得了良好的效果。基础研究发现机体内慢性炎症反应、高血糖与肿瘤进展密切相关。而运动或限制饮食可降低血糖水平、提高血酮浓度,同时减少炎症反应,而高脂、低糖的生酮饮食方式可模拟运动或禁食产生的生理状态,这是生酮饮食有利于抗癌的理论基础。

德国癌症科研人员 Johannes F. Coy 博士发现了一个古老的转酮醇酶基因(TKTL-1),TKTL-1 阳性癌细胞不需要消耗氧气来释放能量,而是需要一定量的葡萄糖,将其酵解为乳酸。癌细胞可借此抑制免疫并转移,它们能抵抗传统的治疗方式,如化疗或放疗。Coy 博士认为通过不断限制糖和淀粉摄入的饮食方式调整,减少浸润性癌细胞的基本能源葡萄糖,就可以杀死癌细胞并重建免疫、抵抗耐药。有证据表明细胞代谢模式转变是肿瘤发生、进展的重要驱动力,癌细胞依赖葡萄糖作为主要能量来源,因此,以足够脂肪和蛋白质、限制葡萄糖为特征的生酮饮食,理论上可能会对肿瘤组织产生抑制甚至控制作用。

人们在动物试验中发现,生酮疗法对黑色素瘤、乳腺癌、结肠癌、前列腺癌、胃腺癌、鳞状细胞癌等有减小肿瘤体积、延长生存期、减少转移的作用。当前认为,生酮饮食可利用肿瘤细胞线粒体缺陷、葡萄糖依赖等特征,通过抑制炎症、加强免疫反应、提高抗氧化应激能力、调节相关信号通路蛋白表达等多种途径抑制肿瘤生长,改善患者生存质量,延长患者生存期,同时还能够增强放化疗的敏感性。

但迄今为止,尚无大规模研究证实生酮饮食是否明确具有抗癌效果,以及抗癌效果有多大,也并无对何种肿瘤有效的数据,更没有具体的实施方法。如果确无其他有效方法,推荐条件合适的患者考虑参加生酮抗癌的临床试验。

▐▶ 肿瘤患者有无饮食禁忌?

机体有一些先天特异的代谢体质,后天罹患某种脏器疾病,或者食物不耐受、食物成分过敏可成为食物禁忌的原因。如蚕豆病因缺乏葡萄糖 6 磷酸脱氢酶(G6PD)而导致红细胞膜稳定性受损,最终破裂形成血红蛋白尿。肝病和肾病患者如果过量食用某些种类的氨基酸,会导致代谢负荷加重失衡,诱发或加重脏器衰竭。

在食物不耐受方面,以半乳糖不耐受最为典型。部分人群体内缺乏分解乳糖的乳糖酶,这种特殊代谢体质多见于亚洲。由于肠道中不能分泌分解乳糖的酶,乳糖会在肠道中经细菌分解变成乳酸,破坏肠道的碱性环境,而使肠道分泌出大量的碱性消化液来中和乳酸,导致腹泻。

不只是半乳糖，有许多食物因为缺乏相应的酶而无法被人体完全消化，以多肽或其他分子形式进入肠道，会被机体作为外来物质识别，从而导致免疫反应的发生，产生食物特异性的 IgG 抗体。YORK 营养学实验室对 2567 个怀疑有食物不耐受者的调查发现，有 44% 的人出现慢性腹泻、腹痛、溃疡、消化不良；16% 的人皮肤出现皮疹、红斑、皮肤瘙痒；12% 的人有偏头痛、失眠；10% 的人患哮喘；7% 的人出现肌肉骨骼症状关节痛。这些症状约 69% 表现为慢性过程。英国过敏协会认为高达 45% 的人群对某些食物产生不同程度的不耐受，婴儿与儿童的发生率比成人还要高。一些慢性症状与此有关，肠易激综合征、皮肤病、偏头痛与食物不耐受的关系最大。

食物不耐受可能导致皮炎和食物过敏，急性反应有风疹、血管神经型水肿、红斑，慢性反应可有严重皮疹。急性风疹的 40%~60% 是由 IgE 介导的食物过敏，而食物添加剂则引起慢性风疹。

然而，现实中不少患者遵守的饮食禁忌并无根据，反而会由于营养不良而导致癌症类疾病进展和生存质量下降。

▐▶ 中医药等传统医学对于带瘤生存有何诊疗价值？

不少癌症患者会出于某些原因去尝试中医药治疗，或者会向专科医生咨询有关中医药治疗或者其他非主流治疗方法的问题。这种尝试的动机是：中医药毒性小，可能达到预防复发或控制肿瘤进展的目的。目前的确有一些患者在初次治疗结束后长期吃中药，希望它产生预防复发的效果，或者在肿瘤进展期间孤注一掷，希望中医药能带来奇迹。

那么，在癌症治疗中，中医药或者其他非主流治疗到底有多大的价值呢？

谈到恶性肿瘤，首先需要申明的是，这是一个西医学概念。在中医学中是没有"癌"这个概念的，或者说"癌"在两种医学体系中的定义是完全不同的。

　　"癌"或"恶性肿瘤"是基于细胞和组织病理学,以人体细胞和组织学形态变化而确定的一类疾病的总称,与"感染性疾病"的命名类似,"恶性肿瘤"的诊断包含一大类临床表现各异和预后各不相同的疾病。细胞学和组织学甚至是分子生物学诊断,是确定一种疾病是否属于癌症的金标准。基于解剖学的角度,目前尚有约5%的患者可在体内发现"癌细胞",但是癌细胞的起源点或者说原发灶难以确定。

　　1859年,现代医学发展史上里程碑式人物,德国的Rudolf Virchow出版了《细胞病理学》一书,确定了"癌"或者"恶性肿瘤"这一大类疾病的生物学基础。Virchow当时是德国柏林大学慈善医院的病理学教授,他利用显微镜对癌症进行了广泛的研究,发现"癌细胞"是一种非常态细胞,会快速、大量地繁殖,破坏患者体内的健康组织,最终导致患者死亡。因此他推论,治疗癌症最符合逻辑的方法应该是解决体内这些破坏性的细胞。这种说法是西医学治疗癌症的基础。在当前主流医学框架中,几乎所有的抗癌疗法都源于这种机制:尽一切可能杀死癌细胞。

　　中医学起源于《黄帝内经》,是一种整体医学体系,对于疾病的分类和描述使用的是以症状为主要依据的分类系统,综合患者的主观体验和医生的临床观察。传统医学典籍中类似"癌症类疾病"的临床表现自《黄帝内经》开始就散见于各种文献的疾病描述中。如元代朱震亨在《格致余论·乳硬论》中所述的"奶岩",即类似今日临床所见的乳腺癌。

　　目前宣称以中医药为主治疗癌症的机构和个人不少,然而,没有哪一位大学附属癌症中心的教授或者学科带头人能够宣布,仅用中医药可以治愈某种癌症。笔者曾经就中医药治疗在肿瘤临床中的价值和地位问题向他们请教,然而他们的观点均认为中医药有助于癌症相关症状或者抗癌治疗反应的缓解,在肿瘤治疗中居辅助性的地位。笔者认为,他们经历过中医学的系统训练,且处于主流医学体系之内,观点是可信的。

在笔者长达 20 多年的医学生涯中,尚未遇到真正在确诊后通过中医药治愈的癌症病例,而经由经典的手术、放化疗手段治愈的癌症病例则不在少数。在一些极端的治疗个案中,由于采用了一些有毒的中草药,导致患者出现肝肾功能衰竭的倒不少见。

然而,就此全盘否定中医药在癌症治疗中的价值是草率的,因为确实有一些患者使用中医药获得了症状的缓解。除了少数成分明确的提取自中药的成分如三氧化二砷外,在我国乃至世界范围,尚缺乏高质量的研究证明中医药具有治愈癌症类疾病的价值。我国的研究多数属于辅助放化疗减毒减症方面,主要见于各大癌症中心的中医科。

国外一流的癌症中心多数在开展所谓的整合肿瘤学研究,其治疗地位多数属于症状控制或者康复治疗措施的一部分,多数中心认可世界各民族的传统医学中的一些疗法有助于缓解患者的症状,能够促进康复。如 MSK 癌症中心就建立了一个庞大的中草药数据库,以期进一步发现中草药在癌症治疗或者康复中的价值,已经有不少研究成果问世。

那些宣称可用中草药治愈癌症者,多数是民间非法行医者,或相信"传统文化博大精深"的民族自大主义者。癌症类疾病很难在较短的时期即被治愈,从大众心理上讲,总会有患者在走投无路,或者由于恐惧经典抗癌治疗手段的毒性,去相信那些"无毒而神秘"的治疗效果。

未来,对中医药的理性认识会进一步深化。作为患者,应学会从科学方法论的角度去审视这种现象,而不是简单地否认或夸大其价值。

▐▶ 运动可以控制癌症发展吗?

流行病学研究证实,长期的体能活动具有类似于抗癌药物的抗癌效果,可延长肿瘤患者的生存期,并改善其预后,同时又没有抗癌药物的高昂成本和毒性这些缺点。很长一段时间内,以有氧运动为主的体能康复作为一种非药物干预手段,往往被主流医学界忽视。过去数十年里,人们对体能活动对于肿瘤防控的认识已经日趋深入。运动疗法已经作为一种应用于肿瘤患者的非药物干预手段,影响肿瘤发生、进展的各个阶段。有规律的体能活动已成为肿瘤辅助治疗的研究热点。

根据基础研究的发现,肿瘤微环境作为肿瘤细胞赖以生存的场所,在肿瘤进展过程中起着至关重要的作用。有证据表明,运动正是通过复杂的生理机制对微环境产生影响,从而达到防癌、控瘤效果。

癌症患者的智慧是伟大的,我国最早的大规模癌症运动康复实践始于画家与气功学家郭林女士,她在罹患沉疴后激发出强大的不屈意志,创立了郭林气功。

这种基于传统运动医学观的抗癌方法在当时的条件和医疗水平下,已经显示出了精神意志及体能活动对重症疾病康复的强大影响力。在当时,引起了一些相关医务人员的重视和研究探索,这其中包括当时癌症医学界的领军人物徐光炜及其夫人(一位晚期癌症生存者)、301医院的黄念秋教授,以及MD安德森的基础医学研究专家雷久南女士。

雷久南女士专门对郭林气功康复法做了深入调查与思考,这改变了她对现代医学体系中某些现象的看法,甚至改变了此后她的人生轨迹。MIT博士毕业的雷久南女士在世界最负盛名的癌症中心从事癌症研究工作多年。当她发现当代癌症治疗方法的局限时,毅然放弃了报酬优厚的工作而多次前往印度、尼泊尔寻求新的医术和心灵疗法,最终构建了"身心灵整体健康"理论体系,并致力于实践与其传播。

如今,癌症运动康复法已经有了丰富的研究证据和明确的实施原则,被主流医学界认可并写入指南,成为癌症生存者综合生命质量管理体系的重要组成部分。但运动康复理念的普及度对于从事癌症生存者健康管理的医务人员及患者自身而言，落地和优化实施仍需要进一步努力。

▐▶ 哪种运动模式最有利于康复？

目前并没有获得足够证据证实哪种运动模式最有利于癌症患者的康复，一切具有足够运动强度和运动量的体能运动或者体力活动，均可以由患者结合自身条件和个人喜好采用。

一般而言，癌症运动康复有一些原则可循，但安全性是第一原则。例如，患者应结合自身状况循序渐进，确保安全；建议特殊运动或体能活动模式，应在咨询主诊医生或其他专业人士后再开始锻炼。

▐▶ 癌症患者体力活动的基本原则是什么？

癌症的运动康复包括广泛和深入的知识范畴，本书特设运动康复一章，具体可参考该章内容。运动康复的机制是基于动物的生理特点，利用运动天然具有的对内脏和体质健康的改善作用，以及运动作为一种应激源的天然调理自适应机制来改善机体宿主状态和神经内分泌免疫状态。

以疾病康复和健康促进为目的的运动疗法与竞技性体育运动在实施原则上有很大的不同，其主要实施原则如下。

安全性原则：包括适当的强度和活动范围、关节损伤的预防，以及特殊残疾状态的限制等。

运动模式：建议有氧运动和抗阻运动相结合，以前者为主，再加上一定的拉伸运动，如瑜伽。

一定的锻炼强度：体能锻炼不可刻意追求强度；强度的标准评估单位是代谢当量，是运动时的代谢率与安静时的比率。

个性化原则：根据个人运动经验和喜好，选择合适的运动方式，以确保能坚持下去。

持续性原则：贵在坚持，可以使用各种个性化的方式助推自己的锻炼习惯；群体锻炼对某些人来说，有助于长期坚持和提高运动技能。

循序渐进原则：根据个人体力状态和锻炼后反应来调适。

综合原则：运动康复不是独立的，应结合医疗干预和其他生活方式的改变，如饮食、睡眠和心理调节方法。运动模式也不是孤立的，可以结合传统体育锻炼如太极拳、五禽戏之类，也可以结合广播操或广场舞，也可以结合瑜伽或冥想。

▌▶ 出现复发和进展，患者还有希望吗？

无瘤生存者即使过了 5 年后仍有一定的复发率，对于激素受体阴性的乳腺癌患者来说更是如此。临床上曾有经过 30 多年的无瘤期而复发的癌症患者。多数复发比初治时候情况更复杂，治疗更棘手，但复发后的治愈或者长期生存仍是有可能的。

复发未必就不能治愈，这需要仔细评估，讨论治愈的可行性。

为中国民众所熟知的知名复发治愈者和长期生存者有多人。最著名的当是宋美龄女士，她在乳腺癌复发后在美国找第一次手术的医生再次治疗并痊愈。宋美龄是一个著名的长寿者，而且有着极高的生存质量，她在乳腺癌诊断约 30 年后离世，寿命达到 105 岁。歌手阎维文的爱人刘卫星也在乳腺癌初治后复发，经过积极的治疗而最终治愈。

至于一些带瘤者的疾病进展也是如此，在疾病进展后有相当一部分患者可以重新获得疾病控制，甚至是治愈。笔者就曾见到一例肺癌广泛转移合并大量胸水、腹水的患者，经历多线治疗后仍保有一定的生存质量。还有一例长达 18 年病史的滑膜肉瘤带瘤生存者，她发病时尚未结婚，而最终治疗失败时女儿都已经长大成人，其间的艰辛可想而知，但她无怨无悔，和爱人走过最美丽的岁月，陪伴了女儿的成长。

▐▶ 多重耐药性恶性肿瘤还有应对办法吗？

对于一些存在多重耐药性的癌症患者而言，常规的抗癌治疗难以见效，可考虑如下策略。

精准医学评估：再次活检评估癌组织的生物学特征，了解其癌细胞突变、耐药基因、药物代谢基因等。

药物敏感性试验：药物敏感性测试尚未在医院内常规进行，但在一部分实验室可以实施，方式多样，有效性差异大。一些商业化实验室尝试采取模拟人体肿瘤微环境的动物模型开展药物敏感性测试，单药或组合测试，是一种在"山穷水尽"时可以考虑的策略。

联合用药：包括抗耐药设计、多种不同治疗机制的药物设计、整体用药策略设计。

基于宿主免疫反应能力重建的治疗策略：采用物理化学消融或放疗、有免疫原性细胞死亡效应的药物做初始治疗，寄希望于基于癌细胞坏死后抗原释放诱发的免疫重启。

综合策略：从全面详细的评估中寻找干预靶点，这些评估包括营养状态、脏器功能、症状群相关病因分析，神经内分泌免疫状态评估，整合宿主／癌细胞群功能与生物学行为分析，重新设计基于肿瘤微环境／癌细胞群克隆进化的个性化治疗策略。

治疗失败和疾病进展 ✎

▐▶ 手术也做了，化疗也做了，为什么还会复发、转移？

恶性肿瘤最大的特点就是具有侵袭性、转移性。虽然初次发现时对肿瘤进行了手术彻底清除，术后也给予辅助化疗等手段进行巩固治疗，但仍然会有一部分患者发生复发或转移。这是因为有一小部分肿瘤细胞从一开始就潜伏在人体的某些组织或器官，并且处于休眠状态，而化疗药物对休眠状态的肿瘤细胞是无能为力。如果这些潜伏的肿瘤细胞免疫原性较强，而且患者免疫力也较强，这些残存的细胞也可能会逐步被免疫系统清除，肿瘤就不会复发。但是很多时候，肿瘤细胞能够很好地"伪装"，导致人体的免疫系统无法识别它们，若干时间后，这些沉睡的肿瘤细胞重新激活，并迅速生长，就导致了肿瘤的复发和转移。

▥▶ 如何知道肿瘤复发、转移了？

系统治疗结束后，需要严密随访，以便及时发现可能的复发或转移。主诊医师通常会给患者制订一个随访计划，定期进行相关的检查。比如肺癌，在最初的两年，每 4~6 个月检查一次，随后每年一次；结直肠癌，在最初的两年，每 3~6 个月检查一次，随后每 6 个月检查一次，共 5 年。检查项目通常包括体格检查、血液肿瘤标记物、CT 和 B 超等影像学检查，消化道肿瘤患者还包括胃镜、肠镜检查。一旦 CT 等检查发现有转移灶，这时通常还需要做一个穿刺病理学检查，以明确是否为转移，或者是不是第二肿瘤，防止误诊、误治。

▥▶ 肿瘤转移好发于哪些部位？

不同类型的肿瘤好发转移部位不完全一样，但总体来说，好发的转移部位主要是淋巴结、肺、肝脏、骨、脑等。很多患者转移初期没有任何症状，所以不能等到出现症状才去检查，而应当根据医生的建议定期检查。

▥▶ 确诊复发、转移后该怎么办？

大多数复发或转移的肿瘤，通常需要一个非手术性的综合治疗手段，如放化疗、介入治疗、靶向治疗、支持治疗等等。与早期初诊肿瘤的根治性治疗目的不一样，晚期复发或转移的肿瘤其治疗的最终目的是能够使患者"长期带瘤生存"。一般来说，大多数复发或转移的肿瘤，不需要再进行手术治疗。少数情况下可以考虑手术切除，比如肺癌术后在脑部或肾上腺出现孤立的可切除的转移灶（也可以行立体定向放射治疗），或者肺部出现可切除的局部复发，这时可以通过手术切除，然后再进行其他治疗。

死亡的应对 ✒

▇▶ 得了癌症就一定会死吗？

首先得说明一下：不得癌症也会死。虽然癌症患者大多数不是立即死亡的，但是的确有超过50%的风险在5年内死亡。不同的癌种预后不同，对疾病的预后有一个清醒的认识有助于安排余生的生活。

科学与医疗技术日新月异，有些情况在昨天属于不治之症，但在今天可能就变成了可控之疾或者可愈之病。总体而言，癌症干预的医学技术已经有了较大进步，早期积极规范的治疗可以为患者争取最大的生存机会。

一般来说，癌症患者最终有几种结局：

癌症几乎没有影响寿命和生存质量：这种情况约占所有患癌人群的15%。

癌症得到了控制，挽回了一定程度的寿命损失：这种情况占60%以上，一般癌症诊断后的自然状态下（无医学技术干预）预期寿命不超过两年；医疗技术的介入极大地改变了这种状况。

医学干预对寿命延长影响不大，或者延长寿命不足两年：这种情况约占25%，这时医学干预的目的不是延长寿命，而是减少和控制疾病所带来的症状负荷和继发的心灵痛苦，提高生存质量。

▐▶ 患癌症后该如何对待生活？

罹患一种具有较高死亡风险的疾病，除了对死亡和残疾的恐惧外，治疗带来的痛苦和生活、工作的紊乱都会对患者造成一定的压力。

罹患癌症后需要清零，以一种重生的心态、重新开始的决心来调整生活。每个人都会死亡，不过是死亡有先后而已，对于寿命损失显著的患者来说，活着的日子应该更加觉得珍贵，更加需要珍惜。

尽量选择自己喜欢的模式调整生活，有助于尽早摆脱这种灾难性的事件带来的不良心理应激。人们往往比想象中的自己更强大，经历癌症打击后多数人表现得比预期要坚强，哪怕是面对治疗失败和死亡。

每个人都是独一无二的个体，每个人在不危害他人生活的情况下都可以拥有自己想要的生活。所以在患癌后寿命遭受明显损失而时日不多的情况下，患者应合理利用剩余时间，尝试在有限的时间内感悟生命的意义，体验生命的悲喜交集。古人云，"朝闻道，夕可死也"。今生有今生的使命，面对死亡，选择沉寂与哀伤而不是向死而生，岂不是徒然辜负了生命的意义。

▐▶ 死亡会很痛苦吗？

我们大多数人没有见过多少真正的死亡，死亡的印象来自各种媒体信息的演绎。死亡可能会痛苦，对于癌症患者而言，最主要的担心是疼痛。事实上，对于疼痛这个症状的生理机制人类已经有足够的理解，可以控制至少 99% 的疼痛，把它控制在不痛或者微痛的状态下。在极罕见的情况下，常规止痛不能达到治疗目标。这时候可以选择一些非常规的止痛措施，如复合药物止痛、介入性方法、整合性方法。如果最终还是不能止痛，也可以考虑采取终末期镇静治疗，即让患者在药物作用下睡眠。

对于清醒患者而言，最难控制的症状是主观的呼吸困难、恶性肠梗阻所致的腹胀，以及终末期乏力和精神痛苦、心灵困扰问题，这需要仔细的评估和精细的管理。

总之，对大多数患者（当前技术条件下可达80%以上）而言，经过积极的支持治疗可以获得有尊严的死亡。极少数（约少于1%）终末期身心痛苦是难以常规控制的，可以选择终末期镇静状态下死亡。

（秦健勇）

防癌抗癌新媒体科普平台

一、网站

1.中国抗癌协会：

　http://www.caca.org.cn/

2.中国抗癌协会肿瘤防治科普平台：

　https://www.cacakp.com/

3.中国抗癌协会神经肿瘤专业委员会：

　http://www.csno.cn/

4.甲状腺肿瘤网：

　http://www.thyroidcancer.cn/

5.中国抗癌协会肿瘤标志专业委员会：

　http://tbm.cacakp.com/

6.中国肿瘤营养网（中国抗癌协会肿瘤营养专业委员会）：

　http://cancernutrition.cn/ainst-1.0/

7.中国抗癌协会肿瘤心理学专业委员会：

　http://www.hnca.org.cn/cpos/

二、新媒体平台

1.中国抗癌协会官方 APP　　　　2.中国抗癌协会科普平台（微信公众号）

3.中国抗癌协会科普平台(今日头条）　4.中国抗癌协会科普平台(微博）

5.中国抗癌协会科普平台(学习强国)　6.中国抗癌协会科普平台(人民日报）

7.中国抗癌协会科普平台(网易新闻)　8.中国抗癌协会科普平台(新华网客户端）

9.中国抗癌协会肿瘤防治科普平台　10.中国抗癌协会科普平台(人民日报健康客户端）

11.CACA 肿瘤用药科普平台　12.CACA 早筛科普平台

与医生一起
做家庭健康卫士

我们为阅读本书的你，提供以下专属服务

用药指南
随时查询药品说明书
及注意事项

交流社群
寻找一起阅读的
朋友

读书笔记
边读边记，好记性
不如烂笔头

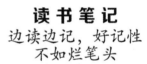

在线复诊
在家中与医生对话，
进行在线复诊

扫码获取健康宝典